全国医药高职高专护理类专业“十二五”规划教材

中医护理学

主 编 刘 琳

中国医药科技出版社

内 容 提 要

本书是全国医药高职高专护理类专业“十二五”规划教材之一，依照教育部教育发展规划纲要等相关文件要求，紧密结合卫生部执业护士资格考试特点，根据《中医护理学》教学大纲的基本要求和课程特点编写而成。

本书共分十一章，主要介绍阴阳五行、藏象、病因病机、诊法与辨证、治则与治法、养生与预防、经络与腧穴、常用中医疗法及护理技术、中药方剂基本知识及用药护理、饮食调护和中医临床常见病证护理等内容，在编排上，每章前提出学习目标和案例导入，加强了课堂的互动性，让学生主动参与课堂教学，章末辅以实训或实验，突出实用性和可操作性。

本书适合医药卫生高职高专、函授及自学高考等护理类专业相同层次不同办学形式教学使用，也可作为医药行业培训和自学用书。

图书在版编目（CIP）数据

中医护理学/刘琳主编．—北京：中国医药科技出版社，2013.7

全国医药高职高专护理类专业“十二五”规划教材

ISBN 978-7-5067-6141-3

Ⅰ．①中…　Ⅱ．①刘…　Ⅲ．①中医学-护理学-高等职业教育-教材　Ⅳ．①R248

中国版本图书馆CIP数据核字（2013）第086318号

美术编辑　陈君杞
版式设计　郭小平

出版　中国医药科技出版社
地址　北京市海淀区文慧园北路甲22号
邮编　100082
电话　发行：010-62227427　邮购：010-62236938
网址　www.cmstp.com
规格　787×1092mm 1/16
印张　16 1/2
字数　329千字
版次　2013年7月第1版
印次　2015年3月第3次印刷
印刷　河北新华第一印刷有限责任公司
经销　全国各地新华书店
书号　ISBN 978-7-5067-6141-3
定价　35.00元

全国医药高职高专护理类专业“十二五”规划教材 建设委员会

编委会

《中医护理学》

主　编　刘　琳

副主编　何长杰　郭　梅　吴文华

编　者　（按姓氏笔画排序）

王科峰（廊坊卫生职业学院）

史　洁（北京卫生职业学院）

刘　琳（泰山护理职业学院）

何　征（北京卫生职业学院）

何长杰（泰山护理职业学院）

吴文华（廊坊卫生职业学院）

赵丹丹（泰山护理职业学院）

郭　梅（北京卫生职业学院）

董建栋（泰山护理职业学院）

编写说明

当前，我国医药高等职业教育教学已步入了一个新的发展阶段，教育部门高度重视，依托行业主管部门规范指导，各学术团体和高等院校也开展了更加深入的医药高等职业教育教学改革的研究。为贯彻落实《国家中长期教育改革和发展规划纲要（2010～2020年）》和全国医学教育工作会议精神，结合我国“十二五”规划关于医疗卫生改革的战略和政策，适应最新颁布的护士执业资格考试新大纲的要求，推动高质量教材进课堂，2012年9月，在卫生计生委人才交流服务中心的指导下，中国医药科技出版社联合中华预防医学会公共卫生教育学会职教分会，在总结“十一五”期间教材建设经验的基础上，组织泰山护理职业学院、广西卫生职业技术学院、北京卫生职业学院、廊坊卫生职业学院、通辽职业学院、济南护理职业学院等十余所院校，启动了全国医药高职高专护理类专业“十二五”规划教材的编写工作。

《国家中长期教育改革和发展规划纲要（2010～2020年）》提出当前我国职业教育应把提高质量作为重点，到2020年，我国职业教育要形成适应经济发展方式转变和产业结构调整要求、体现终身教育理念、中等和高等职业教育协调发展的现代职业教育体系。作为重要的教学工具，教材建设应符合纲要提出的要求，符合行业对于医药职业教育发展的要求、符合医药职业教育教学实际的要求。根据全国医药行业的现状和对护理高技能型人才的需求，医药高职高专教学公共核心知识体系和课程体系的建立、精品课程与精品教材的建设，成为全国医药高职高专院校护理类专业教学改革和教材建设亟待解决的任务。

在编写过程中我们坚持以人才市场需求为导向，以技能培养为核心，以医药高素质实用技能型人才培养必需知识体系为要素，规范、科学并符合行业发展需要为该套教材的指导思想；坚持“技能素质需求→课程体系→课程内容→知识模块构建”的知识点模块化立体构建体系；坚持以行业需求为导向，以国家相关执业资格考试为参考的编写原则；坚持尊重学生认知特点、理论知识适度、技术应用能力强、知识面宽、综合素质较高的编写特点。

本套教材根据全国医药高职高专院校护理类专业教学基本要求和课程要求进行编写，涵盖了护理类专业教学的所有重点核心课程和若干选修课程，可供护理及其相关专业教学使用。欢迎广大读者特别是各院校师生提出宝贵意见。

全国医药高职高专护理类专业“十二五”
规划教材建设委员会
2013年6月

前言 PREFACE

中医护理学是祖国医药学的重要组成部分，具有独特的理论和技术，几千年来，为保障我国人民的健康发挥了巨大的作用。随着健康观念的转变、老龄化社会的到来以及疾病谱的改变，中医药的作用和地位越来越受到世人的重视。同样，中医护理学因独特的优势和魅力，也日益为人们所关注，越来越受到国际护理界的青睐。为贯彻《国务院关于大力发展职业教育的决定》精神，执行国家教育、卫生工作方针，实践教育改革与创新，注重提高学生的综合素质，本教材在各方的关怀和帮助之下得以成书。

本教材主要供高职高专护理专业学生使用，不同层次的学校可根据教学大纲对本课程的不同要求安排选用。

为便于初学者对中医学基本概念的理解和掌握，教材的编写比较重视中医学基础知识的介绍，并与临床护理和养生保健等相关内容进行了有机结合。在教材编写中，还注重与护士执业资格考试相结合，着力体现中医特色，突出职业教育的特点，力求使学生能最大限度地掌握中医护理操作技能。

全书由绪论、阴阳五行、藏象、病因病机、诊法与辨证、治则与治法、养生与预防、经络与腧穴、常用中医疗法及护理技术、中药方剂基本知识及用药护理、饮食调护和中医临床常见病证护理共十二部分组成。本教材有三个特点：其一，实用性强，本教材着重介绍了中医护理学科中极具中医特色以及实用性和可操作性极强的内容，如常用中医疗法及护理技术、养生、饮食调护等；其二，与临床实际结合紧密，本教材从临床实际出发，详细论述了中医传统知识和技术操作，使学生能熟练地运用中医护理理论与护理技术，对患者实施整体护理，丰富了中医临床护理方法；其三，紧扣护考大纲，本教材有重点地选择护考大纲偏重的内容，同时适当删减了护考大纲偏略的部分，如经络学说、毫针刺法等内容，较之以前的中医护理学教材均有所缩减。

本教材在编写过程中，立足于编者们丰富的教学和临床经验，参考了多种相关教材和资料，同时还得到了中国医药科技出版社和各参编单位领导及有关人员的大力支持，在此一并致谢！

在本教材的编写过程中，各位编者认真负责，精益求精，虽经反复修改和审订，但因写作和专业知识水平有限，加上时间仓促，书中错漏之处在所难免，诚望各院校师生在使用过程中提出宝贵意见，使本书更加完善。

编　者

2013年3月

目录 CONTENTS

第六章 养生与预防 / 109

第七章 经络与腧穴 / 119

第八章 常用中医疗法及护理技术 / 153

第十一章　中医临床常见病证的护理 / 220

绪　论

学习目标

1. 了解中医护理学形成、发展过程。
2. 熟悉中医学发展过程中的重要典籍、重要人物。
3. 掌握中医护理学的基本特点。

【引导案例】

华佗是三国时代的名医，一日，有军吏二人，俱身热头痛，症状相同，但华佗的处方，却大不一样，一用发汗药，一用泻下药，二人颇感奇怪，但服药后均告痊愈。原来华佗诊视后，已知一为表证，用发汗法可解；一为里热证，非泻下难于为治。

1. 你对华佗这位名医是如何认识的？

2. 对症状表现相同的两人华佗为何用了极为不同的治疗方法？

中医护理学有数千年的历史，是中华民族在长期生产、生活和同疾病作斗争实践中的经验积累与总结，在其发展过程中涌现出很多著名的医学著作和优秀的医学家。整体观念和辨证施护的基本特点折射出中医护理学独特的思维方式。

一、中医护理学的发展概况

中医护理学是祖国医学的重要组成部分，是在中医药理论指导下，施以独特的护理技术，结合预防保健等医疗活动，以保护人类健康的一门应用学科。

中医护理学的形成、发展始终与中医药学的发展休戚相关。几千年来，中医治疗疾病医、药、护不分，呈现出医中有护、医护合一的特征。所以，在浩瀚的历代中医文献中，常常可以寻觅到属中医护理范畴的论述，并可从中发现中医护理学形成、发展的轨迹。

（一）远古时期

经查现存的古医籍中尚未发现有“护理”一词，仅有“调理”、“调养”、“调护”、“调慎”、“侍疾”等记载。护理是伴随着人类的生活而产生的。人类的祖先生活在山川、丛林之中，以植物的根、茎、叶、果实和捕捉野兽为食；用树叶、兽皮遮体御寒；群聚于洞穴中，以躲避风寒、酷暑以及逃避猛兽的袭击。随着生活和生产经验的积累，人们逐渐摸索出一些极为简单的外伤包扎、止血法。如当皮肤有伤时，会用舌头舔或涂抹唾液，或用苔藓、草茎涂敷伤口；不慎骨折时，就用树枝固定等等。当人们由群居发展为最早的氏族家庭后，妇女们在家庭中承担了扶老携幼、维护健康、照顾病残，为孕妇接生等工作。这就是医疗和护理的萌芽。

（二）夏至春秋时期

夏商时代，人们已有洗脸、洗手、洗脚、沐浴和洗涤食具等卫生习惯。

商代，按摩疗法已成为民间很常用的一种医护手段。《枕中记·导引》就记载："常以两手拭面，令人面有光泽，斑皱不生。"

商周以来，人们对食补、食护也日益重视起来。以记载官制为主的典籍《周礼》已将医生按职能划分为"医师"、"食医"、"疾医"、"疡医"、"兽医"五种。医师（卫生行政官员）之下设士、府、史、徒等专职人员，"徒"就兼有护理职能负责看护患者；食医颇类现今的临床营养师，指导患者合理膳食；疾医要"以五味、五谷、五药养其病"；疡医要"以五毒攻之，以五气养之，以五药疗之，以五味节之。"此处所说的"五味"、"五谷"、"五气"，皆指以五谷为主的粮食和各种味觉的食物，反映出当时已通过饮食来调养身体，并和医治疾病结合了起来，这为后世食护和食疗成为专门的学科开创了先河。《周礼》还记载："喜、怒、哀、乐、爱、恶、欲之情，过则有伤。"这说明当时人们对精神因素与疾病的关系已有了初步的认识。情志活动太过，会有损健康，导致疾病，这对后世倡导情志护理有很大的启迪。

春秋时期，人们已认识到要注意远离和回避传染病源，以保护自身免受感染，说明了人们对流行病和传染病也有了初步认识，这可视为后世"隔离"防疫的起源。

（三）战国秦汉时期

《黄帝内经》、《难经》、《神农本草经》、《伤寒杂病论》四部医学经典著作的问世，标志着中医学理论体系的基本确立，中医护理学也得到广泛发展。

《黄帝内经》简称《内经》，约成书于战国时期，包括《素问》和《灵枢》两部分，是我国现存最早的一部医学专著。《内经》从整体出发系统阐述了人体的结构、生理、病理、疾病的诊断与治疗、预防与养生等内容，不仅奠定了中医学的理论基础，同时也奠定了中医护理学的理论基础。在生活起居方面，《内经》提出了"人与天地相应也"，"夫四时阴阳者，万物之根本也，所以，圣人春夏养阳，秋冬养阴，以从其根"的思想，提醒人们生活起居要顺应四时气候的变化，避免疾病的发生，至今都具有重要的指导意义。在饮食护理方面，《内经》指出："肾病毋多食咸"，"热病少愈，食肉则复，多食则遗"，为后世中医临证饮食护理提供了依据。《内经》对情志护理也予以高度重视，指出"怒伤肝、喜伤心、忧伤肺、思伤脾、恐伤肾"，"怒则气上"、"喜则气缓"、"悲则气消"、"恐则气下"、"惊则气乱"、"思则气结"等，认为情志过极可伤及内脏，导致脏腑功能紊乱，诱发或加重疾病。

《难经》约成书于西汉时期。该书用假设问答、解释疑难的方式，阐述了人体的结构、生理、病理、诊断、治疗及经络针灸等内容。对脉学特别是"寸口脉诊"有较为详细的论述和创见；对经络、针灸及脏腑学说中的"命门"、"三焦"的论述，则在《内经》的基础上有所发扬。该书与《黄帝内经》同为指导后世临床实践的重要理论性著作。

《神农本草经》约成书于汉代，是我国现存最早的一部中药学专著。该书总结了汉代及汉以前的药物学知识，共收载中药365种，将药物根据性能分为寒、凉、温、热四性及辛、甘、酸、苦、咸五味，为后世中药理论体系的形成和发展奠定了基础。

《伤寒杂病论》成书于东汉末年，为“医圣”张仲景所著。《伤寒杂病论》分为《伤寒论》和《金匮要略》两部分，是我国现存最早的一部临床医学巨著，它不仅奠定了中医辨证论治理论体系的基础，也开创了临床辨证施护的先河。张仲景非常重视药物的煎法、服法及服药后的观察。如书中记载服桂枝汤后，要“啜热稀粥一升余，以助药力”，“凡服汤发汗，中药即止，不必尽剂也。”这都为服药护理及药后观察提供了依据。书中提出的汗、吐、下、和、温、清、消、补八法是医疗和护理的重要原则。在急救护理方面，书中记载了抢救自缢、溺死患者的具体操作过程。在饮食护理方面，书中提出了四时食忌、五脏病食禁、妊娠食忌等内容。另外，该书还记载了多种中医护理操作技术，如灌肠法、坐浴法、熏洗法、含咽法等。

东汉末年的名医华佗，首创的麻沸散是世界上最早的外科手术麻醉剂；创造的“五禽戏”，将体育与医疗、护理结合起来，开创了康复护理的先河，从而成为保健体操的创始人。

（四）魏晋隋唐时期

晋代葛洪著的《肘后备急方》集中医急救，传染病及内、外、妇、儿、骨伤各科之大成，首创了口对口吹气法抢救猝死患者的复苏术。书中记载对腹水患者，在饮食护理上“勿食盐，常食小豆饭，食小豆汁、鲤鱼佳也。”还记载了烧灼止血法、针刺法、艾灸法及热熨法等护理操作方法，尤其是其中所倡导的间接灸法促进了后世灸法技术的发展。该书还十分重视导引在养生保健中的实用价值。

隋朝巢元方等人编撰的《诸病源候论》记载了很多疾病的护理知识。在病情观察方面详细记录了中风、淋证、温热病的病情观察，提倡根据脉象观察病情。在外科肠吻合术后的饮食护理中，书中指出“当作研米粥饮之，二十余日，稍作强糜食之，百日后，乃可进饭耳。饱食者，令人肠痛决漏”，可见当时已十分重视术后护理。

唐代“药王”孙思邈所著的《千金方》详细介绍了中医护理的原则。在妇产科护理方面，书中对妇女妊娠养胎、孕妇心理、分娩、产后护理及用药护理都进行了详细论述。对消渴病的护理，书中提出“所慎者有三：一饮酒，二房室，三咸食及面”，强调了饮食护理对消渴病的重要性。在养生保健方面，该书提倡“预防为主”，对饮食、起居、衣着等有具体论述。孙思邈还首创了“葱管导尿术”，这一方法比1860年法国人发明的橡皮管导尿术要早1200多年。“导尿术”的出现标志着护理技术渐臻成熟。《千金方》的首篇《大医精诚》对从医人员的职业道德提出了严格要求，强调对患者不能分贫富贵贱、老幼美丑、是仇人还是亲人、是交往密切的朋友还是一般的朋友，都应一视同仁；要怀着慈悲同情之心，不避艰险、昼夜、寒暑、饥渴及疲劳，全心全意救护患者。

（五）宋金元时期

南宋医学家陈自明在《妇人大全良方》中详细论述了从妇人怀孕至产后的护理。

在论述孕妇饮食调护中指出，妊娠前五月，胎儿吸收营养不多，孕妇膳食与常人无大差异；后五月，胎儿发育较快，所需营养增加，故孕妇的膳食宜调味、食甘美，增加食量，但勿大饱，以免胎儿体重过增，造成难产。

金元时期出现了多个医学流派，其中最著名的有四派，被称为“金元四大家”。各流派的医学观点极大丰富了中医护理学的内容。如李杲所著的《脾胃论》提出了“安养心神，调治脾胃”的学术观点，特别重视饮食护理对脾胃的调养。同时还强调了情志护理，指出患者应当保持心情平静、精神愉快。

知识链接

“金元四大家”包括“寒凉派”的代表人物刘完素（刘河间）；“攻邪派”的代表人物张从正（张子和）；“补土派”的代表人物李杲（李东垣）和“滋阴派”的代表人物朱震亨（朱丹溪）。

（六）明清时期

明清时期，对疾病护理重要性的认识逐步加深，医著中已有专门论述护理的章节。陈实功的《外科正宗》有《调理须知》一节；袁昌龄的《养生三要》有“病家须知”的内容，介绍了生活起居护理、饮食护理以及老年患者护理的方法；而钱襄则著有我国最早的中医护理专著《侍疾要语》。

明清时期，温病肆虐，人们在温病的病情观察、治疗和护理方面积累了丰富经验。明代吴又可在《瘟疫论》中记述，患者烦渴、大渴皆因内热、大热所致，除使用清热解毒药物外，还需在护理上辅以降温解渴之法，如饮用西瓜汁、梨汁；用冷水擦浴等。清代吴鞠通在《温病条辨》中对热病的口腔护理有所记载“以新布蘸新汲凉水，再蘸薄荷细末，频擦舌上。”还指出“阳明温病，下后热退，不可即食，食则必复”，阐明了饮食护理在温病治疗中的作用。

明清时期已非常重视对传染病的防疫隔离。清廷特设“查痘章京”一职，专查天花患者，并强令迁出四五十里以外居住。此时，人们已成功应用人痘接种术预防天花，成为现代人工免疫的先驱。

（七）近代及现代

1840 年鸦片战争以后，中国逐步沦为半殖民地、半封建社会。这一时期，政府采取了一系列措施限制中医的发展，致使我国传统医学事业停滞不前。

新中国成立后，在中西医结合护理领域积累了越来越多的经验，如在基础护理方面重视中医的生活起居护理、饮食护理、情志护理，在临床护理中应用推拿、刮痧等有效的传统疗法。中医护理工作受到重视，中医护理教育事业发展迅速，中医护理队伍日益壮大。

1984 年在南京召开的中华护理学会上，成立了中华护理学会中医、中西医结合护理学术委员会。从此，中医护理学正式成为一门独立的学科，并逐渐完善起来。

二、中医护理学的基本特点

中医护理学的基本特点主要包括整体观念和辨证施护。

（一）整体观念

整体观念是中医学关于人体自身的完整性及人与自然、社会环境统一性的学术思想。中医护理学认为人体是一个由多层次结构组成的有机整体，而且人与自然环境、社会环境之间息息相关、不可分割。整体观念贯穿于中医学的生理、病理、诊治、护理、养生防病等各个方面。

1. 人体是一个有机的整体

中医护理学认为人体是以五脏为中心的有机整体。其结构上不可分割，生理上密切联系，病理上相互影响，故在诊断、治疗和护理疾病时必须从整体出发。

（1）生理上的整体性　中医学认为人体由五脏、六腑、形体、官窍等组织器官构成，这些组织器官虽具有不同的生理功能，但通过经络系统的联络作用，组成了以心、肝、脾、肺、肾为中心的五大生理系统。如由心—小肠—脉—舌等构成了“心系统”；由肝—胆—筋—目等构成了“肝系统”；由脾—胃—肉—口等构成了“脾系统”；由肺—大肠—皮—鼻等构成了“肺系统”；由肾—膀胱—骨—耳及二阴等构成了“肾系统”。人体正常的生命活动，一方面要靠脏腑组织器官发挥各自的功能作用，另一方面还要靠五个生理系统之间相辅相成的协同作用和相反相成的制约作用，从而维持着协调平衡。

（2）病理上的整体性　由于人体是一个内外紧密联系的整体，功能上彼此为用，因而在病理上也会互相影响。内脏的病变，可通过经络反应于相应的形体官窍，即所谓“有诸内，必形诸外”，如肝火上炎，可见目赤肿痛；心火上炎，可见口舌生疮等。体表形体官窍受邪也会通过经络内传于脏腑，如外感风寒内传于肺，出现咳嗽、胸痛等证。脏腑之间在病理情况下也会相互影响，如肝的病变常影响到脾的运化功能，临床上既可出现肝功能失常的表现，又可出现脾的运化功能失常而致的脘腹胀满、不思饮食等证。

（3）诊断上的整体性　由于脏腑、形体、官窍在病理上相互影响，因而中医学在认识和分析疾病时也着眼于整体，采用“察外知内”的方法。通过观察五官、形体、舌脉等外在的病理表现，推测内在脏腑的病理变化，从而做出正确的诊断，即所谓“视其外应，以知内脏，则知所病矣。”如察舌就可测知内脏功能和气血的盛衰，这是因人体内脏的功能状态、气血的盛衰都能反映到舌。同样，望色、观神、切脉等都是由外察内的诊病方法。

（4）治疗、护理上的整体性　由于局部的病变常是整体病理变化在局部的反映，因此，治疗和护理应从整体出发，不能只看局部，要在探求局部病变与整体病变内在联系的基础上确立正确的治疗原则和方法，全面整体地护理患者。如对心火上炎所致口舌生疮的治疗和护理，应用清心泻火的方法，心火得泻，口舌生疮自愈；对肝火上炎所致的目赤肿痛，又当清泻肝火。

2. 人与自然环境的统一性

自然界存在着人类赖以生存的必要条件，如阳光、空气、水、温度、磁场、生物圈等。人类生活在自然界中，必然会直接或间接地受到自然环境变化的影响。故《内经》说：“人与天地相应也”，即天人合一。

（1）季节气候的变化对人体的影响　一年中气候变化的规律一般是春温、夏热、秋凉、冬寒。自然界的生物顺应气候的规律性变化，发生着春生、夏长、秋收、冬藏相应的适应性变化，同样人体的生理也出现相应的适应性调节。如夏季天气炎热，人体开泄腠理，通过出汗散热来适应；冬季天气寒冷，为了保温，人体则腠理闭少出汗，多余的水液从小便排出。而当四时气候发生异常变化时，常可发生一些季节性多发病和时令性流行病。如中暑发于夏天；燥咳多发于秋季等。此外，一些慢性疾病也往往由于气候突变或季节更替而发作或加重。如关节疼痛的病证，常在寒冷或阴雨天气时加重。

（2）昼夜阴阳的变化对人体的影响　一日之内昼夜阴阳的变化对人体的生理、病理也有不同影响。如人体的阳气白天趋于体表，脏腑机能活动较为活跃；夜间阳气潜于内里，人需要休息睡眠，这就是人体的生理随昼夜阴阳的变化而出现的适应性调节。正如《素问·生气通天论》所说："故阳气者，一日而主外，平旦阳气生，日中而阳气隆，日西而阳气已虚，气门乃闭。"而昼夜阴阳的变化对疾病也有影响，一般的病证，中午之前，由于人体的阳气随自然界阳气的渐生而渐旺，故病趋于减轻；午后至夜晚，由于人体的阳气随自然界阳气的渐退而渐衰，故病趋于加重。所以，临床上加强夜间病情观察非常重要。故《内经》中说："夫百病者，多以旦慧昼安，夕加夜甚。"

（3）地域环境对人体的影响　地域气候的差异，地理环境和生活习惯的不同，在一定程度上影响着人体的生理机能，形成不同地域人群的不同体质特点。如我国江南地区，地势低，气候温暖湿润，故人体的腠理多疏松；北方地区，地势高，气候寒冷干燥，故人体的腠理多致密。居住环境加上长期的饮食习惯造就了一方人的体质，一旦异地而居，多感不适甚至患病。另外，某些地方性疾病的发生与地域环境密切相关。

由于自然环境的变化时刻影响着人体的生理活动和病理变化，故在疾病的治疗和护理过程中，要遵循因时、因地制宜的原则，根据不同季节、不同地理特点来选择用药，做好生活起居及饮食护理。在养生防病方面，要倡导人们顺应自然规律，与自然环境保持协调统一。

3. 人与社会环境的统一性

人生活在复杂的社会环境中，社会环境的变化必然会影响制约着人体。政治、经济、文化、宗教信仰、婚姻及人际关系等社会因素都能影响人体的生理、心理活动和病理变化。而人也在认识世界和改造世界，促进社会发展的过程中维持着生命活动的稳定、平衡、协调，此即人与社会环境的统一性。

人所在的社会环境和社会背景不同，造就了个人不同的身心机能。社会的变迁，特别是社会的安定与动乱、社会经济与文化的发展，以及人们社会地位的变动都会给人们的生活条件、生活方式、思维意识和精神状态带来相应的变化，从而影响人体身心机能的改变。一般而言，良好的社会环境、和谐的人际关系，可使人心情舒畅，抗病能力强，有利于人的身心健康，人类的寿命也会随着社会的进步而延长。反之，动荡的社会环境、纠结的人际关系，则使人精神压抑、紧张、焦虑，抗病能力下降，危害人的身心健康，各种疾病就容易发生。另外，人的社会地位、经济条件的骤变，现代社会的激烈竞争等都可影响人体生理和心理的协调与稳定，导致疾病发生。

社会环境的改变主要是通过影响人体的精神情志活动而对人体的生理机能和病理变化产生影响，因此，在治疗疾病和护理患者时，要做好患者精神和心理的调节，帮助其消除不良心理状态，以促进疾病的好转。在养生防病时，要充分考虑到社会因素对人体身心机能的影响，尽量减少社会不良因素对人体的刺激，以维系身心健康。

（二）辨证施护

辨证施护是中医护理学认识疾病和护理疾病的基本原则。中医在治疗和护理疾病时，强调辨证论治和辨证施护，同时又讲究辨证与辨病相结合。

病，即疾病，是指有特定发病原因、发病规律及病理演变的一个完整的异常生命过程，常常有较为固定的症状和体征。在这一过程中，始终存在着组织损伤与修复、功能障碍与调节的矛盾斗争。如感冒、水痘、痢疾等均属疾病的概念。

证，即证候，是指疾病过程中某一阶段或某一类型的病理概括，能揭示疾病的原因、部位、性质和邪正盛衰变化。证候一般由一组相对固定的、有内在联系的、能反映疾病过程中一定阶段病变本质的症状和体征构成，所以，中医学将证候作为确定治法、处方遣药的依据。如肝阳上亢、气血两虚等均是证的概念。

症，即症状和体征。症是疾病的临床表现，既包括疾病过程中患者主观的异常感觉和行为表现，如发热、头痛、恶心、呕吐等症状，又包括医生检查患者时发现的异常征象，如面色苍白、舌质紫黯等体征。同一症状可由不同的致病因素引起，其病理机制也不尽相同，所以，孤立的症状和体征不能反应疾病或证候的本质。但症是诊断疾病、辨识证候的主要依据。

病、证、症三者既有区别又有联系。症是病和证的基本要素，疾病和证候都由症状和体征构成。病和证虽然都是对疾病本质的认识，但病的重点是全过程，而证的重点是现阶段。有内在联系的症状和体征组合在一起就构成了证候；各阶段的证候贯穿起来，便是疾病的全过程。

辨证，即辨别、确立证候。就是将四诊（望、闻、问、切）所得到的病情资料进行综合分析，辨清疾病的原因、部位、性质及邪正之间的关系，最后判断为某种证候的过程。施护，就是在辨证的基础上，确定相应的护理原则和措施。辨证是中医治疗和护理的前提和依据，治疗和护理是辨证的延续和目的，也是对辨证是否正确的实践检验。

中医诊断疾病强调辨证与辨病相结合。一般采用“以辨病为先，以辨证为主”的诊断原则。例如，临床见恶寒发热、头痛、鼻塞、流涕、咳嗽等症，可初步诊断为感冒——病，然后根据恶寒发热的孰轻孰重、流涕的清浊、咳痰的颜色与稀稠、口渴与否、舌象及脉象等情况辨别出是风寒感冒还是风热感冒——证。风寒感冒宜采用辛温解表的治疗、护理方法；风热感冒宜采用辛凉解表的治疗、护理方法。所以，辨证论治、辨证施护不是头痛医头、见痰治痰的对症治疗和护理，也不是不分主次、不分阶段仅针对病的治疗和护理。

同一种疾病，由于发病的时间、地域不同，或所处疾病的阶段不同，或患者的体质不同，所表现出的证就不同，因而治疗和护理方法也就不同，这就是“同病异治”、“同病异护”。如麻疹，由于病变发展的阶段不同，其治疗、护理方法也各异：初起病位在表，宜发表透疹；中期热毒蕴肺，宜清热解毒；后期阴液被伤但余热未退，则宜养阴清热。不同的疾病在其发展过程中，可出现基本相同的证候，因而可采用相同的治疗和护理方法，这就是“异病同治”、“异病同护”。如胃下垂、子宫脱垂、脱肛这三种不同的病变，因都属于中气下陷证，故都可用升提中气的治护方法。这种针对疾病过程中不同本质的矛盾采用不同方法来解决的法则，是辨证论治、辨证施护的思想精髓。

目标检测

【单项选择题】

1．下列哪本书奠定了中医护理学的理论基础

A．《伤寒杂病论》　B．《黄帝内经》　C．《本草纲目》

D．《神农本草经》　E．《难经》

2．金元四大家中“补土派”的代表人物是

A．李东垣　B．朱丹溪　C．张子和

D．刘完素　E．张元素

3．祖国医学中的“药王”指哪一位医学家

A．张仲景　B．孙思邈　C．李时珍

D．华佗　E．扁鹊

4．哪位医学家首创“麻沸散”和“五禽戏”

A．扁鹊　B．董奉　C．华佗

D．孙思邈　E．李时珍

5．中医护理“同病异护”和“异病同护”的根本原因在于

A．辨证施护　B．对症治疗　C．辨病治疗

D．因人而异　E．因地制宜

【填空题】

1．中医护理学的基本特点是________和________。

2．张仲景是________时期的著名医学家，他为后人留下的一部经典著作是________。

【简答题】

1．何为整体观念，其在中医护理学中有什么指导意义？

2．何为病、证、症，三者之间有什么关系？

3．何为辨证施护，其在中医护理学中有什么指导意义？

（刘　琳）

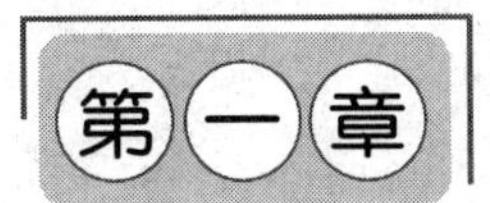

阴阳五行

学习目标

1. 掌握阴阳、五行的基本概念。
2. 掌握阴阳学说和五行学说的基本内容。
3. 能运用阴阳学说解释人体的病变机理及指导疾病的治疗与护理。
4. 熟悉五行的特性及事物属性的五行归类。
5. 了解五行学说在中医学中的应用。

【引导案例】

赵某，女，6岁。3天前开始咳嗽、咽痛，继之高热。父母给其灌服感冒药效果不明显。昨天到医院经X拍片诊断为“支气管肺炎”，收住院治疗。面红，烦躁不安，咳喘气粗，咳痰黄稠，体温40.2℃且持续不退。今晨5时出现大汗淋漓，继之面色苍白，四肢厥冷，体温骤降至35.9℃，血压70/40mmHg。

1. 本病证有前后两个阶段，这两个阶段各是什么证（阴证、阳证、寒证、热证）?

2. 试用阴阳之间的关系分析本病证的病理变化机制。

阴阳学说和五行学说，是古人用以认识自然和解释自然的世界观和方法论，是我国古代的唯物论和辩证法，引入医学领域后，成功地运用于中医学的各个方面，对中医学理论体系的形成和发展具有极大地指导作用。

阴阳学说和五行学说，是中国古代有关世界本原和发展变化的宇宙观和方法论，是对中医学理论体系的形成和发展最具影响力的古代哲学思想，是中医学的哲学基础，也是中医学的重要思维方式。

战国至秦汉时期，代表着文化进步和科学发展的阴阳学说和五行学说，不仅应用于天文、地理、政治、兵法、农业等领域，而且也渗透到医学领域，对医学理论体系的形成产生了深刻影响。医学家将阴阳学说和五行学说的基本观点和方法与中医学自身固有的理论和经验相融合，用以阐释人体的组织结构、生命过程、养生预防及疾病的原因、机理、诊断、治疗、护理等，使之成为中医学理论体系的重要组成部分。

第一节 阴阳学说

阴阳学说，是解释自然和研究自然界事物变化规律的一种古代哲学理论。它认为，宇宙间万物万象的发生、发展与变化是阴阳二气相互作用的结果。

阴阳学说渗透到中医学中以后，被广泛地应用于各个领域，有效地指导着中医学对人体生理、病理、诊断、治疗、养生等各方面的认识，在中医理论体系中占有主导地位。

一、阴阳的基本概念

阴阳是对自然界相互关联的某些事物或现象对立双方属性的概括。它既可概括宇宙中相互对立且相互关联的两个事物或现象，也可以代表同一事物内部相互对立且相互关联的两个方面。故《类经·阴阳类》说："阴阳者，一分为二也。"

阴阳最初的涵义是非常朴素的，是指日光的向背而言，即朝向日光的为阳，背向日光的为阴。向阳的地方温暖、活跃、明亮；背阳的地方寒冷、宁静、黑暗。如此不断地引申，几乎把自然界所有的事物或现象都划分为阴和阳两个方面。一般来说，凡是趋于运动的、外向的、上升的、温热的、明亮的、兴奋的事物和现象都属于阳；凡是相对静止的、内守的、下降的、寒冷的、晦暗的、抑制的事物和现象都属于阴。以天地而言，"天为阳，地为阴"；以水火而言，"水为阴，火为阳"；以动静而言，"静者为阴，动者为阳"。不难看出，用以划分阴阳相互对立的事物或现象是处在同一范畴，同一层次，同一统一体中，即具有相关性。

事物和现象阴阳属性的划分不是绝对的，而是相对的。阴阳的相对性主要体现在三个方面，一是体现为阴阳之间可以相互转化，即在一定条件下，阴可以转化为阳，阳也可以转化为阴；二是体现在阴阳之中复有阴阳，即阴阳有无限的可分性，阴阳双方的任何一方又可以再分阴阳。例如，就昼与夜而言，昼为阳，夜为阴，但昼与夜之中还可再分阴阳。白天的上午与下午相对而言，则上午为阳中之阳，下午为阳中之阴；夜晚的前半夜与后半夜相对而言，则前半夜为阴中之阴，后半夜为阴中之阳。三是体现在事物的阴阳属性是通过比较而划分的。即阴阳的属性是在与自己的对立面的比较中确立的，不是绝对的，不可变的。若比较的对象发生了变化，那么事物的阴阳属性也会发生变化。例如，60℃的水同20℃的水比较当属阳，但同100℃的水比较则应属阴。事物的这种既相互对立而又相互联系的现象，在自然界是无穷无尽的。

二、阴阳学说的基本内容

阴阳学说的基本内容，包括阴阳的对立制约、互根互用、消长平衡和相互转化四个方面。

（一）阴阳的对立制约

阴阳的对立制约，是指属性相反的阴阳双方在一个统一体中相互排斥、相互制约和相互斗争。

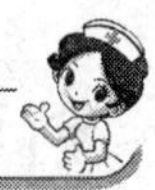

阴阳学说认为，自然界的一切事物和现象都存在着相互对立、相反相成的阴阳两个方面，如天与地、上与下、内与外、出与入、升与降、寒与热、动与静、明与暗、昼与夜等。阴阳既是对立的，又是统一的，统一是对立的结果，没有对立就没有统一，没有相反就没有相成。阴阳的相互对立，主要表现为他们之间的相互制约、相互对抗、相互斗争。例如温热可以驱除寒冷，寒冷可以降低高温。正是由于阴阳之间在对立制约中达到了统一，才维持了两者的动态平衡，即所谓“阴平阳秘”，同时也促进了事物的发生、发展与变化。如春、夏、秋、冬四季有温、热、凉、寒的气候变化，春夏之所以温热，是因为春夏阳气上升抑制了秋冬的寒凉之气；秋冬之所以寒冷，是因为秋冬阴气上升抑制了春夏的温热之气，这是自然界相互制约，相互斗争的结果。

阴阳的相互对立、斗争、制约，不仅推动着自然界一切事物和现象的发展变化，也贯穿于人体生命过程的始终。人体阴阳之间的动态平衡也是阴阳双方相互对立、相互制约的结果。如果阴阳双方中的一方过于亢盛，则会过度制约另一方而致其不足；或阴阳双方中一方过于虚弱，则无力抑制另一方而致其相对偏盛，都可使阴阳之间的动态平衡遭到破坏，从而导致疾病的发生。

（二）阴阳的互根互用

互根，即相互依存，互为根本；互用，即相互资生、促进、助长。

阴阳互根，是指一切事物或现象中相互对立的阴阳两个方面，具有相互依存，互为根本的关系。即阴依存于阳，阳依存于阴，双方任何一方都不能脱离另一方而单独存在，每一方都以另一方的存在作为自己存在的前提和条件。也就是说，没有阴就无所谓阳，没有阳就无所谓阴。如没有上就无所谓下，没有下就无所谓上；没有热就无所谓寒，没有寒就无所谓热。

阴阳互用，是指阴阳双方在相互依存的基础上，还具有相互资生、促进和助长的关系。如《素问·阴阳应象大论》中说：“阴在内，阳之守也；阳在外，阴之使也”。即指阳以阴为基，阴以阳为偶；阴为阳守持于内，阳为阴役使于外，阴阳相互为用，不可分离。王冰注《素问·生气通天论》中说：“阳气根于阴，阴气根于阳，无阴则阳无以生，无阳则阴无以化。”

阴阳的对立制约属矛盾的斗争性，阴阳的互根互用属矛盾的统一性。阴阳一分为二，又合而为一，既对立又统一。正是由于阴阳之间的互根互用，才推动着事物的运动、发展和变化；由于阴阳之间的对立制约，才维持着事物发展的动态平衡。

如果人体内阴阳互根关系失常，阴阳双方就失去了互为存在的条件，有阴无阳谓之“孤阴”，有阳无阴谓之“独阳”，则会导致“孤阴不生，独阳不长”，机体的生生不息之机就遭到了破坏，甚至“阴阳离决，精气乃绝”而死亡。如果人体内阴阳互用关系失常，则会出现“阴损及阳”和“阳损及阴”的病理变化。

（三）阴阳的消长平衡

消，即减少；长，即增多。平衡是指协调、匀平和相对稳定的状态。阴阳消长平衡，是指对立互根的阴阳双方不是处于静止不变的状态，而是始终处于“阴长阳消”或“阳长阴消”运动变化之中，并在彼此消长的运动过程中保持着动态平衡。

阴阳的消长与平衡，符合事物运动变化的一般规律，即运动是绝对的，静止是相对的；消长是绝对的，平衡是相对的，阴阳在绝对的消长运动中保持着相对的平衡。

阴阳消长是阴阳运动变化的一种形式，而导致阴阳出现消长变化的根本原因在于阴阳之间存在着的对立制约的关系。阴阳的消长变化主要表现为阴阳的互为消长，即“阴长阳消”或“阳长阴消”。以一年四季的气候变化而言，从夏至秋及冬，气候由炎热逐渐转凉变寒，这是“阴长阳消”的过程；由冬至春至夏，气候从寒冷逐渐转暖变热，这是“阳长阴消”的过程。四时气候的变迁，寒热的更易，反映了阴阳消长的过程，但从一年的总体情况来看，阴阳还是处于相对的平衡状态。

就人体的生理活动而言，人体阴阳的消长与自然界相应。日间阳气盛，机体的生理机能以兴奋为主；夜间阴气盛，机体的生理机能以抑制为主。子夜至清晨，阳气渐生，阴气渐衰，机体的生理功能由抑制逐渐转向兴奋，这是“阳长阴消”的过程；日中至黄昏，阴气渐生，阳气渐衰，机体的生理功能由兴奋逐渐转向抑制，这是“阴长阳消”的过程。

阴阳消长多指的是数量和程度上的变化，属于量变过程，但这一消长运动是在一定范围、限度内进行。阴阳的消长变化稳定在正常范围、限度内就是处在平衡状态，如果这种“消长”运动超出了正常限度，就意味着阴阳平衡被破坏，在自然界则形成灾害，在人体则出现疾病。

（四）阴阳的相互转化

阴阳转化，是指事物或现象的阴阳属性在一定条件下可以向其相反的方向转化。属阳的事物可以转化为属阴的事物，属阴的事物可以转化为属阳的事物。如就自然而言，夏天可以转化为冬天，冬天可以转化为夏天；白天可以转化为黑夜，黑夜可以转化为白天。就疾病而言，热证可以转化成寒证，寒证可以转化为热证。

阴阳相互转化是阴阳运动变化的又一基本形式。阴阳双方的消长运动发展到一定阶段，则该事物的属性即发生转化，所以说阴阳转化是阴阳消长到一定程度的结果。阴阳相互转化，一般都发生在事物变化的“物极”阶段，即“物极必反”。《灵枢·论疾诊尺》说：“四时之变，寒暑之胜，重阴必阳，重阳必阴。”《素问·阴阳应象大论》说：“寒极生热，热极生寒。”这里的“重”、“极”即指阴阳消长变化发展到了极限，或达到了一定程度，是事物的阴阳属性发生转化的必备条件。因此，在事物的发展过程中，如果说阴阳消长是一个量变的过程，那么阴阳转化就是在量变基础上的质变。

阴阳的相互转化，大多数情况下表现为由量变到质变的渐变形式，但有时也以突变的形式出现。如一年四季的寒热交替，一天之中的昼夜变化，都属于“渐变”的形式，而夏季酷热天气时的气温骤降或冰雹突袭，则属于“突变”的形式。

在疾病的发展过程中，阴阳的转化常常表现为在一定条件下寒证与热证的相互转化。如在急性热病中，患者表现为高热、面红、烦渴等邪热极盛的阳证，过度耗伤正气后可突然出现体温下降、四肢厥冷、面色苍白、精神萎靡等证，即由实热性的阳证转化为了虚寒性的阴证，热毒极重即是由阳证转化为阴证的内在条件。

总之，阴阳之间既对立又统一。阴阳的对立制约、互根互用、消长平衡及相互转化从不同的角度阐述了阴阳的相互关系和运动变化规律。阴阳的对立和互根说明了事物之间相反相成的关系。即事物的阴阳两个方面通过对立制约取得协调平衡，通过互

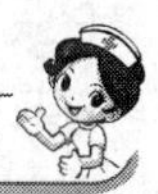

根互用而相互资生促进。阴阳的消长和转化是事物运动的两种基本形式。阴阳的消长是在阴阳对立制约、互根互用的基础上表现出的量变过程，而阴阳的转化则是在量变基础上的质变过程。即阴阳的消长是阴阳转化的前提，阴阳的转化是阴阳消长的结果。

三、阴阳学说在中医学中的应用

阴阳学说贯穿在中医学理论体系的各个方面，广泛用来说明人体的组织结构、生理功能、病理变化，并指导养生保健以及疾病的诊断、治疗和护理。

（一）说明人体的组织结构

根据阴阳对立统一的观点，认为人体是一个有机整体，组成人体的所有脏腑经络形体组织，既是有机联系的，又可以根据其所在的部位、功能特点等划分为相互对立的阴阳两部分。故《素问·宝命全形论》说："人生有形，不离阴阳。"就组织的部位而言，人体的上部为阳，下部为阴；体表属阳，体内属阴；背部为阳，腹部为阴；四肢外侧为阳，四肢内侧为阴。就脏腑而言，由于五脏"藏精气而不泻"，故属阴；六腑"传化物而不藏"，故属阳。五脏之中还可划分阴阳，心肺居上为阳，肝脾肾居下为阴。具体到某一脏腑，又可有阴阳之分，如心有心阴、心阳；肾有肾阴、肾阳。就经络系统而言，由于循行分布的部位不同，经脉有阴经、阳经之分，络脉有阳络、阴络之别。

（二）说明人体的生理功能

中医学认为人体正常的生理活动，是机体阴阳双方保持着对立统一协调平衡的结果。阴精（物质）藏于脏腑之中，阳气（能量）运行于全身，人体内阴精与阳气的相互作用推动着体内物质与物质、物质与能量之间的相互转化，推动和调控着人体的生命进程。

阴精是阳气的物质基础，没有阴精则无以化生阳气，即没有物质基础，就不可能产生能量；阳气是阴精的能量表现，没有阳气则无以化生阴精，即没有功能活动就不能产生营养物质。只有阴精与阳气处于相互对立、互根、消长与转化的协调统一之中，才能维系机体内阴与阳、物质与能量的动态平衡，人体的生理活动才能有序进行。若人体内阴精与阳气不能相互为用而分离，人的生命活动也就终止了。故《素问·生气通天论》说："阴平阳秘，精神乃治；阴阳离决，精气乃绝"。

（三）说明人体的病理变化

中医学认为阴阳平衡协调关系一旦受到破坏，便会产生疾病。因此，疾病的发生是"阴阳失调"的结果。阴阳失调的主要表现形式是阴阳的偏盛和偏衰。

疾病的发生和发展关系到正气和邪气两方面因素。正气是指人体的机能活动及其抗病、康复能力；邪气泛指各种致病因素。正气有阴精和阳气之分，邪气有阴邪（如寒邪）和阳邪（如热邪）之别。阴邪与阳邪侵犯机体导致的是阴阳的偏盛，阴精和阳气不足导致的是阴阳的偏衰。

1. 阴阳偏盛（胜）

阴阳偏盛，即阴偏盛和阳偏盛，是属于阴或阳任何一方高于正常水平的病理状态。

阴邪侵犯人体可导致机体阴偏盛，临床上可出现寒证，故曰"阴胜则寒"。由于阴阳相互制约，故阴邪亢盛必然会消耗和制约机体的阳气而致其不足，即所谓"阴胜则阳病”。

阳邪侵犯人体可导致机体阳偏盛，临床上可出现热证，故曰“阳胜则热”。由于阳能制约阴，故阳邪亢盛必然会消耗和制约机体的阴液而使其不足，即所谓“阳胜则阴病”。

2. 阴阳偏衰

阴阳偏衰，即阴虚和阳虚，是属于阴或阳任何一方低于正常水平的病理状态。

人体的阴液不足，阴虚不能制约阳，必然会导致阳相对偏亢，临床上可出现热证，故曰“阴虚则热”。

人体的阳气虚衰，阳虚不能制约阴，则会导致阴相对偏盛，临床上可出现寒证，故曰“阳虚则寒”。

《素问·通评虚实论》说：“邪气盛则实，精气夺则虚”。故阴阳偏盛所形成的病证是实证，阴阳偏衰所导致的病证是虚证。阴偏盛导致实寒证，阳偏盛导致实热证；阴不足形成虚热证，阳不足形成虚寒证。

由于阴阳之间互根互用，所以当阴阳任何一方虚损到一定程度时，必然会导致另一方的不足。阴虚到一定程度时，因不能资生阳气，可同时出现阳虚的现象，称“阴损及阳”；阳虚到一定程度时，因不能化生阴液，可同时出现阴虚的情况，称“阳损及阴”。“阴损及阳”、“阳损及阴”最终可导致“阴阳两虚”。阴阳两虚是阴阳对立双方均低于正常水平的病理状态，但阴损及阳导致的是以阴虚为主的阴阳两虚；阳损及阴导致的是以阳虚为主的阴阳两虚。

（四）用于疾病的诊断

由于疾病的发生、发展、变化的根本在于阴阳失调，所以任何疾病尽管其临床表现错综复杂、千变万化，但都可以用阴阳来加以概况说明。故《素问·阴阳应象大论》说：“善诊者，察色按脉，先别阴阳。”

如望诊中，躁动不安的属阳证，蜷卧安静的属阴证。从面色、分泌物的颜色来判断，颜色赤黄、色泽鲜明者多属阳证；颜色青白黑、色泽晦暗者多属阴证。闻诊中，语声高亢洪亮、呼吸声高气粗者多属阳证；语声低微无力、呼吸声低气怯者多属阴证。问诊中，身热恶热、口渴喜冷饮的属阳证；身寒喜暖、口润不渴的属阴证。

在临床辨证时只有先分清疾病性质，邪正盛衰的属阴属阳，才能正确把握疾病的本质，从而为正确治疗和护理奠定基础。

（五）指导疾病的治疗与护理

由于疾病的基本病机是阴阳失调，因此，调整阴阳，损其有余，补其不足，恢复阴阳的相对平衡，是疾病治疗和护理的基本原则。

阴阳偏盛是阴邪或阳邪的过盛有余，形成的是实证，所以治疗和护理的原则应是“损其有余”，即“实则泻之”。阴邪偏盛导致的实寒证，宜用温热药以制其阴，治寒以热，即“寒者热之”；阳邪偏盛的实热证，宜用寒凉药以制其阳，治热以寒，即“热者寒之”。

阴阳偏衰是机体内阴液或阳气的虚损不足，形成的是虚证，所以治疗和护理的原则应是“补其不足”，即“虚则补之”。阴虚不能制阳而致的虚热证，当滋阴制阳，用

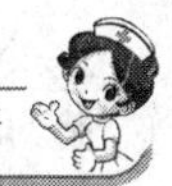

“壮水之主，以制阳光”的方法，《内经》称之为“阳病治阴”；阳虚不能制阴而导致的虚寒证，当扶阳抑阴，用“益火之源，以消阴翳”的方法，《内经》称之为“阴病治阳”。

总之，阴盛者祛寒，阳盛者泻热；阴虚者补阴，阳虚者助阳，以使阴阳偏盛偏衰的病理表现复归于阴阳协调平衡的正常状态。

（六）指导养生防病

注重养生是保持身体健康的重要手段，而养生的关键在于顺应自然，调和阴阳，即遵循自然界阴阳的变化规律来调整机体的阴阳，使人体的阴阳与四时的阴阳相适应，从而保持人与自然界的协调统一。顺应自然，主张春夏养阳，秋冬养阴，饮食有节，起居有常。另外，根据体质阴阳盛衰的不同，可予以恰当的饮食调补，阴虚体质，多食养阴滋润之品；阳虚体质，多进温补助阳之物；阴盛体质，多食辛热祛寒食品；阳盛体质，多进清凉降火食物。从而保持机体内部以及机体内外环境之间的阴阳平衡，达到增进健康，预防疾病的目的。

（七）归纳药物的性能

药物的性能，主要靠它的气（性）、味和升降浮沉来决定，而药物的气、味和升降浮沉，又皆可用阴阳来归纳说明。

药性，主要指寒、热、温、凉四种药性，又称“四气”。其中寒凉药属阴，温热药属阳。寒凉药能清热泻火，减轻或消除机体的热象，用于热证；温热药能温里散寒，减轻或消除机体的寒象，用于寒证。

五味，即酸、苦、甘、辛、咸。其中辛、甘味药属阳；酸、苦、咸味药属阴。

升降浮沉是指药物在体内发挥作用的趋向。升浮之药，其性多具有上升发散的特点，故属阳；沉降之药，其性多具有收敛、泻下的特点，故属阴。

临床上，需针对病证的阴阳偏盛偏衰，根据药物性能的阴阳属性，来选择适当的药物，以纠正疾病过程中阴阳失调的状态，达到治愈疾病的目的。

第二节　五行学说

五行学说认为，世界是物质的，宇宙间的一切事物都是由木、火、土、金、水五种基本物质构成的，自然界各种事物和现象的发展变化，都是这五种物质不断运动和相互作用的结果。

古代劳动人民在长期的生活和生产实践中认识到，木、火、土、金、水是人们生活和生产中不可缺少的五种物质，且这五种物质始终处在运动与变化之中，故称之为“五行”。后来人们用木、火、土、金、水五种物质的功能属性来归类事物或现象的属性，并以五者之间相互资生、相互制约的规律来论述和推演事物之间或现象之间的相互关系及其复杂的运动变化规律，成为我国古代唯物主义哲学的重要内容。

五行学说同阴阳学说一样，作为一种思维方法贯穿于中医学理论体系的各个方面，用以说明人体的生理病理，并指导疾病的诊断与治疗，已成为中医学理论体系的重要组成部分。

一、五行的基本概念、特性及归类

（一）五行的基本概念

五行中的“五”，指木、火、土、金、水五种基本物质；“行”，指这五种物质的运动变化。五行，即木、火、土、金、水五种物质及其运动变化。

木、火、土、金、水是人类日常生产和生活中最为常见和不可缺少的基本物质。如《尚书·洪范》记载：“水火者，百姓之所饮食也；金木者，百姓之所兴作也；土者，万物之所资生也，是为人用。”人们还认识到这五种物质相互作用，还可以产生新的事物，如《国语·郑语》说：“以土与金、木、水、火杂，以成百物。”

五行学说中的“五行”，不再指木、火、土、金、水五种物质本身，已从具体物质中抽象出来，上升为哲学概念。古人运用抽象出来的五行特性，采用取象比类和推演络绎的方法，将自然界中的各种事物和现象分归为五类，并以五行之间的关系来解释事物和现象的发生、发展及变化规律。因此，五行学说是以木、火、土、金、水五种物质的特征及其运动变化规律来认识世界、解释世界和探索宇宙的一种世界观和方法论。

（二）五行的特性

五行的特性，是古人在生活和生产实践中，通过对木、火、土、金、水五种物质的长期观察，在积累了大量直观而朴素认识的基础上，进行抽象引申而逐渐形成的基本概念。五行特性是用以识别各种事物和现象五行属性的基本依据。《尚书·洪范》中所说的“水曰润下、火曰炎上、木曰曲直、金曰从革、土爰稼穑。”是对五行特性的高度概括。

五行的特性与一年中春温、夏热、长夏湿、秋凉（燥）、冬寒五个时段的气候特征和与之相应的生、长、化、收、藏的物候变化特性密切相关。

1. 木的特性

“木曰曲直”。曲，屈也；直，伸也。“木曰曲直”指树木的枝条能屈能伸，具有向上、向外舒展的特性，代表了春天的温暖和万物随之生发的过程和特点。后引申为凡具有生长、升发、条达、舒畅等属性的事物和现象，均归属于木。

2. 火的特性

“火曰炎上”。炎，热也；上，上升。“火曰炎上”指火具有炎热、上升、光明的特性，代表了夏天的炎热和万物随之繁茂盛长的过程和特点。后引申为凡具有温热、升腾、光明等属性的事物和现象，均归属于火。

3. 土的特性

“土爰稼穑”。爰通曰；稼，即种植；穑，即收获。“土爰稼穑”指土能播种和收获农作物，具有生化、载物的特征，代表了长夏季节雨水集中的湿润和植物多于此时秀实成熟的过程和特点。后引申为凡具有生化、承载、受纳等属性的事物和现象，均归属于土。

4. 金的特性

“金曰从革”。从，顺从；革，变革。“金曰从革”指金既有依其质地刚硬可做成

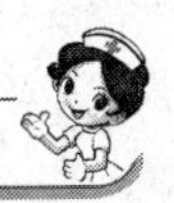

兵器用以杀戮之性，又有随人意而变换形状的柔和之性，代表了秋季天气由炎热向上转为凉燥向下和万物也随之收敛沉降的过程和特点。后引申为凡具有沉降、肃杀、收敛等属性的事物和现象，均归属于金。

5. 水的特性

“水曰润下”。润，滋润；下，向下。“水曰润下”指水具有滋润和向下的特性，代表了冬天的寒冷和万物于此时闭藏的过程和特点。后引申为凡具有寒凉、向下、滋润、闭藏等属性的事物和现象，均归属于水。

（三）事物属性的五行归类

古人依据五行各自的特性，运用取象比类法和推演络绎法，将自然界各种事物现象以及人体脏腑组织进行归类，分别归属于木、火、土、金、水五行之中。

取象比类法：即从事物的形态、性质及作用中找出能反映其本质的特征，直接与五行的特性相比较，以确定其五行属性的方法。如事物或现象的本质特征与木的特性相类似的则将其归属于木，与火的特性相类似的则将其归属于火。以方位配五行为例，日出东方，富有生机，与木的升发特性相类似，故东方属于木；南方炎热，与火的特性相类似，故南方属于火；日落西方，与金的肃杀沉降特性相类似，故西方归属于金；北方寒冷，与水的寒冷特性相类似，故北方归属于水；中原地带土地肥沃，万物茂盛，与土的生化、承载特性相类似，故中央归属于土。

推演络绎法：即根据已知的某些事物的五行归属，推演至其他相关的事物，从而确定这些事物五行属性的方法。如秋季属金，而秋季气候干燥，故燥也归属于金。又如肝因喜条达而属木，由于肝合胆、主筋、其华在爪、开窍于目，故胆、筋、爪、目皆归属于木。

中医学在天人相应思想的指导下，以五行为中心，以自然界空间结构的五方、时间结构的五季以及人体结构的五脏为基本框架，将人体的生命活动与自然界的事物和现象联系起来，形成了联系人体内外环境的五行结构系统（表1－1）。

表1－1　事物属性的五行归类表

自然界							五行	人体				
五音	五味	五色	五化	五气	五方	五季		五脏	五腑	五官	五体	五志
角	酸	青	生	风	东	春	木	肝	胆	目	筋	怒
徵	苦	赤	长	暑	南	夏	火	心	小肠	舌	脉	喜
宫	甘	黄	化	湿	中	长夏	土	脾	胃	口	肉	思
商	辛	白	收	燥	西	秋	金	肺	大肠	鼻	皮	悲
羽	咸	黑	藏	寒	北	冬	水	肾	膀胱	耳	骨	恐

二、五行学说的基本内容

五行学说的内容包括五行的相生、相克、制化、相乘、相侮和母子相及。五行的生克制化是自然界事物或现象之间的正常关系及维持其协调平衡状态的自我调节机制；五行的乘侮和母子相及是自然界事物或现象之间生克关系的异常现象。

（一）五行的生克制化

1. 五行相生

生，即资生、助长、促进之意。五行相生是指五行之间存在着有序的递相资生、助长和促进的关系。

五行相生的次序：木生火，火生土，土生金，金生水，水生木。在五行相生关系中，任何一行都具有“生我”和“我生”两方面关系，构成了“母子关系”。“生我”者为我之母，“我生”者为我之子。以金为例，由于土生金、金生水，故“生我”者为土，土为金之“母”；“我生”者为水，水为金之“子”（图1-1）。

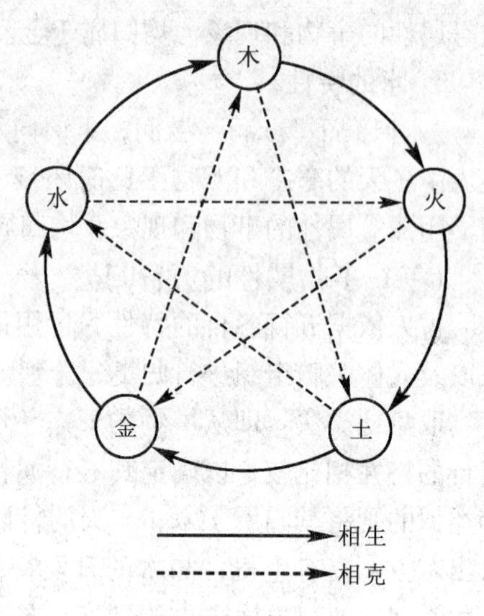

图1-1　五行生克示意图

2. 五行相克

克，即制约、克制、抑制之意。五行相克是指五行之间存在着有序的制约、克制的关系。

五行相克的次序：木克土，土克水，水克火，火克金，金克木。在五行相克关系中，任何一行都具有“克我”和“我克”两方面的关系，构成了“所不胜”与“所胜”的关系。“克我”者为我“所不胜”，“我克”者为我“所胜”。仍以金为例，由于火克金，金克木，故“克我”者为火，火为金之“所不胜”；“我克”者为木，木为金之“所胜”（图1-1）。

3. 五行制化

制，即制约、克制；化，即化生、变化。五行制化是指五行之间既相互资生，又相互制约，以维持事物之间在平衡协调的状态下稳定有序地发展变化。

五行制化是五行生克关系相互为用的结果。五行的相生相克是事物发展变化过程中不可分割的两个方面。没有生，就没有事物的发生和成长；没有克，就不能维持事物间的平衡协调关系。因此，只有生中有克，克中有生，才能维持事物的相对平衡和促进事物的发展变化。

（二）五行的乘侮及母子相及

1. 五行相乘

乘，凌也，即以强凌弱之意。五行相乘是指五行中某一行对其“所胜”一行的过度制约。

五行相乘的次序与相克的次序相同，即木乘土，土乘水，水乘火，火乘金，金乘木（图1-2）。

导致五行相乘的原因有两种。一是五行中某一行过度亢盛，对其“所胜”一行克制太过，使其虚弱。以木与土的关系为例，正常情况下，木克土，但如果木过度亢盛，会对土克制太过，最终造成本身不虚的土因受到木的过度制约而变得虚弱，此即“木

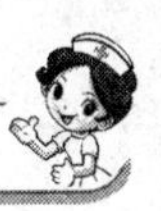

亢乘土”的现象。二是五行中某一行过于虚弱，难以抵御其“所不胜”一行正常限度的克制，导致其本身更加虚弱。仍以木与土的关系为例，若土自身不足，木虽然处于正常水平，但土仍难以承受木的克制，导致木对土的乘虚侵袭，使土更加虚弱，此即“土虚木乘”的现象。

相乘与相克虽然在次序上相同，但有本质的区别，相克是五行之间正常的制约，相乘则是五行之间制约太过的异常现象。在人体，相克是生理现象，相乘是病理现象。

2. 五行相侮

侮，欺侮之意。五行相侮是指五行中的某一行对其“所不胜”一行的反向制约。相侮，又称反克、反侮。

五行相侮的次序与相克的次序相反，即木侮金，金侮火，火侮水，水侮土，土侮木（图1－2）。

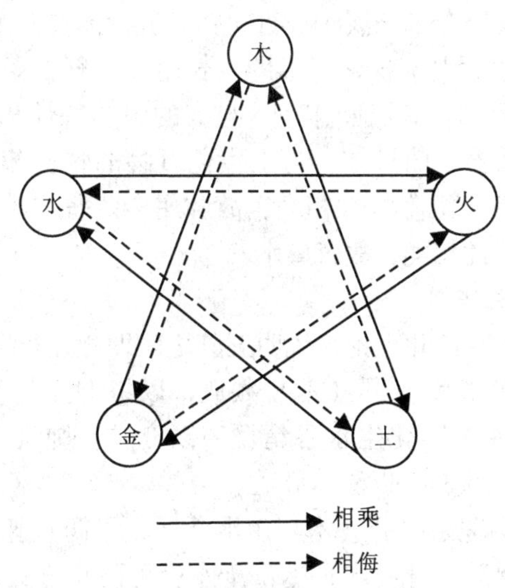

图1－2　五行乘侮示意图

导致五行相侮的原因也有两种。一是五行中的某一行过于强盛，使原本克制它的一行不仅不能对它制约，反而受到它的反向克制。以金与木的关系为例，正常情况下，金克木，但如果木过度亢盛，则金不仅不能克制木，反而被木欺侮，出现“木反克金”的逆向制约现象。二是五行中的某一行过于虚弱，不仅不能制约其“所胜”的一行，反而受到其“所胜”一行的反向克制。还是以金与木的关系为例，当金过度虚弱时，不仅不能去克制木，反而会因金的衰弱导致木反克金，即出现“木侮金”的现象。

相乘和相侮均属五行相克关系的异常现象。两者可以单独出现，也可能同时发生，如木气过亢时，不仅会过度克制其“所胜”之行土（木乘土），也可同时反向克制其“所不胜”之行金（木侮金）。当木气虚弱时，不仅会被其“所不胜”之行金过度克制（金乘木），同时其“所胜”之行土也会乘虚而反侮之（土侮木）。

3. 五行母子相及

及，即连累之意。五行母子相及是五行相生关系的异常的表现，包括“母病及子”和“子病及母”。

（1）母病及子　指五行中的某一行异常，累及其子行，导致母子两行皆异常。母病及子往往是由母行虚弱，引起子行亦不足，终致母子两行皆不足。例如，水生木，水为木之母，木为水之子，若水不足则无以生木，则木亦虚弱，结果母子俱虚。

（2）子病及母　指五行中的某一行异常，累及其母行，导致子母两行皆异常。如子行亢盛，损伤母行，导致子盛母衰，称为“子盗母气”；子行虚弱，上累母行，引起母行亦不足，结果子母俱虚。

三、五行学说在中医学中的应用

中医学主要以五行的特性来分析说明人体脏腑组织的生理功能，以五行的生克乘侮来分析研究脏腑组织之间的相互关系、病理影响，并指导疾病的诊断与防治。

（一）说明五脏的生理功能及其相互关系

1. 说明五脏的生理功能

五行学说将人体的五脏分别归属于五行，并以五行的特性来说明五脏的生理功能。

肝气主升发，喜条达而恶抑郁，与木的生长生发、舒畅条达的特性相类，故肝属木。心之阳气推动血液运动，有温煦作用，与火的温热特性相类，故心属火。脾运化水谷，化生营养物质以营养脏腑形体，与土生化万物的特性相类，故脾属土。肺气清肃下降，与金的清肃收敛、沉降特性相类，故肺属金。肾主水，肾阴有滋养全身的作用，与水滋润、下行的特性相类，故肾属水。

2. 说明五脏间的相互关系

五行学说运用五行生克制化理论来说明五脏之间即相互资生又相互制约的关系。

（1）五脏相互资生的关系　肝（木）藏血，以济心血的充盈；心（火）温煦脾土，以助脾的运化；脾（土）化生水谷精微，以充肺；肺（金）清肃下行，通调水道，以助肾水；肾（水）藏精，以滋养肝血。

（2）五脏相互制约的关系　肝（木）疏泄条达，可防止脾土的壅滞；脾（土）运化水湿，可防止肾水的泛滥；肾（水）上济于水，可防止心火的亢烈；心（火）阳热向上，可防止肺气清肃下降太过；肺（金）气清肃下行，可防止肝气升发太过。

在正常情况下，五脏中的任何一脏在功能上因有他脏（母）的资助而不致于虚损，同时又因有他脏（所不胜）的制约而不至于过亢。五脏间生中有制、制中有生的关系，保证了人体内环境的协调统一。

（二）说明五脏病变的相互影响

在病理情况下，脏腑的病变可以相互影响。以五行学说阐释五脏病变的相互传变，可以分为相生关系的传变和相克关系的传变。

1. 相生关系的传变

包括“母病及子”和“子病及母”两个方面。

（1）母病及子　指疾病的传变由母脏传及子脏。如肝（木）病及心、心（火）病及脾、脾（土）病及肺、肺（金）病及肾、肾（水）病及肝。

（2）子病及母　指疾病的传变由子脏传及母脏。如肝（木）病犯肾、肾（水）病犯肺、肺（金）病犯脾、脾（土）病犯心、心（火）病犯肝。

2. 相克关系的传变

包括“相乘”和“相侮”两个方面。

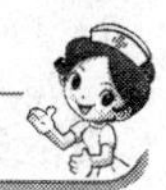

（1）相乘　指相克太过而致病。引起五脏相乘有两种情况，一种是某脏过盛，过度制约其“所胜”之脏；另一种是某脏过弱，不能承受“所不胜”之脏的正常克制，从而表现克伐相对太过。如肝乘脾就有肝旺乘脾（木亢乘土）和脾虚肝乘（土虚木乘）两种情况。

（2）相侮　指反向克制而为病。形成五脏相侮亦有两种情况，一种是某脏过于亢盛，导致其“所不胜”之脏无力克制而被反克，如肝火亢盛，反侮肺金（木火刑金）。另一种是某脏虚衰而被原本“所胜”之脏反克，如脾虚无力制约肾水，致全身水肿（土虚水侮）。

需要指出的是，疾病是复杂多变的，五脏间疾病的相互影响难以完全用五行母子相及和乘侮规律来说明，应根据具体情况加以分析把握。

（三）用于疾病的诊断

五行学说将五脏与自然界的五色、五味，以及与体内的五腑、五官、五脉等作了相应的联系，构成了天人一体的五脏系统。所以，临床上可以综合分析望、闻、问、切四诊所得的资料，依据事物属性的五行归类及其生克乘侮规律，来确定五脏病变的部位，推断病情进展。包括以本脏所主之色、味、脉来诊断本脏的病变和以他脏所主之色、味、脉来确定五脏相兼病变。如面见青色，喜食酸味，脉见弦象，其病多在肝；脾虚的患者，若面见青色，则可诊断为肝木乘脾土。

疾病的表现千变万化，临床上要做出正确的诊断，必须坚持“四诊合参”，绝非单凭色、脉，也不可拘泥于只以五行理论推断，以免贻误病情。

（四）指导疾病的治疗

五行学说指导疾病的治疗主要表现在，根据药物的色、味指导脏腑用药；按五行的生克乘侮，控制疾病的传变及确定治则治法。

1. 指导脏腑用药

中药有青、赤、黄、白、黑五色之分，有酸、苦、甘、辛、咸五味之别。根据五行归属理论，则青色、酸味的药物入肝，赤色、苦味的药物入心，黄色、甘味的药物入脾，白色、辛味的药物入肺，黑色、咸味的药味入肾。如白芍、山茱萸味酸补肝，黄连味苦泻心火，熟地色黑补肾等。但临床用药时并非这样片面，除药物的色、味外，必须结合药物性能综合分析，辨证用药。

2. 控制疾病的传变

根据五行生克乘侮的理论，五脏中一脏有病可以波及它脏。因此，临床治疗时除对本脏进行治疗外，还要依据其传变规律，治疗其他脏腑，防止疾病传变。如肝气过亢，木亢可乘脾土，治疗时在疏肝平肝的基础上预先补益脾气，以防肝病传脾。

3. 确定治则治法

五行学说依据五行相生、相克的规律确定治疗疾病的原则和方法。

（1）根据五行相生的规律确定治则治法　临床上运用母子相生规律确定的治则主要是“补母”和“泻子”。

补母：主要适用于母子关系的虚证，即“虚则补其母”。指一脏之虚证，不仅需要补益本脏，同时还要补益其“母脏”，通过“相生”的作用帮助本脏尽快康复。如肺气不足时，除用补肺气的药物外，还可用补益脾气的药物，通过“土生金”的作用促使肺气尽快恢复。

泻子：主要适用于母子关系的实证，即“实则泻其子”。指一脏之实证，不仅需要泻除本脏亢盛之气，还可通过泻其“子脏”以辅助泻除本脏的亢盛之气。如肝火炽盛时，除用清泻肝火的药物外，还可用泻心火的药物，通过泻心火来帮助消除亢盛的肝火。

常用的治法有滋水涵木法、培土生金法、金水相生法等。

滋水涵木法：是滋肾阴以养肝阴的治法，即滋肾养肝法。适用于肾阴亏损而致的肝阴不足，甚则肝阳上亢证。

培土生金法：是通过培补脾气以补益肺气的治法，即健脾补肺法。适用于脾气虚弱，不能滋养肺气而脾肺虚弱证。

金水相生法：是滋养肺肾之阴的治法，即滋养肺肾法。适用于肺阴不足不能滋养肾阴，或肾阴亏虚导致肺阴亦虚的肺肾阴虚证。

（2）根据五行相克的规律确定治则治法　临床上根据相克规律确定的治则主要是抑强和扶弱。

抑强：用于因某一脏过度亢盛而引起的相乘和相侮，治疗重点是泻其有余，抑其太过。如肝气亢盛乘脾犯胃，属“木亢乘土”，治疗应以疏肝泻肝为主。又如脾胃湿热反侮肝木，致使肝气不得疏泄，属“土反侮木”，治疗应以运脾除湿为主。

扶弱：用于因某一脏过度虚弱而引起的相乘和相侮，治疗重点是补其不足，扶其虚弱。如脾胃虚弱，肝气会乘虚过度制约脾土，属“土虚木乘”，治疗应以健脾益气为主。又如脾气虚弱，而遭肾水反克出现水湿泛滥，为“土虚水侮”，治疗仍以健脾益气为主。

常用的治法有抑木扶土法、培土制水法和佐金平木法。

抑木扶土法：是疏肝泻肝和健脾益气相结合的治法，即疏肝健脾法。适用于肝旺乘脾或脾虚肝乘之证。

培土制水法：是通过温运脾阳以治疗水湿停聚的治法，又称敦土利水法。适用于脾虚不运，水湿泛滥而致的水肿胀满之证。

佐金平木法：是滋肺阴和清肝火相结合的治法，即滋肺清肝法。适用于肝火偏盛，上炎侮肺，耗伤肺阴之证。

临床上以五行生克规律进行疾病的治疗，确有一定的实用价值，但并非所有疾病的治疗都能用五行生克规律来解释。临证时需根据具体病情辨证施治，不可机械地生搬硬套。

目标检测

【单项选择题】

1. 属于“阴中之阳”的是

A. 上午　　B. 下午　　C. 前半夜
D. 后半夜　　E. 夜半

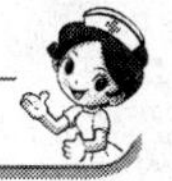

2.“寒极生热”说明了阴阳之间的何种关系

A. 阴阳交感　B. 阴阳对立　C. 阴阳互根

D. 阴阳转化　E. 阴阳制约

3.“无阴则阳无以化”说明了阴阳之间的何种关系

A. 阴阳交感　B. 阴阳对立　C. 阴阳互根

D. 阴阳消长　E. 阴阳制约

4. 在五行相生的理论中属于脾的“子”脏的是

A. 心　B. 肺　C. 肝

D. 肠　E. 肾

5.“见肝之病，知肝传脾”是指

A. 木克土　B. 木疏土　C. 木乘土

D. 木侮土　E. 火侮金

6. 五行相克规律的正确描述是

A. 木→火→土→金→水→木　B. 木→土→水→火→金→木

C. 木→水→火→土→金→木　D. 水→火→土→金→木→水

E. 土→木→金→水→火→木

7. 对于“土”的特性，正确的描述是

A. 炎上　B. 肃革　C. 寒润

D. 曲直　E. 稼穑

8. 培土生金法的理论基础是

A. 五行相生　B. 五行相克　C. 五行制化

D. 五行相乘　E. 五行相侮

（9 ~12 题选择项）

A. 木　B. 火　C. 土

D. 金　E. 水

9. 能反映肃杀、收敛、沉降属性的事物是

10. 五脏中的肺所对应的五行是

11. 自然界五方中的“南”归属哪一行

12. 五行中，“金”的“所不胜”之行是

【填空题】

1. 在阴阳属性方面，火属________，水属________。

2.“孤阴不生，独阳不长”，说明阴阳之间存在着________的关系。

3. 水生________，火克________，木侮________，土乘________。

【简答题】

1. 何谓阴阳？阴阳学说的基本内容是什么？

2. 如何理解阴阳学说在说明病理变化和疾病治疗中的运用？

3. 何谓五行？五行的特性是什么？试述五行的生克乘侮。

（刘　琳）

第二章 藏象

学习目标

1. 了解“藏象”的含义和藏象学说的主要特点。
2. 掌握五脏六腑的生理功能和病理表现。
3. 掌握精、气、血、津液的概念和功能。
4. 熟悉五脏与体窍志液的对应关系、脏腑之间的相互关系和气血津液之间的相互关系。

【引导案例】

徐某，男，50岁。纳差、便溏1年6个月。患者1年半前因“胃溃疡病”行“胃大部切除术”。术后身体日益虚弱，胃纳不佳，口淡乏味，食后脘腹部胀满，大便溏薄，1日3～4次，体重渐减，伴四肢疲倦乏力，头昏眼花，清晨牙龈经常出血。检查：周身轻度浮肿，以下肢为甚，面色萎黄，口唇淡白，舌淡，脉细弱。

1. 本病以哪一脏腑病变为主？
2. 请运用藏象学说理论分析、解释每个症状发生的机制。

“藏象学说”是中医基础理论的核心内容。本学说主要阐述了脏腑的生理功能、病理表现及与体、窍、志、液的关系，脏腑之间的关系。其次，介绍了与脏腑功能活动有密切关系的气血津液的概念、生理功能、代谢过程，以及它们之间的关系。学习本章可树立中医学的生理观，为认识人体的生理病理及其病变的治疗和护理奠定重要基础。

藏象就是指藏于体内的脏腑表现于外的生理和病理征象。中医学认为人体是一个有机的整体，脏腑虽然隐藏于体内，但其生理功能、病理变化在外可表现出一定的征象，通过考察这些外在的征象，即可以了解内在脏腑的情况。

藏象学说是通过考察人体外在的生理、病理现象，以了解人体内脏的生理功能、病理变化及其相互关系的学说。人体内脏根据其生理特点，可分为脏、腑和奇恒之腑。脏，即心、肺、脾、肝、肾，合称为五脏，其共同特点是，形态上为实质性的，功能上主要为化生和贮藏精气；腑，即胆、胃、小肠、大肠、膀胱、三焦，合称为六腑，其共同持点是，形态上为中空的，功能上主要为受盛和传化水谷；奇恒之腑，即脑、

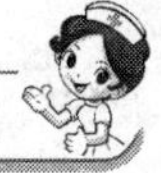

髓、骨、脉、胆和女子胞，奇恒之腑的形态大多为中空而似腑，但功能特点却是贮藏精气而似脏。

藏象学说的主要特点是以五脏为中心的整体观。这一观念主要体现在：五脏与六腑相互配合，五脏与形体诸窍相互联系，五脏生理活动与精神情志相互影响。此外，五脏虽有各自的生理功能，但其功能的发挥是需要相互配合的。

> **知识拓展**
>
> 《素问·五脏别论》对脏与腑的功能特点有简明精辟的论述，即“所谓五脏者，藏精气而不泻也，故满而不能实；六腑者，传化物而不藏，故实而不能满也。”
>
> 精、气、血、津液是构成人体的最基本物质，是维持脏腑生理活动的物质基础。同时，脏腑的功能活动也为精、气、血、津液的生化提供了必备的条件。

藏象学说虽然以一定的解剖学知识为基础，但主要是在中国古代哲学思想的指导作用下，通过整体观察，“以象测藏”而探知内脏的情况。因此，藏象学说中的脏腑，不是单纯的解剖学概念，而是概括了人体某一系统的生理和病理学概念。在藏象学说中，一个脏腑的生理功能，可能包含着现代医学中几个脏器的生理功能；而现代医学中一个脏器的生理功能，亦可能分散在藏象学说中几个脏腑的生理功能之中。

第一节 脏 腑

一、五脏

（一）心

心位于胸腔，膈膜之上，有心包卫护于外，五行属火。心的主要生理功能是主血脉和主神志，还与舌、脉、面、汗液及喜有一定联系。由于心主宰人体的生命活动，在五脏六腑中居于首要地位，所以《素问·灵兰秘典论》称之为“君主之官”。

1. 心的主要生理功能

（1）主血脉　心主血脉是指心气具有推动和调控血液在脉管中运行，从而保证全身组织得到血液濡养的作用。血液要正常运行，必须以心气充沛、血液充盈和脉道通利为前提条件，其中心气对血液在脉管中正常运行起着主导作用。心气充沛，心功能正常，则心搏动如常，脉象和缓有力，节律调匀，面色红润光泽。若心发生病变，则会通过心的搏动、脉搏、面色等方面反映出来。如心气不足，血液亏虚，脉道不利，则血流不畅；或血脉空虚，而见面色无华，脉象细弱无力等；甚则发生瘀滞，血脉受阻，而见面色灰暗，唇舌青紫，心前区憋闷、刺痛，脉象结、代、促、涩等。

（2）主神志　神有广义和狭义之分，广义的神是指整个人体生命活动的外在表现，如整个人体的形象以及面色、眼神、应答、言语、姿态、肢体活动等；狭义的神，是指心所主的神志，即人的精神、意识和思维活动。古人之所以把心看作“五脏六腑之大主”，与心主神志的功能是分不开的。心主血脉，而血是神志活动的物质基础，为精神活动提供了物质保障。因此，心的气血充盈，生理功能正常，则精神充沛，思维敏捷，神志清晰，对外界信息的反映灵敏和正常。若心的气血不足，生理功能异常，常可导致心神的病变，出现精神、意识、思维异常，表现为失眠、多梦、神志不宁等。严重者，还可出现不省人事、谵妄、昏迷等症状。

2. 心与体、窍、志、液的关系

（1）在体合脉，其华在面　脉，指血脉。心合脉，即是指全身的血脉都属于心。心与血脉直接相连，脉管的舒缩和搏动依赖于心气的调控。心气充沛，则脉搏和缓有力；心气不足，则脉搏细弱无力。华，是光彩的意思。其华在面，是说面部的血脉极为丰富，心的功能正常与否，常可从面部的色泽反映出来。心气旺盛，血脉充盈，则见面部红润；心血亏虚，则见面色无华；心血瘀阻，则见面色青紫。

（2）在窍为舌　心在窍为舌，是指舌为心之外候，又称“舌为心之苗”。心与舌通过经络相互联系，所以心的功能状况影响并反映于舌。心的功能正常，则舌质红润灵活，活动自如，味觉灵敏，食而能知其味。如果心有了病变，可以从舌反映出来。如心阳不足，则舌质淡白胖嫩；心血瘀阻，舌质可呈紫暗，或出现瘀点、瘀斑；心火炽盛，舌质可呈红绛或舌尖红赤，或舌体糜烂。

（3）在志为喜　心的功能状态和情志“喜”密切相关，即心在志为喜。适度的喜属于良性刺激，有助于心主血脉等生理功能。即“喜则气和志达，营卫通利。”但是，喜乐过度则可使心神受伤，出现喜笑不休，精神失常等表现。

（4）在液为汗　心在液为汗，是指汗液与心血、心神关系密切。因为汗为津液所化，血与津液又同出一源，所以有“血汗同源”之说。而血为心所主，因此汗液与心有着密切的关系。若心的阳气不足，轻者可以出现自汗，重者会大汗淋漓，故有“汗为心之液”的说法。

知识拓展

心包络，简称心包，是包在心脏外面的包膜，具有保护心的作用。心包络是心的外围，故邪气犯心，常先侵犯心包络。实际上，心包络受邪影响的是心的功能。如热邪内陷，出现神昏、谵语等心神的病变，称为“热入心包”；痰阻心窍，出现意识模糊，甚至昏迷不醒等症状，亦称为“痰蒙心包”。

（二）肺

肺位于胸腔，左右各一，五行属金。肺的主要生理功能是主气、司呼吸，主宣发肃降，通调水道，朝百脉、主治节，还与喉咙、鼻、皮毛、涕及悲有一定联系。肺与心同居膈上，位高近君，犹如宰辅，故《素问·灵兰秘典论》称之为“相傅之官”。肺叶娇嫩，与外界息息相通，易受邪侵，被称为“娇脏”。由于肺在五脏中位置最高，居于诸脏之上，故有“华盖”之称。

1. 肺的主要生理功能

（1）肺主气、司呼吸　肺主气包括两个方面，即主呼吸之气和主一身之气。

肺主呼吸之气是指肺有掌管呼吸的作用，是体内外气体交换的场所。人体通过肺，吸入自然界的清气，呼出体内的浊气，吐故纳新，使体内的气体不断得到交换。

肺主一身之气有两个方面的表现：一是体现在气的生成方面，特别是宗气的生成，主要依赖于肺吸入之清气与脾胃运化之水谷精气相结合而成。二是体现在对全身气机

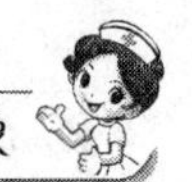

的调节作用。肺有节律的一呼一吸，对全身之气的升降出入运动起着重要的调节作用。

肺的呼吸调匀是气的生成和气机调畅的根本条件。如果肺气不足，不仅会引起肺呼吸功能的减弱，也会影响宗气的生成，出现呼吸无力，少气不足以息，语音低微，身倦无力等气虚不足的症状。若一旦肺失去了呼吸功能，清气不能吸入，浊气不能呼出，宗气不能生成，人的生命也就随之而停止。

（2）主宣发肃降　所谓“宣发”，即宣通和布散之意，也就是肺气的向上升宣和向外周的布散。所谓“肃降”，即是清肃、洁净和下降，也就是肺气向下的通降和使呼吸道保持洁净作用。

肺主宣发的生理作用主要体现在三个方面：一是通过肺的气化，排出体内的浊气；二是将脾所转输的津液和水谷精微，布散到全身，外达于皮毛；三是宣发卫气，调节腠理的开阖，将代谢后的津液转化成汗液，排出体外。肺主肃降的生理作用也主要体现在三个方面：一是吸入自然界的清气；二是将由脾转输至肺的津液和水谷精微向下布散；三是肃清肺和呼吸道内的异物，以保持呼吸道的洁净。

肺的宣发和肃降，是相反相成的矛盾运动。在生理情况下相互依存和相互制约；在病理情况下，则又常常相互影响，相互传变。所以说，没有正常的宣发，就没有很好的肃降；没有很好的肃降，也必然会影响正常的宣发。宣发与肃降正常，则气道通畅，呼吸调匀，体内外气体得以正常交换。如果二者的功能失去协调，就会发生“肺气失宣”或“肺失肃降”的病理变化，从而出现喘、咳等肺气上逆的症状。

（3）通调水道　通，即疏通；调，即调节；水道，是水液运行和排泄的道路。通调水道是指肺对人体内水液的输布、运行和排泄起着疏通和调节的作用，与肺主宣发肃降的功能密不可分。人体水液的排泄，主要途径是排尿，其次为皮肤毛孔的出汗和蒸发以及呼气的散发，小部分则由痰、泪、涕、涎、唾、大便排出。肺气的宣发，可使津液输布于全身，而且主司汗孔的开阖，调节汗液的排泄；同时肺气的不断肃降，又能使水液不断下输于膀胱，使小便保持通利。所以有“肺主行水”、“肺为水之上源”的说法。在病理上，如果肺的宣发和肃降功能失常，影响通调水道的功能，就会出现小便不利、尿少、水肿等水液运行障碍的病变。

（4）朝百脉、主治节　朝，即朝向、聚会的意思；百脉，泛指全身的血脉。肺朝百脉是指全身的血液都通过血脉而聚会于肺，并通过肺的呼吸进行体内外气体的交换，然后再将富含清气的血液通过血脉输布至全身。全身的血和脉均统属于心所主，心脏的搏动是血液运行的基本动力。而血的运行，又依赖于气的推动，随着气的升降而运行至全身。由于肺主呼吸，主一身之气，能够调节全身的气机，所以血液的运行亦有赖于肺气的调节和敷布。

“治节”，即治理和调节。肺的治节作用主要体现于四个方面：一是调节呼吸功能；二是治理和调节全身气机的升降出入；三是辅助心脏推动和调节血液的运行；四是治理和调节人体津液的输布、运行和排泄。所以，肺主治节的功能是对肺的主要生理功能的高度概括。

2. 肺与体、窍、志、液的关系

（1）在体合皮，其华在毛　皮毛，包括皮肤、汗腺、毫毛等组织，为一身之表，是抵御外邪侵袭的屏障。肺与皮毛的关系体现在两个方面：一是肺气宣散卫气于皮毛，发挥护卫机体、抵御外邪的屏障作用；肺气宣发，输送水谷精微和津液于皮毛，使皮毛得到温养而润泽光亮。二是皮毛汗孔的开阖与肺司呼吸相关，通过皮毛汗孔的开阖，可以散气或闭气而调节人体体温，又可以辅助肺的呼吸运动。

（2）在窍为鼻　鼻与喉相通而联于肺，鼻和喉是呼吸的门户，故有“鼻为肺之窍”,“喉为肺之门户”的说法。鼻的嗅觉和喉部发音都依赖于肺气的作用。所以肺气通利，则嗅觉灵敏，声音能彰。在病理上，外邪袭肺多从鼻喉而入，可见鼻塞、流涕、打喷嚏、喉痒、音哑甚至失音等症状。

（3）在志为悲　忧与悲同属于肺志，“悲忧”属非良性刺激的情绪反映，它对于人体的影响主要是使气不断地消耗。因为肺主气，所以悲忧过度易伤肺，可出现呼吸气短等肺气不足的病证；反之，肺气虚弱，人体对外来不良刺激的耐受能力下降，而易于产生悲忧的情绪变化。肺与悲忧之志相互影响，故肺在志为悲（忧）。

（4）在液为涕　涕为肺宣发的津液经鼻腔分泌而成，对鼻腔起着润泽的作用而不外流。若肺失宣降则会导致涕的分泌和性状的异常：肺寒则鼻流清涕；肺热则鼻流黄涕。

（三）脾

脾位于中焦，在膈之下，五行属土。脾的主要生理功能是主运化、升清和统摄血液，还与肌肉、四肢、口、唇、涎及思有一定联系。脾将水谷化为精微，为后天生命活动和生成气血提供物质保障，故称为“后天之本”、“气血生化之源”。

1. 脾的主要生理功能

（1）主运化　运，即转运输送；化，即消化吸收。脾主运化的功能包括两个方面，即运化水谷和运化水液。

①运化水谷：运化水谷，即指对饮食物的消化和对其精微吸收、运输的作用。饮食物入胃后的消化和吸收，实际上是在胃和小肠内进行的，但必须依赖于脾气运化的功能才能把水谷化为精微；也依赖于脾的转输和散精作用，才能布散到全身。因此，脾主运化水谷的生理功能，实际上就是指对饮食物的消化、吸收和转输的作用。

脾气健运，则食物消化以及精微吸收、输布正常，气血生化有源，使全身脏腑组织得到充分的营养，以维持正常的生理活动。反之，脾失健运，就会引起消化、吸收和转输的障碍，发生腹胀、腹泻、食欲不振、倦怠消瘦和气血生化不足等病理变化。

②运化水液：运化水液，也可称作“运化水湿”，是指脾对体内水液的吸收、转输和布散，起着促进的作用。在肺、肾、三焦、膀胱的配合下，共同维持人体水液正常的代谢。

因此，脾运化水液的功能正常，既能保证全身组织得到津液的滋养，又可防止水液在体内不正常地滞留；反之，脾运化水液的功能减退，必然导致水液代谢障碍，从而产生水湿、痰饮等。

脾运化水谷和运化水湿两个方面的作用，是相互联系的，一种功能失常可导致另一方面的功能失常，故在病理上常常互相影响。

（2）主升清　“升”是指脾气的运动特点以上升为主；“清”是指水谷精微等营

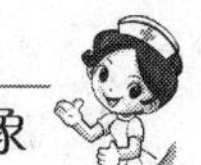

养物质。“升清”，即是指脾能将水谷精微等营养物质，吸收并上输于肺，以营养全身。所以，脾的升清功能正常，水谷精微等营养物质才能正常吸收和输布，人体气血充盛，有生生之机。同时，脾气上升，可升举内脏，从而维持内脏位置的相对稳定，不至于下垂。在病理上，如脾气虚弱不能升清，则水谷不能运化，气血生化无源，可出现神疲乏力，头目眩晕，腹胀，泄泻等症状。若脾气虚弱，升举无力而下陷（又称中气下陷），可见久泻、脱肛，内脏下垂等。

（3）主统血　统，是统摄、控制的意思。脾主统血，是说脾有统摄血液，使血液循行于脉道之中而不逸出脉道之外的作用。脾之所以能主统血与其主运化，为气血生化之源的功能密切相关。脾气健运，气生有源，气足则能摄血，血液就不会逸出脉外；反之，脾虚失运，气生乏源，气虚则无力摄血，血液就会逸出脉外而致出血，表现为长期便血，崩漏等，称为脾不统血。

2. 脾与体、窍、志、液的关系

（1）在体合肌肉、主四肢　全身肌肉和四肢所需的营养都需要依靠脾运化水谷精微以供给。脾的功能正常，对肌肉、四肢的营养供应充足，则肌肉丰满壮实，四肢轻劲，灵活有力。如果脾的功能减退，营养吸收发生障碍，肌肉也随之消瘦，四肢软弱无力，甚至痿弱不用。

（2）在窍为口，其华在唇　脾在窍为口是指食欲、口味等与脾主运化功能密切相关。脾气健运，则食欲旺盛，口味正常。若脾有病变，就会出现食欲减退和口味异常，如纳呆、口淡乏味、口腻或口甜等。

口唇的肌肉由脾所主，因此，口唇的色泽和形态可以反映出脾的功能正常与否。如果脾气健运，气血充足，营养良好，则口唇红润而有光泽；如果脾失健运，气血虚少，营养不良，则口唇淡白无华。

（3）在志为思　思，是人类特有的精神、意识、思维活动的一种状态。思虑过度主要影响气的正常运动，导致气滞或气结。若思虑过度，或所思不遂，气结于中焦，则影响脾主运化和升清的功能，而出现不思饮食、脘腹胀闷、头目眩晕等症，故脾在志为思。

（4）在液为涎　涎为口津中较为清稀的部分，由脾气化生、转输和布散。涎有清洁口腔，保护口腔黏膜的作用。脾主升清，可使涎液上布于口中而不外溢；若脾胃失和，则可导致涎液的分泌失常，而见口涎自出的表现。

（四）肝

肝位于腹部，横膈之下，右胁之内，《素问·灵兰秘典论》称之为“将军之官”，五行属木。肝的主要生理功能是主疏泄和主藏血，还与目、筋、爪、泪及怒有一定联系。因为，肝性主升、主动，性喜条达而恶抑郁，故又有“刚脏”之称。

1. 肝的主要生理功能

（1）主疏泄　疏，即疏通；泄，即发泄。疏泄，是指肝具有舒畅、调达、宣散等综合生理功能。肝的疏泄功能，主要表现在以下三个方面：

①调畅气机：气机是指气的升降出入运动。机体的脏腑、经络、器官等活动，全赖于气的升降出入运动。肝气主升、主动的特点对于气机的疏通、畅达、升发是一个

重要的因素。肝的疏泄功能正常，则气血和调，经络通利，脏腑、器官等活动也就正常和调。反之，如果肝的疏泄功能异常，则可出现两个方面的病理现象：一是肝失疏泄，调畅气机的功能减退，气的升发不足，气机疏通和畅达受阻，形成气机不畅，甚或气机郁结的病理变化，称为“肝气郁结”，出现胸胁、两乳或少腹等某些局部的胀痛不适等病理现象；二是肝的疏泄太过，导致肝气亢逆，升发太过，称为“肝气上逆”，出现头目胀痛，面红目赤等病理表现；血随气逆，亦可导致吐血、咯血等血从上溢的病理变化；甚或发生猝然昏倒，不省人事的现象。

②调畅情志：人的精神情志活动，除由心所主宰外，还与肝的疏泄功能密切相关。在正常生理情况下，肝的疏泄功能正常，肝气升发既不亢奋，也不抑郁，则人体就能较好地协调自身的精神情志活动，表现为精神愉快，心情舒畅，血气和平。若肝失疏泄，则易于引起人的精神情志活动异常，出现两个方面的病理现象：一是疏泄不及而表现为抑郁，可见闷闷不乐、多愁善虑、沉默寡言等证；二是疏泄太过而表现为亢奋，可见急躁易怒、失眠头痛等证。肝失疏泄往往与外界环境的精神刺激，特别是过度的抑郁或大怒关系密切，故有“肝喜条达而恶抑郁”、“暴怒伤肝”的说法。

③促进消化：肝的疏泄功能正常，是脾胃升降正常的一个重要条件。若肝的疏泄功能异常，不仅影响脾的升清功能，在上则为眩晕，在下则为泄泻；而且还能影响胃的降浊功能，在上则为呕逆嗳气，在中则为脘腹胀满疼痛，在下则为便秘。

（2）主藏血　肝是藏血之脏，具有贮藏血液、调节血量和防止出血的生理功能。肝藏血的功能，首先体现在肝能贮存一定的血量，以制约肝之阳气，防止其升腾太过，以维护肝主硫泄功能的正常进行。其次，肝贮存一定量的血液，在肝主疏泄功能的配合下，可根据人体生理变化的情况，有效地调节各部分组织器官的血液需要量，人动则血行于诸经，人静则血归于肝。此外，肝主藏血还有助于血液收摄于血脉之中，以防止人体出血。肝贮藏血液的功能失常，多表现两方面的病变：一是肝藏血不足，形体官窍等失养，如目失血养，则两目干涩昏花或为夜盲；筋失血养，则筋脉拘急，肢体麻木或屈伸不利；在女子则月经后期，经量减少甚或经闭等。二是肝不藏血，血溢脉外，可见吐血、衄血或妇女月经量多，甚或崩漏等各种出血症状。

2. 肝与体、窍、志、液的关系

（1）在体合筋，其华在爪　筋即筋膜，附着于骨而聚于关节，是联结关节、肌肉的一种组织。筋的收缩弛张，能使关节活动自如。肝之所以主筋，是因为全身筋膜的营养需依靠肝血的供给。肝血充盈，筋膜得以充分的濡养，才能运动自如。若肝血不足，血不养筋，筋力不健，可出现肢体麻木，屈伸困难，甚则手足震颤、抽搐等症状。

爪即爪甲，包括指甲和趾甲，乃筋之延续，故称“爪为筋之余”。肝血的盛衰可影响爪甲的荣枯。肝血充足，则爪甲红润光泽，坚韧明亮。若肝血不足，则爪甲枯而色夭，软薄甚则变形易脆裂。

（2）在窍为目　肝之经脉上联于目系。双目得到肝血的濡养才能发挥正常的视觉功能。若肝的功能正常，则眼睛视物清楚。若肝有病变，往往表现于目。如肝血不足，目失所养，则两目干涩，视物不清或夜盲；肝火上炎，则目赤肿痛；肝经风热，则目红痒痛；肝风内动，则目斜上视。

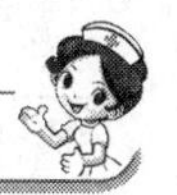

（3）在志为怒　怒是人们在情绪激动时的一种情志变化，属于非良性的精神刺激。怒在一定限度内是情绪的宣泄，对维护人体的生理平衡具有重要意义。但若大怒不解，可使肝气上逆而见头胀头痛，甚则血随气升而见呕血、昏厥。

（4）在液为泪　肝在窍为目，泪为目睛之液，故泪为肝之液。若肝之气血调和，目睛中津液满溢，则能濡润双目，从而起到保护眼睛的作用。若肝的功能失常，则可导致泪液分泌异常。

（五）肾

肾位于腰部，脊柱两旁，左右各一，故《素问·脉要精微论》说："腰者，肾之府"，五行属水。其主要生理功能是藏精，主生长、发育、生殖，主水及纳气，还与骨髓、发、耳、二阴、唾及恐有一定联系。由于肾藏有"先天之精"，为脏腑阴阳之本，生命之源，故称肾为"先天之本"。

1. 肾的主要生理功能

（1）藏精，主生长、发育与生殖　精是维持人体生命活动的基本物质，分为"先天之精"和"后天之精"两类。先天之精，即禀受于父母的生殖之精，与生俱来，是构成胚胎的原始物质，是人体生长发育和生殖的物质基础。后天之精来源于脾胃化生的水谷精微，除灌溉五脏六腑，供给本身生理活动所需要以外，其剩余部分贮藏于肾，充养先天之精。先天之精与后天之精相互依存、相互为用，两者在肾中密切结合而组成肾中之精气，以促进人体的生长、发育和生殖。

肾中精气之盛衰，与人体的生长、发育和生殖能力有密切的关系。人从幼年开始，随着肾的精气逐渐充盛，就有齿更发长的变化；发育到青春时期，肾的精气充盛，产生了一种叫做"天癸"的物质，它能促进性腺的发育成熟，使女子开始按期排卵，男子泄精，机体开始有了生殖能力；中年以后，随着肾中精气的逐渐衰少，天癸的产生也随之减少，以至逐渐耗竭，生殖机能日渐衰退，生殖器官日趋萎缩，最后丧失了生殖机能而步入老年期。所以肾中精气的盛衰，关系到人的生长、壮盛和衰老的全过程。

肾精化为肾气，肾气又分为肾阴和肾阳两个方面。肾阴对机体各脏腑起着滋润、宁静、抑制的作用，肾阳对机体各脏腑起着温煦、推动、兴奋的作用，二者相互制约，相互为用，共同维护各脏腑的阴阳平衡，保证机体代谢和生理活动的正常进行。在病理上，若肾阴不足，可出现五心烦热、潮热盗汗、耳鸣、遗精早泄等症状；若肾阳虚弱，可出现形寒肢冷、疲惫乏力、小便清长、性功能减退等症状。

（2）主水　肾主水是指肾在调节体内水液平衡方面起着极为重要的主宰作用。肾对体内水液的调节，主要是通过肾阳的气化作用来实现的。在正常情况下，水饮入胃，由脾的运化和转输而上输于肺，肺的宣发和肃降而通调水道，使清者以三焦为通道而输送到全身，发挥其生理作用；代谢后的津液则化为汗液、尿液和气等分别从皮肤汗孔、尿道、呼吸道排出体外，从而维持体内水液代谢的相对平衡。在这一代谢过程中，肾阳的蒸腾气化使肺、脾、膀胱等脏腑在水液代谢中发挥各自的生理作用。所以，肾主宰着整个津液代谢的过程，特别是尿液的生成和排泄，与肾阳的气化作用密切相关。如果肾阳的气化失常，就会引起水液代谢的障碍。若阖多开少，可引起小便的生成和排泄发生障碍，出现尿少、水肿等症。若开多阖少，可引起气不化水，出现小便清长、尿频量多等。

(3) 主纳气　纳，即受纳、固摄。肾主纳气，是指肾有摄纳肺吸入之气，保证吸气深度，防止呼吸表浅的作用。人体的呼吸运动，虽为肺所主，但吸入之气，必须下归于肾，呼吸功能才能通畅、调匀。正常的呼吸运动是肺肾之间相互协调的结果。所以说，“肺为气之主，肾为气之根，肺主吸气，肾主纳气。”肾主纳气，对人体的呼吸运动具有重要意义。肾中精气充盛，摄纳有权，则呼吸均匀和调；反之，肾中精气不足，摄纳无权，则呼吸表浅，可出现动辄气喘、呼多吸少的病理现象，称为“肾不纳气”。

2. 肾与体、窍、志、液的关系

(1) 在体合骨，生髓，其华在发　肾主藏精，精能生髓，髓居骨中，所以肾精充足，则骨髓化生有源，骨骼得到髓的充分滋养而坚固有力。如果肾精虚少，则骨髓化源不足，骨失髓养，在小儿则囟门迟闭，骨软无力；在老人则骨质脆弱，易于骨折。

牙齿的生长和脱落与肾精的盛衰关系密切，齿与骨同出一源，都是肾精所充养，所以有“齿为骨之余”之说。如果肾中精气充沛，牙齿则坚固而不易脱落；若肾中精气不足，在小儿则牙齿生长迟缓，在成人则牙齿松动或过早脱落。

精与血是相互资生的关系，肾精足则血旺，血旺就能使毛发得到充分的润养。发为肾之外候，发的生长状态是肾中精气盛衰的反映，所以有“发为血之余”的说法。如青壮年肾气充足，头发茂密黑亮；老年人肾气虚衰，头发变白而稀少。

(2) 在窍为耳及二阴　耳的听觉灵敏与否与肾中精气的盈亏有密切关系，故肾在窍为耳。《灵枢》中说：“肾气通于耳，肾和则耳能闻五音矣。”如果肾的精气不足，则会出现耳鸣，听力减退。老年人肾的精气虚衰，故多见耳聋失聪。

二阴，即前阴与后阴。前阴是指外生殖器，有排尿和生殖的作用；后阴是指肛门，有排泄粪便的功能。所以，人之大小便的排泄和生殖功能都与肾有关。肾阳不足，既可引起排尿异常，如尿少、尿闭或尿频；也可引起阳虚泄泻或阳虚便秘；还可以导致生殖机能的减退，如阳痿、早泄。

(3) 在志为恐　恐是人们对事情惧怕所产生的一种情绪反应。惊、恐同为肾志，都属不良的精神刺激，皆可伤肾，而导致气机逆乱，肾封藏失职，出现二便失禁或遗精滑泄。

(4) 在液为唾　唾是口津中较为稠厚的部分，为肾精所化，具有润泽口腔，帮助消化的作用。唾液下咽而不吐，可充养肾精；多唾、久唾则可耗伤肾精。

二、六腑

六腑，即胆、胃、小肠、大肠、膀胱、三焦的总称。它们的共同生理功能是“传化物”。其生理特点是“泻而不藏”，“实而不能满”。故有六腑“以降为顺，以通为用”之说，突出强调“通”、“降”二字。若通或降的太过与不及，均属于病态。

(一) 胆

胆与肝相连，是中空的囊状器官，内藏胆汁。胆的主要生理功能是贮存和排泄胆汁。胆汁来源于肝脏，它由肝脏形成和分泌出来，然后进入胆腑贮藏之，并通过输胆

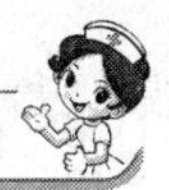

管排泄于小肠。贮藏于胆腑的胆汁，由于肝的疏泄作用排泄注入肠中，以促进饮食物的消化。若肝胆的功能失常，胆汁的分泌与排泄受阻，就会影响脾胃的消化功能，而出现厌食、腹胀、腹泻等症。若胆汁上逆，则可见口苦、呕吐黄绿苦水。若湿热蕴结肝胆，以致肝失疏泄，胆汁外溢，浸渍肌肤，则发为黄疸。

此外，胆具有主决断的功能，是指胆具有判断并作出决定的作用。胆的这一功能可以防御和消除某些精神刺激的不良影响，以维持和控制气血的正常运行，确保各脏腑之间的协调关系。

（二）胃

胃位于膈下，腹腔上部，上接食道，下通小肠。胃的上部称上脘，胃的下部称下脘，上下脘之间名中脘，即胃体的部位，三个部分统称“胃脘”。胃的主要生理功能是受纳与腐熟水谷，胃以降为和。

1. 主受纳、腐熟水谷

受纳，是接受和容纳的意思。腐熟，是饮食物经过胃的初步消化，形成食糜的过程。饮食物从口而入，经过食道，容纳于胃腑，故称胃为“太仓”、“水谷之海”。胃把所受纳的水谷腐熟消磨，变成食糜，经过初步消化，下传于小肠，其精微物质经脾之运化而营养全身。脾胃的这种功能常被概括为“胃气”，人体后天营养的供给，主要取决于“胃气”的盛衰。若胃有病变，影响胃的受纳功能，可见纳呆、厌食、胃脘胀闷等症；影响胃的腐熟功能，则出现胃脘疼痛，嗳腐食臭等食滞胃脘之候。

2. 主通降，以降为和

饮食物入胃，经过胃的腐熟，初步消化后，下行于小肠，再经过小肠的分清泌浊，其浊者下移于大肠，变为大便排出体外。这是由胃气下行作用而完成的。所以胃气贵于通降，以下行为顺。中医的藏象学说以脾胃升降来概括整个消化系统的生理功能。因此，胃的通降作用，还包括小肠、大肠的传化功能在内。

（三）小肠

小肠位于腹中，它的主要生理功能是受盛化物和分清泌浊。

1. 受盛化物

受盛，即接收、贮存；化物，即消化、转化。小肠的受盛化物功能主要表观在两个方面：一是小肠盛受由胃下传而来的食糜，起到容器的作用；二是经胃初步消化的食糜，在小肠内转化为可以被机体利用的精微物质。若小肠受盛功能失调，可见腹部疼痛等；如化物功能失常，则表现为腹胀，腹泻，便溏等。

2. 分清泌浊

分清，就是将饮食物中的精华部分，进行吸收，再通过脾升清散精的作用，输布全身，以供营养。同时，也吸收大量清净的水液经脾的转输，肺的宣降通调，在肾的气化作用下，将剩余的水份渗入膀胱，形成尿液，排出体外。泌浊，即将饮食物的残渣糟粕，传送到大肠，形成粪便，排出体外。小肠分清泌浊的功能正常，则水液和糟粕各走其道，二便正常。若小肠功能失调，清浊不分，即可出现便秘泄泻，小便短少等。

（四）大肠

大肠位于腹中，上与小肠相通，下端紧接肛门。它的主要生理功能是传化糟粕。

食物的残渣由小肠下注于大肠，经大肠吸收其中剩余的水液，使之变化为成形的粪便，最后经肛门排出体外。大肠是传导糟粕的通道，又有吸收水液使糟粕变化成形的作用。如果大肠传导功能失常，不能吸收水液，则会出现大便溏泻、肠鸣等；大肠津亏，可见大便秘结。

（五）膀胱

膀胱位于下腹部，其上通过输尿管与肾相通，其下接尿道。膀胱的主要生理功能是贮尿和排尿。

尿液为水液在肾气的气化作用下所化生，下输于膀胱，由膀胱贮存。尿液在膀胱内贮留至一定程度时，即可排出体外。膀胱的贮尿和排尿功能受肾气的调控。肾气充盛，则膀胱开阖有度，尿液可及时地从溺窍排出体外。若肾气不固，则可出现遗尿，甚则小便失禁；若肾气气化失司，则可出现排尿不畅，严重者可出现癃闭。

（六）三焦

三焦是上焦、中焦、下焦的合称，为六腑之一，而且是脏腑中最大的腑，故有“孤腑”之称。三焦部位的划分，膈以上为上焦，包括心与肺，上焦可将来自中焦脾胃的水谷精微通过心肺的宣发敷布，布散于全身，发挥其营养滋润作用，“若雾露之溉”，故将这一功能形容为“上焦如雾”；横膈以下到脐为中焦，包括脾与胃，脾胃有腐熟水谷、运化精微的生理功能，故喻之为“中焦如沤”；脐以下至二阴为下焦，包括肝、肾、大肠、小肠、膀胱、女子胞等，下焦主要作用是疏通二便，排泄废物，故将这一功能形容为“下焦如渎”。

三焦的主要生理功能是通行元气和水液。三焦是气和水液升降出入的通道，又是气化活动的场所，也可以说是通行元气和水谷运行的道路。元气，是人体最根本的气。元气根于肾，通过三焦而输布到五脏六腑，布散于全身，以激发、推动各个脏腑组织的功能活动，所以说三焦是元气运行的通道。人体的饮食水谷，特别是水液的运化吸收、输布与排泄，都是以三焦为通道来完成的。

三、奇恒之腑

脑、髓、骨、脉、胆、女子胞，总称为奇恒之腑。它们形态中空似腑，而功能似脏，主藏精气，似脏非脏，似腑非腑，故得名。胆既属于六腑，又属于奇恒之腑。本节只叙述脑和女子胞。

（一）脑

脑，居于颅腔之内，由髓汇聚而成，故亦称为“脑髓”。《灵枢·海论》说：“脑为髓之海”。脑是生命要害之所在，其主要生理功能是主精神思维和感觉运动。

1. 主精神思维

人的精神思维活动，是外界客观事物反映于大脑的结果。古人对脑主精神思维的功能已有明确地认识。明代李时珍在《本草纲目》中提出：“脑为元神之府”。故脑主精神意识的功能正常，则精神饱满，意识清楚，思维灵敏，记忆力强，语言清晰流畅，情志活动正常。反之，则精神萎靡不振，反应迟钝，记忆力减退，甚至精神错乱等。

2. 主感觉运动

感觉的接受和运动的支配由脑所主，是由于眼、耳、口、鼻、舌等官窍，皆位于

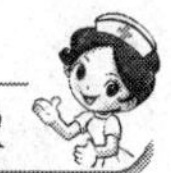

头面，与脑相通。故髓海充盈，脑的功能正常，则视物清晰，听觉、嗅觉灵敏，感觉正常，动作灵巧敏捷。反之，髓海不足，则感觉、运动功能失常，就会出现视物不清，听、嗅觉不灵，感觉障碍，动作迟缓，肢体软弱无力，甚或痿废不用等症状。

脑由髓汇集而成，而髓由精化，精由肾藏，肾藏之精，又依赖于后天之精的充养，故脑髓的充盈不但与肾精密切相关，而且与五脏六腑之精有关。五脏六腑的功能协调，脑才能发挥正常的生理功能，故脑的病变，中医学多从五脏进行辨证论治。

（二）女子胞

女子胞，又称胞宫、子宫，位于小腹部，女子胞是女性的内生殖器官，有主持月经和孕育胎儿的功能。

1. 主持月经

女子胞的络脉系于肾，冲任二脉皆起于胞中。冲为血海，任主胞胎，胞宫的作用与冲任二脉的关系密切。健康女子到14岁左右，肾中精气充盛，天癸至，冲任二脉通盛，生殖器官发育成熟，女子胞发生周期性的变化，则月经开始来潮，具备受孕生育的能力。若肾中精气虚衰，冲任二脉气血不足，就会出现月经不调，经量减少，甚或闭经等症。到49岁左右，肾气虚，天癸竭，冲任二脉气血衰少，月经闭止。

2. 孕育胎儿

女子胞是女性孕育胎儿的器官。受孕之后，女子胞有保护胎元，孕育胎儿的作用。故肾中精气旺盛，冲任气血充盈，胞宫提供给胎儿的气血、营养充足，则胎儿生长发育正常。肾中精气亏虚，冲任二脉不固，或血虚不足以养胎，则可见胎儿发育不良，胎动不安或流产。

中医学认为女子胞的生理功能除与肾、冲任二脉密切相关外，还与心、肝、脾等脏腑有关。因为月经的来潮和胎儿的孕育，都有赖于血液的充盈和营养，而心主血，肝藏血，脾统血，只有心、肝、脾、肾和冲任二脉的功能正常，女子胞才能维持其正常的生理功能。故在治疗女子胞病变时，中医常从调理以上脏腑及经脉着手。

四、脏腑之间的关系

人体是一个统一的有机整体，各脏腑组织器官的功能活动并不是孤立的，它们在生理上互相依赖、互相制约，在病理上按着一定规律相互传变、相互影响。

（一）脏与脏

1. 心与肺

心主血，肺主气；心主行血，肺主呼吸。这就决定了心与肺之间的关系，实际上就是气和血的关系。血的运行依靠气的推动，而气也需要血的运载才能输布全身。心与肺互相配合，保证了气血的正常运行，维持人体各脏腑组织器官的功能活动。心血与肺气是相互依存、相互为用的。所以，前人有“气为血之帅，血为气之母”的说法。在病理上，心肺两脏相互影响。肺气虚或肺失宣降，不能助心行血，可导致心血运行障碍而见胸痛、心悸、唇舌青紫等心脉瘀阻的临床表现。反之，心气不足或心阳不振，血液运行不畅，也将影响肺的宣发和肃降，以现咳嗽、气喘、胸闷等症状。

2. 心与脾

心与脾的关系主要反映在血液的生成和运行这两个方面。心主血，脾生血、统血，脾气足则血有生化之源，而心所主之血自能充盈。血液运行于经脉之中，固赖心气为之推动，然也必须脾气为之统摄，以维持其正常的运行。病理上，两脏常相互影响。如思虑过度，耗伤心血，影响脾的运化功能；反之，脾气虚弱，气血生化不足，或脾不统血，血液外逸，导致心血亏损，均可导致以心悸、失眠多梦、食少纳呆、肢体倦怠、面色无华等为主要表现的心脾两虚证。

3. 心与肝

心与肝的关系，主要表现在血液和神志两个方面。心主血，肝藏血。血脉充盈则心有所主，肝有所藏，以维持它们的正常生理功能。心主神志，肝主疏泄而调畅情志，都与精神情志活动有关。因而在某些精神因素所致的病变中，心肝两脏也常互相影响，并在心肝两脏的阴虚、血虚病变中，心烦失眠与急躁易怒等精神症状常同时并见。

4. 心与肾

心与肾之间，在生理状态下，是以阴阳、水火、精血的动态平衡为其重要条件的。心位居于上，其性属阳，属火；肾位居于下，其性属阴，属水。从阴阳水火的升降理论来说，位于下者，以上升为顺；位于上者，以下降为和。在正常的生理状态中，心中之阳下降至肾，能温养肾阳；肾中之阴上升至心，则能滋养心阴。心火下降，肾水上升，彼此交通，相互协调，这种关系称为“水火既济”、“心肾相交”。在病理上，不论心或肾本身的阴阳失调，都可导致这种关系的破坏，从而出现相应的病证。若心火亢于上，不能下交于肾，或肾水不足，不能上滋心阴，那么心肾之间的生理功能就会失去协调，而出现一系列的病理表现，即称之为“心肾不交”。如临床上出现的以失眠为主症的心悸、怔忡、心烦、腰膝酸软，或见男子梦遗、女子梦交等，多属“心肾不交”。

5. 肺与脾

肺与脾的关系，主要表现在气的生成和津液的输布代谢两个方面。气的生成主要依赖于肺的呼吸功能和脾的运化功能，肺所吸入的清气和脾胃所运化的水谷精气，是组成气的主要物质基础。津液的输布代谢，靠肺的宣发肃降、通调水道和脾的运化水液功能。在病理上，若脾气虚损，运化无力，常可导致肺气不足；肺气亏虚亦可累及于脾，导致脾气虚弱。两者均可出现咳喘无力、食少纳呆、少气懒言等肺脾两虚的病变。

6. 肝与肺

肝与肺的关系，主要表现在气机的调节方面。肺位居于上，其气肃降；肝位居于下，其气升发。肝的经脉由下而上行，贯膈注于肺，肝与肺协调，则人体气机能够正常地升降运行。病理上，肝肺病变可相互影响。如肝气郁结，郁而化火，可上灼肺阴，影响肺的宣降而出现胸痛、咯血、咳嗽、气喘等症，临床上称之为“肝火犯肺”。肺失清肃，燥热内盛，亦会伤及肝阴，导致肝阳亢逆而见头痛、易怒、胁肋胀痛等肺病及肝的临床表现。

7. 肾与肺

肾与肺的关系，主要表现在水液代谢和呼吸运动两个方面。在水液代谢方面：肾为主水之脏，肺为水之上源。肺气宣降，则水道通调；肾的气化正常，则开阖有度。

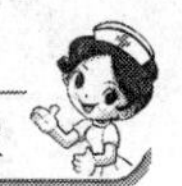

在呼吸运动方面：肺的呼吸功能需要肾的纳气作用来协助。肾的精气充盛，才能使肺所吸入之气下纳于肾。所以有“肺为气之主，肾为气之根”的说法。在病理上，肾中精气不足，摄纳无权，气浮于上，或肺病久虚，日久伤肾，均可出现呼多吸少，动则喘甚为主要表现的肾不纳气证。

8. 肝与脾

肝与脾的关系主要表现在于肝的疏泄功能和脾的运化功能之间的相互促进。肝藏血而主疏泄，脾统血，主运化而为气血生化之源，肝血有赖于脾消化吸收水谷精微而资生。脾的运化与肝的疏泄又互相依赖，肝的功能正常，疏泄调畅，则脾得健运；脾功能健旺，不但血液化源充足，肝血充盈，也有助于肝的疏泄。在病理情况下，脾虚生化不足，或统摄无权，失血过多，皆可导致肝血不足，从而出现食少乏力、头晕目眩、面色无华或妇女月经量少、色淡，甚或闭经等肝脾两虚的病变。

9. 脾与肾

脾与肾的关系，是后天与先天的关系。脾主运化，为后天之本；肾主藏精，为先天之本。脾阳要依靠肾阳的温煦才能发挥其运化功能；肾的精气也有赖于脾阳化生水谷之精的充养。脾与肾，两者相互资助，相互促进，以维持人体生命活动的进行。在病理上，如肾阳不足不能温煦脾阳，或脾阳不足进而累及肾阳，皆可见腹部冷痛、下利清谷或五更泄泻、腰膝酸冷等脾肾阳虚之候。

10. 肝与肾

肝与肾的关系，主要表现在精与血之间相互滋生和相互转化方面。肝藏血，肾藏精，精与血是互相资生的。肾精充足，肝血就可得到滋养；肝血充盈，使血化为精，肾精才能充满。所以有“精血同源”或“肝肾同源”的说法。在病理情况下，肾精亏损，可导致肝血不足；肝血不足，也会引起肾精亏损，证见头晕目眩、耳聋耳鸣、腰膝无力等肝肾精血两亏的病变。

（二）脏与腑

脏属阴，腑属阳；脏为里，腑为表；通过经络的相互络属，组成了脏腑的阴阳表里关系。脏腑表里关系，不仅说明它们在生理上的相互联系，而且也决定了它们在病理上相互影响。

1. 心与小肠

心与小肠通过经脉的相互络属构成表里关系。在生理上，小肠分清别浊，其清者可转化为心血，心主血脉，将气血输送于小肠，有利于小肠的受盛和化物。在病理上，心与小肠互相影响传变，如心火炽盛，可以循经下移于小肠，引起小肠泌别清浊的功能失常，出现小便短赤，灼热疼痛甚或尿血等症。中医将此称之为“心火下移小肠”。反之，小肠有热，也可循经上扰于心，出现心烦、尿赤、口舌生疮等症。

2. 肺与大肠

肺与大肠通过经脉的相互络属构成表里关系。在生理上，肺气肃降，肺气的下降可以推动大肠的传导，有助于糟粕下行；而大肠传导正常，腑气通畅，亦有利于肺气的下降。在病理上，肺失清肃，津液不能下达，大肠失润，传导失常，可见大便干结难下。若肺气虚弱，推动无力，大肠传导无力，可见大便困难。反之，若大肠腑气不通，传导不利，则肺气壅塞而不能下降，出现胸闷、咳喘、呼吸困难等。在治疗中，中医常通过通腑泻热治疗肺热咳喘，亦常采用宣降肺气治疗大肠腑气不通导致的便秘。

3. 脾与胃

脾与胃以膜相连，通过经脉相互络属构成表里关系。脾与胃在生理上密切配合，共同完成对饮食物的消化吸收。

（1）纳运相成　脾主运化，胃主受纳，受纳与运化相辅相成。胃主受纳，将饮食物摄入到人体并进行初步的消化腐熟；脾主运化，将水谷精微之气输布于周身。二者一纳一运，密切配合，完成对饮食物的消化吸收。在病理上，胃主受纳与脾主运化相互影响，胃之受纳失常则脾之运化不利，脾失健运则胃纳失常，出现恶心呕吐、脘腹胀满、不思饮食等，称为“脾胃不和”。

（2）升降相因　脾气主升，以升为顺；胃气主降，以降为和。脾气主升，将水谷精微输布于头目心肺；胃气主降，将水谷下降于小肠而泌别清浊，使糟粕得以下行。脾胃之间，纳运相合，升降相因，相反相成，使饮食物正常消化吸收。在病理上，脾升胃降相互影响。若脾气不升，水谷夹杂而下，出现泄泻甚则完谷不化；胃气不降而反升，则见恶心呕吐，呃逆嗳气。

（3）燥湿相济　脾胃在五行中均属土，但脾为阴土，喜燥而恶湿；胃为阳土，喜润恶燥。脾之喜燥恶湿，是指脾主运化水液，易被湿邪所困；胃之喜润恶燥，是指胃为水谷之海，阳气亢奋，易化燥伤津。此外，脾属阴，阳气易损；胃属阳，阴气易伤。故二者有喜恶之偏性。正因为脾胃有此特性，故临床上脾阳易损，而导致水湿不运；胃阴易伤，而致消化异常。

4. 肝与胆

胆附于肝，通过经脉互为络属构成表里关系。肝与胆的关系，主要表现在消化与情志方面。

（1）消化方面　首先表现在胆汁的生成和排泄方面。胆汁为肝之余气所生，但只有在肝主疏泄的功能正常的情况下，胆汁才能顺利生成并适时排入肠道，以助消化。其次，肝胆均属木，有疏泄功能，促进脾胃的升降和运化。同时，胆汁可以涵敛肝阳，有利于肝的疏泄。在病理上，若肝失疏泄，可影响胆汁的生成、排泄并引起消化机能异常。若胆汁排泄障碍，可引起肝之疏泄异常，临床可见口苦、纳呆、腹胀、胁肋胀痛，或见黄疸，治疗时常采用疏肝利胆之法。

（2）情志方面　肝主疏泄，调畅情志，胆主决断，与人之勇怯相关。肝胆之间相互为用。若肝胆病变，可引起精神、情志异常，如见多疑善虑、胆小易惊等。

5. 肾与膀胱

肾与膀胱通过经脉相互络属构成表里关系。肾与膀胱的关系主要表现在水液代谢方面。在生理上，膀胱的贮尿和排尿功能，都依赖于肾的气化作用。只有肾气充足，摄纳有权，膀胱才能开阖有度，尿液得以正常的生成和排泄。在病理上，肾的功能失常，常会影响到膀胱的功能。如肾气虚衰，固摄无权，则膀胱开阖失度，可见尿频、小便清长、遗尿或尿失禁；若肾阳虚弱，肾与膀胱气化不利，可见小便不利，甚则癃闭。

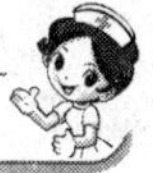

（三）腑与腑

六腑的共同生理功能是“传化物”。六腑之间的关系，主要体现在饮食物的消化、吸收和排泄过程中的相互联系和密切配合。

在生理上，饮食入胃，经胃的腐熟，初步消化，变成食糜，下移于小肠。小肠受盛胃腑下移的食糜，再进一步消化。胆排泄胆汁进入小肠以助消化。通过小肠的消化而泌别清浊。其清者，为精微物质，经脾的转输，以营养全身。水液吸收后经脾的转输，肺的宣发肃降后下输于肾，经肾的气化作用，渗入膀胱形成尿液，又从尿道排出体外；其浊者为糟粕残渣，通过小肠进入大肠，经燥化和传导作用，形成粪便，由肛门排出体外。在上述饮食物的消化、吸收和排泄过程中，还有赖于三焦的气化作用。因此，人体对饮食物的消化、吸收和废物的排泄，是由六腑分工合作，共同完成的。由于六腑传化水谷需要不断地受纳、消化、传导和排泄，虚实更替，宜通不宜滞，所以前人有“六腑以通为用”，“腑病以通为补”的说法。

第二节　精、气、血、津液

精、气、血、津液是构成人体和维持人体生命活动的基本物质。气为阳，具有推动、温煦等作用；精、血、津液属阴，具有滋养、濡润的作用。四者可相互转化。精、气、血、津液由脏腑功能活动产生，又是脏腑经络生理活动的物质基础，可维持脏腑的生理活动，以保证生命活动的正常进行。精、气、血、津液在脏腑活动过程中，不断地被消耗，同时又不断地得到补充。因此，它们之间有着互相依存、互相作用和互相影响的关系。

一、精

（一）精的概念

精，是构成人体和维持人体生命活动的基本物质之一，也是人体生长发育和各脏腑器官生理活动的物质基础。精有广义和狭义之分。狭义之精，指肾所藏的生殖之精；广义之精，指一切构成人体和维持人体生命活动的精华物质，包括肾所藏的先天之精及从饮食物中化生的气、血、津液等精微物质。

（二）精的生成

人体之精的生成来源有先天与后天两个方面。先天之精来源于父母，它禀受于父母的生殖之精，是构成胚胎的原始物质；后天之精来源于水谷，又称“水谷之精”，是人出生后赖以维持生命活动的基本物质。生殖之精是基础，水谷之精是补充。先天之精和后天之精相互融合、相互依存、相互为用，共同构成了人体之精。在机体生命活动中，人体之精不断地被消耗，又不断地得到充养。

（三）精的功能

精是构成人体和维持人体生命活动的精微物质，其生理功能如下：

1. 繁衍生殖

生殖之精与生俱来，为生命起源的原始物质，具有生殖以繁衍后代的作用。先天之精和后天之精相辅相成使肾精逐渐充盈，而肾精所化生的肾气激发、推动和促进了人体的生长发育，及形体发育成熟到一定年龄产生“天癸”。“天癸”使人体化生出生殖之精并具备生殖能力，以繁衍后代。由此可见，精是繁衍后代的物质基础，肾精充足，则生殖能力强；肾精不足，就会影响生殖功能。故补肾填精是临床上治疗不育、不孕症等生殖机能低下的重要方法。

2. 生髓化血

髓分为脑髓和骨髓。肾藏精，精生髓，肾精充盛，则脑髓充足而耳目聪敏，反应敏捷，行动灵活；骨髓充满，则骨骼坚固有力，运动轻捷。故防治老年性痴呆、治疗骨质疏松多从补肾益髓入手。

肾藏精，精生髓，精髓可以转化为血液，是血液生成的来源之一。故精足则血旺，精亏则血虚。

3. 濡润脏腑

人体之精具有滋润、濡养脏腑组织的作用。先、后天之精充盈，则输布于脏腑组织器官的精也就充盈，各脏腑组织器官得到精的濡润，才能正常发挥各自的生理功能，生命活动才能旺盛。若先天之精禀赋不足，或后天之精生成不足，则输布于脏腑组织的精衰少，脏腑组织得不到滋润和濡养，则生理功能会低下，甚则衰竭。

二、气

（一）气的概念

气，在古代是人们对于自然现象的一种朴素认识。早在春秋战国时期的唯物主义哲学家，就认为“气”是构成世界的最基本物质。宇宙间的一切事物，都是由气的运动变化而产生的。这种朴素的唯物主义观点被引进医学领域，在中医学中逐渐形成了气的基本概念。

气是构成人体的最基本物质，所以，《素问·宝命全形论》说：“人以天地之气生，四时之法成”；“天地合气，命之曰人”。人，是自然界发展到一定阶段的必然产物，也就是“天地之气”的产物。气是构成世界的最基本物质，所以，人的形体构成也是以气为物质基础的，故《医门法律》说：“气聚则形存，气散则形亡。”

气又是维持人体生命活动的最基本物质。人生存于自然界中，人的生长、发育和各种生命活动都需要与周围环境进行物质和能量的交换。如需要从自然界中摄取饮食水谷（水谷之气），从自然界中吸取氧气（呼吸之气）等。这些自然之气被摄入人体，经过代谢后能够发挥各种生理功能，维持人的生命活动。所以，气是维持人的生命活动的最基本物质。

中医理论中，气还有其它的含义，如前已讨论的脏腑之气，即心气、肺气、脾气、肝气、肾气、胃气等，专门指代各脏腑的功能活动；经络学说中要讨论的经络之气，专门指代经络的功能；病因章节中要讨论的邪气，专门指代致病因素等等。

（二）气的生成

人体之气，来源有三：一是禀受于父母的先天之精气；二是饮食物中的水谷之精气；三是自然界的清气。在肺的呼吸、脾胃的运化和肾的摄纳等综合作用下，将三者

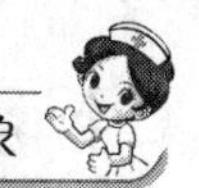

结合起来而生成。在气的生成过程中，肺司呼吸、脾胃运化和肾纳气的生理功能必须综合作用，协调平衡，其中脾胃的运化功能尤为重要。因为人体必须依赖脾胃化生的水谷精气以营养全身，才能维持生命活动；先天之精气必须依赖于水谷之精气的充养，才能发挥其生理功能。

（三）气的功能

气是维持人体生命活动的根本，它对于人体具有十分重要的作用。张景岳说："人之有生，全赖此气。"（《类经·摄生类》）分布于人体不同部位的气，各有其功能特点，但概括起来，主要有以下五个方面：

1. 推动作用

推动作用，是指气的激发和推动的功能。气是活力很强的精微物质，它能激发和促进人体的生长发育以及各脏腑、经络等组织器官的生理功能；能推动血的生成、运行，以及津液的生成、输布、排泄等。当气的推动作用减弱时，可影响人体的生长、发育或出现早衰，亦可使脏腑、经络等组织器官的生理活动减退，出现血和津液的生成不足，运行迟缓，输布、排泄障碍等病理变化。

2. 温煦作用

温煦作用，是指气有温暖、熏蒸的作用。气的这一功能，对人体有着重要的生理意义。人体的正常体温的恒定，需要气的温煦作用来维持；各脏腑、经络等组织器官的生理活动，需要在气的温煦作用下进行；血和津液等液态物质，也需要在气的温煦作用下，进行正常的循环，故说："血得温而行，得寒而凝。"

3. 防御作用

防御作用，是指气有卫护肌肤，抗御邪气的作用。《素问·评热病论》"邪之所凑，其气必虚。"气的防御作用，一方面可以抵御外邪的入侵；另一方面还可以驱邪外出。所以，气的防御功能正常时，邪气不易侵入；或虽有邪侵入，也不易发病；即使发病，也易愈。当气的防御功能减弱时，机体的抵御邪气的能力就要降低，一方面机体易患疾病；另一方面患病后难愈。所以，气的防御功能与疾病的发生、发展、转归都有着密切的关系。

4. 固摄作用

固摄作用，是指气对体内的血、津液等液态物质具有防止其无故流失的作用。具体表现在固摄血液，可使血液循脉而行，防止其溢于脉外；固摄汗液、尿液、精液等，控制其分泌排泄量，以防止其无故流失。若气的固摄作用减弱，能导致体内液态物质大量丢失。如气不摄血，可导致各种出血；气不摄津，可导致自汗、多尿等；气不固精，可出现遗精、早泄等。

5. 气化作用

所谓气化，是指通过气的运动而产生的各种变化。具体地说，是指精、气、血、津液各自的新陈代谢及其相互转化。如气、血、津液的生成，都需要将饮食物转化成水谷之精气，然后再化生成气、血、津液等；津液经过代谢，转化成汗液和尿液；饮食物经过消化和吸收后，其残渣转化为糟粕等等，都是气化作用的具体表现。如果气化作用失常，则能影响整个物质代谢过程。如影响饮食物的消化吸收；影响气、血、津液的生成、输布；影响汗液、尿液和粪便的排泄等，从而形成各种代谢异常的病变。

（四）气的分类

人体的气，根据其主要来源、分布部位和功能特点可划分为元气、宗气、营气、卫气等。

1. 元气

元气，又名“原气”、“真气”，是人体生命活动的原动力。与其它气相比较，元气是人体最基本，最重要的气。

生成：元气要由肾所藏的先天之精气化生，并依赖后天水谷之精的不断培育。即所谓来源于先天，滋养于后天。

分布：元气是通过三焦而流行于全身的。内至脏腑，外达肌肤腠理，都是以三焦为通道而作用于机体的各个部分。

主要功能：元气能推动人体的生长发育；温煦和激发各个脏腑、经络等组织器官的生理活动，是人体生命活动的原动力，是维持生命活动的最基本的物质。因此，元气愈充沛，脏腑就愈强盛，身体也就愈健康。反之，如果元气衰惫，就会为疾病的发生造成了内在的条件。

2. 宗气

宗气，是积于胸中之气，宗气在胸中积聚之处，称作“上气海”。

生成：由脾胃化生的水谷之气和肺吸入的自然界的清气相结合而成。

分布：聚于胸中，一方面上出于肺，走息道；一方面贯注于心脉。

主要功能：一是走息道以行呼吸。宗气有促进肺的呼吸运动的作用，并与语言、声音的强弱有关。二是贯心脉以行气血。宗气有协助心气推动心脉的搏动，调节心律、心率的作用，并能影响肢体的活动和寒温。所以《灵枢·邪客》篇说：“宗气积于胸中，出于喉咙，以贯心脉，而行呼吸焉。”

3. 营气

营气是运行于脉中，富有营养作用的气，机体得养而外荣，故又称“荣气”。营气行于脉中，是血液的重要组成部分，与血的关系极为密切，故常“营血”并称。营气与卫气从性质、功能、分布等方面比较而言，属于阴，故营气又常称“营阴”。

生成：营气来源于脾胃运化的水谷精气。饮食水谷在脾胃的作用下，化生为精微，并由脾上输于肺，水谷精微中精专的部分进入脉道，成为营气。

分布：营气出于中焦，经肺进入经脉后，沿十四经脉依次循行，周流于全身。

主要功能：一是化生血液。营气经肺注入脉中成为血液的组成成分之一。二是营养全身。营气循脉流注全身，为脏腑、经络等生理活动提供营养物质，营运全身上下内外，流乎于中而滋养五脏六腑，布散于外而灌溉皮毛筋骨。

4. 卫气

卫气，是行于脉外，具有保卫功能的气。卫气与营气相对而言，属于阳，故又称“卫阳”。

生成：卫气来源于脾胃运化的水谷精气。由脾胃化生的水谷精微，上输于肺，在肺的作用下，水谷精微中慓疾滑利的部分被敷布到经脉之外，成为卫气。

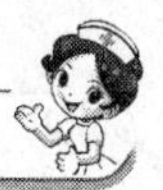

分布：由于卫气“慓疾滑利”，活动力特别强，流动很迅速。所以，它不受脉管的约束，运行于皮肤、分肉之间。

主要功能：一是护卫肌表，防御外邪入侵；二是温养脏腑、肌肉、皮毛等；三是调节控制腠理的开合，汗腺的排泄，以维持体温的相对恒定等。当卫气不足时，防御功能低下，则易被外邪侵袭而发病。

（五）气的运动

人体的气，是不断运动着的具有很强活力的精微物质。它流行于全身各脏腑、经络等组织器官，无处不到。由于气在人体内不断地运动，所以能推动和激发人体的各种生理活动。

气的运动，称为“气机”。气的运动，虽有多种多样，但一般可归纳为升、降、出、入四种基本运动形式。升，是气由下向上运动；降，是气由上向下运动；出，是气由内（体内）向外（自然界）的运动；入，是气由外向内的运动。气的升降出入运动，是人体生命活动的根本，气的运动一旦停止，也就意味着生命活动的终止而死亡。

从整个机体的生理活动来看，升与降、出与入之间必须协调平衡。只有在相对协调平衡状态下，才能发挥其维持人体生命活动的作用。气的升降出入运动之间的协调平衡，称为“气机调畅”，人体处于生理状态。升降出入的平衡失调，则是“气机失调”的病理状态。由于气的运动形式是多种多样的，所以“气机失调”有多种表现形式。如由于某些原因，气的升降出入运动受到阻碍而运行不利，称为“气机不畅”；气的运动受阻较甚，在某些局部发生阻滞不通时，称作“气滞”，如肝气郁结可见胁肋、少腹、两乳胀痛；气的上升太过或应降而反升，称为“气逆”，如胃气上逆可见恶心呕吐、呃逆嗳气；气的上升不及或应升而反降，称为“气陷”，如脾气下陷可见胃下垂、腹部坠胀疼痛；气不能内守而外越，叫做“气脱”，如肾不纳气可见呼吸表浅、呼多吸少；气不能外达而结聚于内，叫做“气结”或“气郁”，甚则称作“气闭”等。

三、血

（一）血的概念

血，是循行于脉管中的红色的液态样物质，是构成人体和维持人体生命活动的基本物质之一，具有很强的营养和滋润作用。

（二）血的生成

血，主要由营气和津液所化生。其生成途径还有一条，即由精直接化血。

饮食物经胃的腐熟和脾的运化，转化为水谷精微。水谷精微经脾的作用上输于肺，并与吸入之清气相合，通过心肺的气化作用，化为气、血、津液。其中的营气和津液可参与血的化生，所以《灵枢·邪客》篇说“营气者，泌其津液，注之于脉，化以为血”。所以，饮食的优劣和脾胃运化功能的强弱，直接影响着血液的化生。饮食营养的长期摄入不足，或脾胃运化功能的长期失调，均可导致血液的生成不足，而形成血虚的病理变化。

精也是化生血液的基本物质。肾精化生血，主要是通过骨髓和肝脏的作用实现的。肾主骨，肾精可以化为髓，髓充于骨，可化为血。因此，有“精血同源”的说法。

（三）血的功能

血，具有营养和滋润全身的生理功能。血在脉中通行，内而五脏六腑，外而皮肉筋骨，如环无端，运行不息，不断地将营养物质输送到全身各脏腑组织器官，借以发挥营养和滋润作用，以维持正常的生理活动。

血还是神志活动的物质基础。气血充盈，才能神志清晰，精神旺盛。所以，不论何种原因所形成的血虚、血热或运行失常，均可出现精神衰退、健忘、多梦、失眠、烦躁，甚则可见神志恍惚，惊悸不安，以及谵妄、昏迷等神志失常的多种临床表现。

（四）血的循行

脉管是血液循行的管道，又被称“血府”。血液在生理情况下循行于脉中，沿脉管流行于全身各处，环周不息，运行不止。心主血脉，一方面为血液循行提供通畅的脉管，另一方面也是血行的动力。血液能正常地在脉管中沿一定方向循行，主要靠心气的推动作用。此外，肺主一身之气，参与宗气的生成，而宗气的功能之一，是贯心脉以行血气；脾主统血，脾气统摄血液，使之不致溢于脉外；肝主藏血，具有贮藏血液和调节血量的功能。可见，血液正常的运行，与心、肺、脾、肝这四个脏密切相关。

四、津液

（一）津液的概念

津液，是机体一切正常水液的总称。包括各脏腑组织器官的内在体液及其正常的分泌物，如胃液、肠液和涕、泪等。津液也是构成人体和维持人体生命活动的基本物质。

具体来说，津与液并非同一类物质。一般而言，质地清稀，流动性大，主要布散于体表皮肤、肌肉和孔窍等部位者，称为津；质地较为稠厚，流动性较小，灌注于骨节、脏腑、脑髓等组织器官者，称为液。津和液之间可以相互转化，故一般将津和液同时并称。

（二）津液的生成、输布和排泄

津液的生成与输布是一个由众多脏腑共同参与的复杂的生理过程。

1. 津液的生成

津液来源于饮食物，通过胃的受纳腐熟、脾的运化升清，以及小肠主液、大肠主津等生理作用而生成。津液的生成取决于饮食物的充足与否，以及脾胃、大小肠功能是否正常、协调。其中任何一方面因素的异常，都可以影响津液的生成，出现津液不足的病理变化。

2. 津液的输布

津液的输布主要是在脾的转输、肺的宣降、肾的气化以及三焦的通利等多个脏腑生理功能的综合作用下完成的。脾主运化水谷精微和运化水液，通过脾的转输，一方面将津液上输于肺；另一方面将津液向四周布散并通注全身。肺主行水，通调水道，为水之上源。肺接受从脾转输而来的津液后，一方面通过宣发作用，将津液输布于人体上部诸窍和肌表皮毛；另一也方面通过肺的肃降作用，将津液输布至肾与膀胱。肾对津液的输布起着主宰作用，表现在两方面：一是肾中阳气的蒸腾气化作用是脾散精、

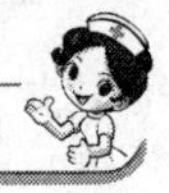

肺通调水道，以及小肠泌别清浊作用的动力，推动着津液的输布；二是由肺下输至肾和膀胱的水液，通过肾阳的蒸腾气化作用，其清者经三焦上输于肺而散布全身，其浊者化为尿液，注入膀胱，排出体外。三焦有疏通水道，运行水液的作用，是水液运行输布的道路。脾、肺、肾对津液的输布都是在三焦进行的，只有三焦通利，水液的输布才能正常进行。

3. 津液的排泄

津液的排泄主要是通过肺将宣发至体表的津液化为汗液，并在呼气时带走部分水分；肾将水液蒸腾气化生成尿液并排出体外；大肠排出的粪便中也带走一定的水分。其中，以尿液的排泄最为重要，因为尿液排泄量的多少，在维持全身水液代谢平衡中起着极其关键的作用。

总之，人体津液的代谢，依赖肺、脾、肾、三焦等诸多脏腑组织器官。若肺脾肾功能失调，均可影响津液的生成、输布和排泄，破坏津液代谢的平衡，导致伤津、脱液等病变，或形成水液停聚的病理变化。

（三）津液的功能

1. 滋润濡养全身

津液对机体主要有滋润、濡养的作用。布散于体表的津液能滋润皮毛肌肤；进入体内的津液能滋润脏腑；输注于孔窍的津液（如泪、涕、唾液等）能滋润眼、鼻、口等孔窍；流入关节的津液能滑利关节；渗入于骨的津液能滋润和充养骨髓与脑髓。

2. 化生血液

津液具有化生血液充盈血脉的作用。津液渗入到血脉之中，与营气结合而形成血液，成为血液的组成成分之一。所以，津液不足，可造成血虚。

五、气血津液之间的关系

气、血、津液均是构成人体和维持人体生命活动的基本物质，在生理上相互促进、相互转化，在病理上则相互影响。

（一）气与血的关系

气属阳，主动，主温煦和推动；血属阴，主静，主滋润和濡养。这是气与血在属性和生理功能上的区别。但两者都源于脾胃化生的水谷精微和肾中精气，在生成、运行、输布等方面关系密切，这种关系可概括为“气为血之帅”、“血为气之母”。

1. 气对血的作用

气对血的作用，是气为血之帅，其含义有三：

（1）气能生血　气能生血是指气的运动变化是血液生成的来源和动力。从饮食物转化成水谷精微，再从水谷精微转化成营气和津液，从营气和津液转化成赤色的血，其中每一个转化过程都离不开气的作用。气的功能旺盛，则化生血液的能力亦强；气的功能减弱，则化生血液的功能亦弱。气旺则血充，气虚则血少。故在临床治疗血虚时，常配合补气药，即是发挥气能生血的作用。

（2）气能行血　气能行血是指气的推动作用是血液循行的动力。气一方面可以直接推动血行，如宗气；另一方面又可促进脏腑的功能活动，从而推动血液运行。总之，气行则血行，气滞则血滞。临床上治疗血行失常，常以调气为上，调血次之。

(3) 气能摄血　气能摄血即气对血的统摄作用。气的固摄作用可使血液循行于脉管之中而不逸于脉外。气摄血，实际上是脾统血的作用。若脾虚不能统血，血溢出脉外，可出现出血之候。故在治疗出血性疾病时，常用补气摄血之法。

2. 血对气的作用

血对气的作用，即血为气之母，其含义有二：

(1) 血能生气　血不断地为气的生成和功能活动提供物质基础，使气的生成与运行正常地进行。所以血盛则气旺，血衰则气少。临床上血虚往往同时伴有气虚，治疗时应养血益气。

(2) 血能载气　气存于血中，赖血之运载而布达全身。如果血不载气，则气将飘浮不定，无所归附。故气不得血，则散而无所附。所以在临床上，每见大出血之时，气亦随之而涣散，形成气随血脱之候。

(二) 气与津液的关系

气属阳，津液属阴，这是气和津液在属性上的区别，但两者均源于脾胃所运化的水谷精微，在其生成和输布过程中有着密切的关系。

1. 气对津液的作用

气对津液的作用表现为气能生津、行津和摄津三个方面。

(1) 气能生津　气是津液生成与输布的物质基础和动力。津液源于水谷精气，而水谷精气赖脾胃之腐熟运化而生成。气推动和激发脾胃的功能活动，使中焦之气机旺盛，运化正常，则津液充足。所以，津液的生成、输布和排泄均离不开气的作用。故气机不畅，可导致津液停聚而为痰湿或水肿。

(2) 气能行津　气的运动变化是津液输布排泄的动力。脾、肺、肾、肝等脏腑之气的升降出入运动完成了津液在体内的输布、排泄过程。当气的升降出入运动异常时，津液输布、排泄过程也随之受阻。这是在临床上治疗水肿时行气与利水法常常并用的理论依据之一。

(3) 气能摄津　气能摄津是指气的固摄作用控制着津液的排泄。体内的津液在气的固摄作用控制下维持着一定的数量。若气的固摄作用减弱，则体内津液易经汗、尿等途径外泄，出现多汗、漏汗、多尿、遗尿的病理现象，临床治疗时应注意补气以固津。

2. 津液对气的作用

(1) 津可化气　水谷化生的津液，通过脾气升清散精，上输于肺，再经肺之宣降和通调水道的作用，下输于肾和膀胱。在肾阳的蒸腾下，化而为气，敷布于脏腑，发挥其滋养作用，以保证脏腑组织的正常生理活动。

(2) 津可载气　气必须依附于津液而存在，否则就将涣散不定而无所归。因此，津液的耗失，必导致气的耗损。如暑热伤津耗液，不仅可见口渴喜饮的症状，还可见少气懒言、倦怠乏力等气虚之候。

(三) 血与津液的关系

血和津液，都来源于饮食物，由脾胃运化的水谷精微所化生，均有滋润和濡养作用。二者可相互渗透、相互转化、相互补充，存在着极其密切的关系，故有“津血同源”之说。

在生理上，津液渗注于脉中，与营气结合，即成为血液的重要组成部分；血的一部分又可渗出脉外，与营气分离，气化而成为津液。在病理上，如大失血时，脉中血少，脉外的津液可大量渗入脉内以补充血量，因而导致脉外津液的不足，出现口渴、尿少、皮肤干燥等，即耗血伤律；反之，津液大量耗损时，不仅渗入脉内的津液不足，甚至脉内血中的血液亦可渗出脉外，使血液量减少，形成血脉空虚，导致津枯血燥的病变。因此在治疗上，有“夺血者无汗，夺汗者无血”之说，对于失血患者，不宜采用汗法；对多汗、吐泻或津液大亏的患者，亦不可用破血、逐瘀之剂。

目标检测

【单项选择题】

（1～8题选择项）

A. 心　　B. 肝　　C. 脾
D. 肺　　E. 肾

1. 主宰人的精神意识和思维活动的脏是
2. 气血生化之源是
3. “君主之官”是指
4. “将军之官”是指
5. 有“华盖”之称的脏是
6. 主宰人体生长发育的脏是
7. 爪甲坚韧明亮，红润光泽说明上列哪个脏的生理功能正常
8. 四肢肌肉的壮实主要取决于哪个脏的功能

（9～11题选择项）

A. 小肠　　B. 三焦　　C. 膀胱
D. 胃　　E. 胆

9. 能通行元气、运行津液的腑是
10. 具有“泌别清浊”功能的腑是
11. “水谷之海”指的是

（12～14题选择项）

A. 元气　　B. 宗气　　C. 营气
D. 卫气　　E. 经气

12. 人体生命活动的原动力是
13. 有化生血液和营养全身作用的气是
14. 能护卫肌表、温养脏腑的气是

（15～18题选择项）

A. 气逆　　B. 气机　　C. 气滞
D. 气陷　　E. 气行

15. 气的运动是
16. 气的运动受阻较甚，在局部阻滞不通，称为
17. 气的上升太过或应降而反升，称为
18. 气的上升不及或应升而反降，称为
19. 人的精神活动的主要物质基础是
A. 精　B. 气　C. 血
D. 津　E. 液
20. 下列各项，不属于肺的生理功能的是
A. 主气、司呼吸　B. 主宣发　C. 主通调水道
D. 主升清　E. 主肃降
21. 气的哪一种作用能使血液循行于脉中而不逸出脉外
A. 推动　B. 温煦　C. 防御
D. 固摄　E. 气化
22. 与维持人体正常呼吸密切相关的两个脏是
A. 肺与肝　B. 肺与心　C. 肺与肾
D. 肺与脾　E. 肺与鼻

【填空题】

1. 奇恒之腑是指________、________、________、________、________、________。

2. 胃的主要生理功能是________和________。膀胱的主要生理功能是________。大肠的生理功能是________。

3. 人体的气，从总体上说，是由________、________和________三个部分组成。

【简答题】

1. 简述心、肺、脾、肝、肾的生理功能。
2. 为什么说“肾为先天之本”、“脾为后天之本”？
3. 六腑的共同生理特点是怎样的？为什么说“六腑以通为用”？
4. 什么是气？气的功能有哪些？

（郭　梅）

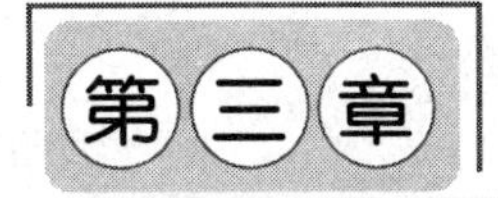

病因病机

学习目标

1. 熟悉各种致病因素的概念、形成。
2. 掌握各种致病因素的性质和致病特点。
3. 了解正邪双方在发病中的作用。
4. 掌握疾病过程中病理变化的一般规律。

【引导案例】

于某，男，38岁。因恶寒发热、头痛头重、食少10天就诊。患者10天前下乡检查工作时淋雨，次日感恶寒、头痛头重、周身困重，体温38.5℃，诊断为“病毒性感冒”。西药治疗后热势已减，但傍晚低热，转中医治疗。诊时：低热不退、微恶寒，头昏头重、胸闷不展、周身困重、四肢倦怠、不思饮食，食后则恶心欲吐，大便溏薄。

1. 患者感受了哪种病邪？该病邪入侵的主要诱因是什么？

2. 该病邪有哪些致病特点？为什么会导致上述临床表现？

病因学说主要探讨各种致病因素的概念、形成、性质及致病特点，病机学说则揭示疾病发生、发展与变化的本质特点及其基本规律，它们均为辨证施治和辨证施护提供理论依据。

第一节 病　　因

凡是能导致疾病发生的原因，即称为病因或致病因素。病因的种类繁多，诸如六淫、七情内伤、饮食失宜等。在疾病过程中，某些原因和结果是可以变化的，在疾病某一阶段的结果——病理产物，停留于体内，可以成为新的致病因素，导致其他病证的发生，如痰饮、瘀血等。中医学根据不同的病因所侵犯人体部位的不同及造成疾病后发病途径的不同，将病因分为外感病因、内伤病因、病理产物性病因和其他致病因素。

不同的病因因其性质和致病特点不同，导致疾病后临床表现就不同。因此，中医探求病因，除了解疾病发生过程中可能作为致病因素的客观条件外，主要是以临床表现为依据，通过分析病证的症状和体征来推求病因。这种认识病因的方法称为“辨证求因”，又称“审证求因”。

一、外感病因

外感病因是指来源于自然界，多从肌表、口鼻侵入人体，引起外感性疾病的致病因素。外感病因主要包括六淫和疠气。

（一）六淫

六淫是风、寒、暑、湿、燥、火六种外感病邪的统称。淫，有太过、浸淫之意。在正常情况下，风、寒、暑、湿、燥、火是自然界六种不同的气候变化，是万物生长化收藏的必要条件，也是人类赖以生存的自然条件，称为“六气”。人类在长期的生活中，对交互更替的气候环境已有了一定的适应能力，所以正常的气候变化一般不会使人生病。但当气候变化异常，超过了一般人体的适应能力而致机体发病时，这种异常变化的气候就成为致病因素。此时，伤人致病的六气便称之为“六淫”，也称“六邪”。有时自然界气候变化基本正常，但某些个体因其正气不足，适应能力低下仍可发病，此时，对患病个体而言，较正常的气候变化也成为“六淫”。

此外，在疾病发展过程中由于人体的阴阳失调、脏腑功能失常而产生类似风、寒、湿、燥、火外邪致病的病理状态。因病起于内，故分别称为“内风”、“内寒”、“内湿”、“内燥”、“内火”，统名“内生五邪”。内生五邪将分别附于六淫之后论述。

六淫共同的致病特点：

1. 外感性

六淫之邪侵犯人体的途径多从肌表、口鼻而入，或两者同时受邪。由于六淫病邪均自外界侵犯人体，故称外感致病因素。六淫所致疾病称为“外感病”。

2. 季节性

六淫致病常具有明显的季节性。如春季多风病、夏季多暑病、冬季多寒病等。但是，由于气候异常变化的复杂性，而人体的感受性也各不相同，因此夏季也可有寒病，冬季也可有热病。

3. 地域性

六淫致病常与生活、工作的地域环境密切相关。不同的地域气候有别，患病亦异。如西北多燥病、东北多寒病、东南多湿热病，久居潮湿环境多湿病等。

4. 相兼性

六淫邪气既可单独伤人致病，也可两种及以上的邪气相兼同时侵犯人体而致病。如风寒表证、风寒湿痹等。

5. 转化性

六淫邪气致病后，在疾病发展过程中不仅可以相互影响，而且在一定条件下，其证候性质还可以相互转化。如寒邪、湿邪均可郁而化热。

六淫各自的性质和致病特点：

1. 风邪

风为春季的主气。风邪为病，一年四季均可发生，但以春季多见。

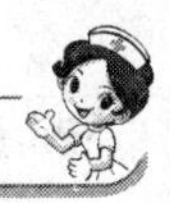

风邪的性质和致病特点：

（1）风为阳邪，轻扬开泄，易袭阳位　风具有轻扬、升散、向上、向外的特性，故风为阳邪。风性开泄是指风邪伤人易使腠理开泄，汗孔张开，而有汗出、恶风等。易袭阳位是指风邪伤人易侵犯人体的上部（头面部）和肌表，可见头痛、鼻塞、咽痒咳嗽、项背痛等，即所谓“伤于风者，上先受之”。

（2）风性善行而数变　“善行”是指风具有善动不居，游移不定的特点。故风邪致病表现出病位游移、行无定处。如痹证中的“风痹”，就表现为游走性关节疼痛，故又称“行痹”。“数变”是指风邪致病具有发病迅速、变化无常的特点。如风疹（荨麻疹）就表现出起病急、皮肤瘙痒时作、疹块发无定处的特征。

（3）风性主动　“主动”是指风邪致病其症状和体征具有动摇不定的特征。如风邪入侵，临床可见颜面肌肉抽掣、口眼歪斜，或见眩晕、震颤、抽搐、颈项强直、角弓反张、两目上视等，即所谓“风胜则动”。

（4）风为百病之长　长者，首也。风邪为百病之首，一是指风邪常兼他邪合而伤人，且为外邪致病的先导。寒、湿、燥、火邪常依附于风邪侵犯人体而致病，如外感风寒、风热、风湿等。二是指风邪袭人致病最多。因风邪四季皆有，伤人无处不到，故发病机会较多。

附：内风

内风主要是由肝脏功能失调，肝阳亢逆所致，故称肝风内动。临床可见头目眩晕、四肢麻木、手足震颤、四肢抽搐，甚者突然昏倒、不省人事、口眼歪斜、半身不遂等。

2. 寒邪

寒为冬季的主气，寒邪为病多见于冬季。在其他季节，如气温骤降、涉水淋雨、空调过凉、贪凉露宿，或过食寒凉食物等，也可导致寒邪为病。寒邪袭人所致病证，称为外寒病证。外寒病根据寒邪所伤机体部位不同，而有伤寒和中寒之别，寒邪伤于肌表，郁遏卫阳者，称为“伤寒”；寒邪直中于里，伤及脏腑阳气者，称为“中寒”。

寒邪的性质和致病特点：

（1）寒为阴邪，易伤阳气　寒为冬令主气，具阴寒之性，故寒为阴邪。阴寒之邪偏盛，必然伤及人体的阳气而出现寒象。若寒邪侵袭肌表，卫阳被遏不能温煦机体，可见恶寒、发热等；若寒邪直中脾胃，脾阳受损，可见脘腹冷痛、呕吐、腹泻等。

（2）寒性凝滞，主痛　“凝滞”即凝结阻滞，指寒邪伤人易使气血凝滞，经脉闭阻不通。人体的气血之所以运行不息，畅通无阻，全赖人体阳气的温煦和推动。寒邪侵犯人体可损伤阳气，寒邪还因其具有凝结、阻滞之性，故易造成经脉气血运行不畅，甚则凝结阻滞不通。不通则痛，故疼痛是寒邪致病的重要临床表现。如寒客肌表经络，可见头痛、周身骨节酸痛；寒邪直中肠胃，可见脘腹冷痛；痹证中的“寒痹”，因寒邪偏盛，故关节疼痛剧烈、遇冷加重，又称“痛痹”。

（3）寒性收引　“收引”即收缩牵引之意。寒性收引，是指寒邪侵袭人体，易使气机收敛，腠理闭塞，筋脉收缩而挛急。如寒邪侵及肌表，使腠理毛窍闭塞，卫阳被遏不得宣泄，可见恶寒、发热、无汗、脉紧等；若寒邪侵入经络关节，可见筋脉、经络收缩拘急作痛，关节屈伸不利等。

附：内寒

内寒是指机体阳气虚衰，温煦、气化功能减退，阳不制阴，虚寒内生的病理状态。内寒多有先天禀赋不足，或久病伤阳，或外感寒邪伤及阳气，机体失于温煦而致。临床以畏寒喜暖为主要表现，并见面色苍白、四肢不温、筋脉拘挛、肢体关节疼痛、呕吐清水、小便清长、下利清谷等虚寒之象。内寒的病机主要是脾肾阳气虚衰，而尤以肾阳虚衰为著。

知识链接

外寒为感受外界寒邪所致，其临床特点以寒为主，多见恶寒，为实寒证；内寒是由机体阳虚不能制阴，寒从内生所致，其临床特点以虚为主，多见畏寒，为虚寒证。外寒与内寒可相互影响，外寒侵犯人体，必然伤及机体阳气，最终可导致阳气虚衰；而阳气素虚之体，可因抗御外邪能力低下，又容易感受外寒而发病。

3. 暑

暑为夏季的主气，由夏季火热之气所化。暑邪致病具有明显的季节性，主要发生在夏至之后、立秋之前。暑邪为病，只有外感，而无内生之说，这在六淫中是独有的。

暑邪致病，有伤暑和中暑之别，感受暑邪病情轻者多形成“伤暑”；感受暑邪病情重者多形成“中暑”。

暑邪的性质和致病特点：

（1）暑为阳邪，其性炎热　暑为盛夏火热之气所化，具有酷热之性，故暑为阳邪。暑热之邪，较其他季节的热邪更甚，故暑邪伤人会出现一系列阳热亢盛的症状，如高热、烦躁、面赤、脉洪大等。

（2）暑性升散，易伤津耗气　暑为阳邪，阳性升散，故暑邪侵犯人体，可致腠理开泄而多汗。一方面汗出过多耗伤津液，故临床上可见口大渴、喜冷饮、小便短赤等症；另一方面在大量汗出的同时，气随津泄，还可见气短乏力、少气懒言等津气两伤之证，甚则出现突然昏倒、不省人事、手足厥冷等阳气暴脱之危证。

（3）暑多挟湿　夏季不仅炎热，且多雨而潮湿，热蒸湿动，暑热湿气弥漫空间，故暑邪致病多挟有湿邪为患。其临床表现除有发热、烦渴、面赤等暑热症状外，还常兼见肢体困倦、胸闷呕恶、大便黏滞不爽等湿阻症状。如夏季的感冒病，多属暑邪兼挟湿邪为患。

4. 湿

湿为长夏的主气。长夏乃夏秋之交，此时阳热尚盛，且雨水较多，热蒸水腾，潮湿之气充斥，是一年之中湿气最盛的季节，故湿邪为病，长夏居多。此外，居住潮湿、涉水淋雨、水中劳作等均可造成湿邪为患，故湿邪伤人一年四季均可发生。湿邪伤人所致的病证，称为外湿病证。

湿邪的性质和致病特点：

（1）湿为阴邪，损伤阳气　湿与水同类，水属阴，故湿为阴邪。阴盛则伤阳，故湿邪入侵可损伤人体的阳气。五脏之中脾喜燥而恶湿，故湿邪伤人，常先困脾，使脾阳不振，运化无权，从而导致水湿停聚，发为泄泻、水肿、尿少等。

（2）湿性重浊　“重”，即沉重、重着之意。湿邪致病其临床表现常出现沉重感的特征。如湿邪外袭肌表，可见头重如裹、周身困重、四肢倦怠等；湿邪留滞经络关节，

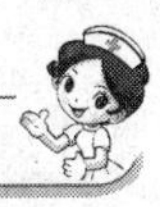

气血阻滞不通，可见关节疼痛、酸楚重着，此为痹证中的“湿痹”，也称“着痹”。“浊”，即浑浊、垢腻之意。湿邪为病，分泌物和排泄物具有秽浊不清的特点。如湿邪上犯，则见面垢、眵多；湿滞大肠，则见大便溏泄不爽，或下痢脓血；湿浊下注，则见小便浑浊，或妇女白带过多；湿邪浸淫肌肤，则见湿疹流水等。

（3）湿性黏滞，易阻气机　“黏”，即黏腻；“滞”，即停滞。湿性黏滞是指湿邪致病具有黏腻停滞的特点。黏滞性主要表现在三个方面：一是症状的黏滞性。湿邪致病多见到黏腻滞涩的特点。如大便黏滞不爽、小便涩滞不畅、舌苔厚腻等。二是病程的缠绵性。湿邪为病，具有起病缓慢、反复发作、缠绵难愈的特点。三是易阻气机。湿邪侵入人体易留滞脏腑经络，阻遏气机，致使脏腑气机升降失常。如湿阻胸膈，气机不畅则见胸闷；湿困脾胃，脾胃气机升降不利，纳运失调，则见脘痞腹胀、食欲减退、大便不爽；湿停下焦，肾与膀胱气化不利，则见小腹胀满、小便淋涩不畅。

（4）湿性趋下，易袭阴位　水曰润下，湿类水属阴，故有趋下之势，侵袭人体多伤及人体的下部，故湿邪易袭阴位。湿邪为病多见人体下部的症状，如水肿、湿疹等病以下肢较为多见；淋浊、泻痢、带下病均由湿邪下注所致。即所谓“伤于湿者，下先受之”。

附：内湿

内湿为水液代谢失常的病理产物，与肺、脾、肾脏腑功能失调有密切关系，但与脾的关系最为密切。脾失健运，水液不化，可聚而成湿。临床表现可见胸闷、呕恶、脘腹痞满、食欲下降、口腻或口甜、头身困重、水肿、尿浊、便溏、舌苔厚腻等。由于内生之湿多因脾虚所致，故又称“脾虚生湿”。

知识链接

外感湿邪与内生湿浊在发病过程中常相互影响。外湿侵袭人体，最易伤脾，使脾失健运则湿浊内生；而脾失健运造成内湿素盛之人，又易外感湿邪而发病。

5. 燥

燥为秋天的主气，燥邪为病多见于秋季。秋季气候干燥，空气中水分缺失，自然界呈现一派干枯、收敛、肃杀之象。燥邪伤人，多从口鼻而入，首先犯肺。燥邪致病，根据其相兼寒热邪气的不同，而有温燥、凉燥之分。初秋有夏热之余气，燥与热相合侵犯人体，病多温燥；深秋有近冬之寒气，燥与寒相合侵犯人体，病多凉燥。

燥邪的性质和致病特点：

（1）燥性干涩，易伤津液　“干”，即干燥；“涩”，即涩滞。燥邪为干涩之病邪，侵犯人体，最易损伤人体的津液。临床常出现各种干燥、涩滞的症状，如口干唇燥、鼻干咽燥、皮肤干燥甚则皲裂、毛发干枯不荣、小便短少、大便干结等。

（2）燥易伤肺　肺为娇脏，喜清润而恶燥。肺主气司呼吸，开窍于鼻，直接与自然界大气相通。燥邪伤人，常自口鼻而入，故燥邪最易伤肺。燥邪伤肺，耗伤肺津，使肺气宣降失常，甚者损伤肺络，而出现干咳少痰、痰黏难咯、痰中带血，或喘息胸痛等。

附：内燥

内燥是指机体津液不足，人体各组织器官和孔窍失其濡润，而出现的以干燥枯涩失润为特征的病理变化。可由久病耗伤阴液，或大汗、大吐、大泻，或大失血，以及热性疾病中热盛伤阴耗津所致。临床多见口燥咽干、唇焦、皮肤干燥甚则起皮脱屑，干咳无痰、小便短少、大便干结等津亏之证。

知识链接

外燥主要发生在秋季，病位多在肺、皮肤、口鼻等处。内燥无明显的季节性，其病位主要在肺、胃、大肠等处。内燥是人体阴液亏虚，阴虚则阳相对偏亢会生内热，故内燥常伴有虚热证的表现。

6. 火（热）邪

火热旺于夏季，但不像暑那样具有明显的季节性，也不受季节气候的限制，一年四季均可见火热为病。

温、热、火三者异名同类，本质皆为阳盛，故往往统称温热之邪。温热火三者在程度上有一定差异，一般认为温为热之渐、火为热之极。火与热还有一定的区别，热多属于“外感”，如外感风热、暑热；而火常为“内生”，多由脏腑阴阳失调所致，如心火、肝火、胃火等。

火（热）邪的性质和致病特点：

（1）火为阳邪，其性炎上　火热之邪具有燔灼躁动、升腾上炎之性，故属阳邪。“阳胜则热”，火热之邪伤人，机体阳气出现病理性亢盛，临床多见高热恶热、肌肤灼热、面红目赤、烦渴汗出、小便短赤、脉洪数等一派阳热亢盛的实热证。因火邪升腾炎上，故火热病证多发生于人体的上部，尤以头面部多见。如心火上炎可见口舌生疮糜烂；肝火上炎可见目赤肿痛；胃火上炎可见牙齿肿痛等。

（2）火易扰心神　火热与心相通应，心主血脉而藏神，若火热之邪入于营血，尤易影响心神。轻者造成心神不宁，可见心烦失眠；重者可扰乱心神，出现神昏谵语、狂躁妄动等。

（3）火易伤津耗气　火热之邪侵犯人体耗伤津液主要有两个途径，一是可迫使津液外泄而大汗出，二是可直接消灼、煎熬津液，从而耗伤人体的阴津，即所谓“热盛伤阴”。故火热之邪致病，临床表现除热象显著外，常常伴有口渴喜冷饮、咽干舌燥、小便短赤、大便秘结等津伤阴亏的征象。因津能载气，故大汗可致气随津脱，形成津气两伤的病变，临床又可见神疲乏力、少气懒言等气虚的征象。

（4）火易生风动血　“生风”是指火热之邪侵犯人体，燔灼肝经，耗伤肝阴肝血，使筋脉失于濡润而拘挛，导致肝风内动。由于此肝风是热甚所致，故又称“热极生风”。临床表现为高热、神昏、四肢抽搐、两目上视、角弓反张等。“动血”是指火热之邪可加速血行，甚至灼伤脉络，迫血妄行，从而引起各种出血。临床可见吐血、衄血、尿血、便血、皮肤发斑、妇女月经过多、崩漏等。

（5）火易致疮疡　火毒之邪侵入血分，可结聚于局部，腐蚀血肉而形成痈肿疮疡。由火毒壅聚所致的痈疡，其临床表现以局部红、肿、热、痛为特征。

附：内火（热）

内火（热）是由于阳盛有余，或阴虚阳亢而产生的火热内扰，机能亢奋的病理变化。内火有虚、实之分，阳气过盛，机能亢进为实火，临床可见壮热恶热、面红目赤、烦躁不安、口舌糜烂、渴喜冷饮、尿赤便秘等实热征象；阴虚不能制阳，阳气相对亢

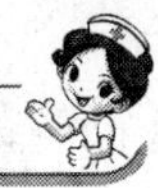

盛为虚火，临床可见潮热盗汗、五心烦热、两颧潮红、咽干口燥等虚热征象。

（二）疠气

1. 疠气的基本概念

疠气，是一类具有强烈致病性和传染性的外感病邪。在中医文献中，疠气又称为“疫毒”、“疫气”、“戾气”、“毒气”、“异气”、“乖戾之气”等。疠气引起的疾病称为“疫病”、“瘟病”、“瘟疫”等。疠气不同于六淫，虽然都是外感病邪，但具有强烈的传染性。

疠气可通过空气传播，由口鼻而入致病，也可随饮食入里，或蚊虫叮咬、虫兽咬伤、皮肤接触、血液传播等多种途径感染而发病。

疠气致病的种类很多，如猩红热、疫毒痢、白喉、天花、霍乱、鼠疫、流行性出血热、艾滋病、严重急性呼吸道综合征（SARS）等等，实际上包括了现代临床许多传染病和烈性传染病。

疫病后机体多可获得相应免疫力，有的可终生免疫。

2. 疠气的致病特点

（1）传染性强，易于流行　疠气可通过空气、食物、皮肤直接接触等多种途径在人群中传播而流行，故具有强烈的传染性和流行性是疠气最主要的特点。在疠气流行的地域，无论男女老幼、体质强弱，凡接触者多可发病。疠气致病，既可大面积流行，也可散在发生。

（2）发病急骤，病情危笃　疠气多属热毒之邪，其性暴戾，故致病后多发病急骤、来势凶猛、病情险恶。病程中常出现高热、神昏、出血、风动等危重症状。《温疫论》述及某些疫病时说：“缓则朝发夕死，重者顷刻而亡”，可见疠气致病发病急骤、病情凶险、死亡率高。

（3）一气一病，症状相似　疠气种类繁多，不同的疠气其传播途径各异，引发疫病的临床特点和传变规律也各不相同。因此，疠气不同，所引起的疫病也就不同，即所谓“一气致一病”。疠气作用于机体的何脏腑组织器官有一定的选择性，即某种疠气可专门侵犯某脏腑、经络或某一部位而发病，故当某一疠气流行时，其临床症状基本相同，所谓“众人之病皆同”。如痄腮，都表现为耳下腮部肿胀；霍乱，都表现为上吐下泻的肠胃病变。

3. 疠气形成与疫病流行的原因

（1）气候反常　疠气存在于自然环境中，自然气候的反常变化，如干旱、洪涝、酷热、湿雾瘴气等，均有可能滋生疠气而导致疫病的发生。

（2）环境污染和饮食不洁　环境卫生不良，如空气、水源污染会滋生疠气。食物污染、饮食不洁也可引发疫病。如疫毒痢即是疠气随饮食入里而发病。

（3）预防隔离不当　因疠气具有强烈的传染性和致病性，人触之多可发病。对感染疠气的患者，应立即进行隔离。如预防隔离工作不力，常常会造成疫病的流行。

（4）社会因素　社会因素对疠气的发生与疫病的流行有较大的影响。若战乱不停、社会动荡不安、工作环境恶劣、生活极度贫困，卫生防疫条件必然落后，则疠气易于形成，疫病易于流行。若社会安定，经济繁荣，卫生设施齐全，国家会采取积极有效的防疫和治疗措施，疫病就能得到有效的预防和控制。

二、内伤病因

内伤病因是指那些能直接伤及内脏，导致脏腑气血阴阳失调而发病的致病因素，主要包括七情内伤、饮食失宜和劳逸失度。由内伤病因引起的疾病称为内伤病。

（一）七情内伤

七情内伤，是由于情绪变化引起脏腑功能紊乱、气血失和而致疾病发生或诱发的一类病因。因病从内发，故称“七情内伤”。

1. 七情的基本概念

七情，即喜、怒、忧、思、悲、恐、惊七种正常的情志活动，是人体的生理和心理对外界客观事物和现象所作出的不同情志反应，属于正常的精神活动范围，一般不会导致和诱发疾病。当过于突然的、强烈的或持久的情志刺激，超过人体的心理适应能力和生理调节范围，引起机体气机紊乱、脏腑功能失调，才会导致疾病的发生。引起人体不良情志刺激的因素很多，如经济上的大起大落、生活及家庭遭遇变故、人际关系紧张、工作紧张繁忙压力过大等，均可导致身心损伤而发病。

遇到同样的不良情志刺激，有人发病，有人则不发病，这意味着情志致病与个体的适应和调节能力、与个体的脏腑气血盛衰密切相关。性格开朗，正气旺盛，对不良刺激的适应和调节能力较强者，则不易因情志刺激而发病；而性格内向，正气虚弱，对不良刺激的适应和调节能力较弱者，则容易因情志刺激而发病。

2. 七情与人体内脏气血的关系

人体的情志活动与脏腑气血有着密切的联系。精神情志活动是五脏生理活动的表现，外界各种刺激作用于内脏，人体可表现出不同的情志反应。气血是构成机体和维持脏腑功能活动的物质基础，因而也是情志活动的物质基础。不同的情志活动对脏腑气血有不同的影响，而脏腑功能紊乱、气血失调，也会影响情志活动的变化。所以说七情与人体内脏气血关系密切。

3. 七情内伤的致病特点

（1）直接伤及内脏　七情过极致病，可直接伤及内脏，影响脏腑功能而产生病理变化。因七情分属五脏，故七情致病可损伤相应的内脏，即心在志为喜，过喜则伤心；肝在志为怒，过怒则伤肝；脾在志为思，过度思虑则伤脾；肺在志为忧，过度忧悲则伤肺；肾在志为恐，过度恐惧则伤肾。故《素问·阴阳应象大论》说：“怒伤肝”、“喜伤心”、“思伤脾”、“悲伤肺”、“恐伤肾”。但这种对应的损伤并不是绝对的，因人体是一个有机的整体，故情志刺激引发的病变，不会仅局限于某一脏腑，而会引起多脏器的变化，如过度思虑不仅伤脾又可伤心。

临床上，情志内伤最易损伤心、肝、脾三脏。心为“君主之官”、“五脏六腑之大主”，精神之所舍，故七情内伤均可作用于心神，然后影响其他脏腑。惊喜过度易伤心，可致心神不宁，出现心悸、失眠、多梦、健忘，甚则狂躁妄动等症；郁怒过度则伤肝，可致肝气郁结、肝气上逆，出现烦躁易怒、头晕目眩、两胁胀痛、善太息、咽部如有物梗阻，或妇女月经不调、痛经、闭经、乳房胀痛结块等；思虑过度易伤脾，

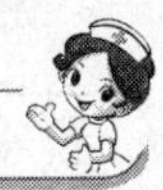

可致脾失健运，出现食欲不振、大便溏泄等。

（2）影响脏腑气机　七情内伤致病，主要是通过影响脏腑气机，导致气血运行紊乱，脏腑功能失调而发病。《素问·举痛论》说：“怒则气上”、“喜则气缓”、“悲则气消”、“恐则气下”、“惊则气乱”、“思则气结”。

怒则气上：气上，即气机上逆之意。过度愤怒可导致肝气疏泄太过而上逆，甚则血随气逆。临床可见头胀头痛头晕、面红目赤，或呕血，甚则突然昏倒、不省人事等。

喜则气缓：气缓，即气机涣散之意。喜之过度的暴喜，可致心气涣散，神不守舍，临床可见精神不能集中，甚至神志失常的现象。但正常的喜悦能缓解紧张情绪，使心情舒畅。

悲则气消：气消，即气的消散和功能减退。过度悲忧会耗伤肺气，从而出现意志消沉、精神不振、胸闷、气短乏力等。

恐则气下：气下，即气机下陷之意。过度恐惧可使肾气不固，气泄于下。临床可见二便失禁，甚至昏厥、不省人事等。

惊则气乱：气乱，即气机紊乱之意。突然受到惊吓，可损伤心气，扰乱心神，导致心无所依，神无所归，可出现惊恐不安、心悸不宁等。

思则气结：气结，即气机郁结之意。过度思虑可影响脾的运化，出现不思饮食、脘腹胀满、便溏等。思虑过度不仅伤脾还可暗耗心血而伤心，出现心悸、失眠、多梦、健忘等。

（3）影响病情变化　在疾病过程中，情志的变化对病情有两方面的影响：一是有利于疾病的康复。病后若保持积极乐观的情绪，可使气血调畅，有利于病情的好转乃至痊愈。二是加重病情。病后若情绪消沉、悲观失望，或情志异常波动，可使病情加重或恶化。如高血压病患者，若暴怒，会导致肝阳亢盛，气血冲逆于上，血压可迅速升高，出现头胀、头痛、眩晕加重，甚则发生脑血管意外而见突然昏厥、半身不遂、口眼歪斜等。由此可见，关注患者的情志活动，加强对患者的精神护理，具有重要的临床意义。

（二）饮食失宜

饮食是人类赖以生存并维持健康的基本条件，是人类后天生命活动所需营养物质的重要来源。但饮食要有节制，饮食结构要合理，定时定量，安全卫生。如果饮食失宜，则可成为致病因素，导致疾病的发生。由于饮食物的消化、营养物质的吸收主要依靠脾胃的功能，故饮食所伤主要影响脾胃，引起消化功能障碍，也可累及其他脏腑而产生他病。饮食失宜包括饮食不节、饮食不洁和饮食偏嗜三个方面。

1. 饮食不节

饮食不节即饥饱失常。饮食应以适量、定时为宜，过饥、过饱或饥饱无常，均可损伤脾胃，导致疾病的发生。

（1）过饥　指摄食不足，如饥而不得食，或有意识限制饮食，或因脾胃功能虚弱而摄食减少等。长期摄食不足，可造成精微物质缺乏，气血生化无源而不足。气血亏虚，一方面可使脏腑组织失养，功能活动减退，临床可见面色少华、心悸气短、神疲乏力、肌肉消瘦等；另一方面，可造成抗病能力低下，易招致外邪入侵，或继发其他疾病。

（2）过饱　指摄食过量，或暴饮暴食，超过了脾胃的受纳运化能力，导致脾胃功能受损，以致饮食积滞不化，形成“食积”，可出现脘腹胀满、嗳腐吞酸、厌食、呕吐、泄泻等。故《素问·痹论》说：“饮食自倍，肠胃乃伤”。由于小儿的脾胃功能较成人为弱，且食量不能自控，更易发生食积的病证。食积日久，可郁而化热、聚湿生痰而变生他病。成年人食滞肠道，阻碍气血流通，可形成痔疮等。婴幼儿食积日久，脾胃功能虚弱使气血化生不足，可造成营养不良，终可导致“疳积”，证见面黄肌瘦、脘腹胀大、手足心热、心烦易哭等。另外，过饱易造成营养过剩，可发展为肥胖、消渴、胸痹等病证。

2. 饮食不洁

饮食不洁，指食用不清洁、不卫生的食物，或进食变质、有毒的食物。饮食不洁而致病变以胃肠道为主，可出现脘腹疼痛、恶心呕吐、肠鸣腹泻或痢疾等。若进食被寄生虫污染的食物，可引发多种肠道寄生虫病，如蛔虫病、蛲虫病等。若食入腐败变质或有毒食物，可出现剧烈腹痛、上吐下泻等中毒症状，重者可出现昏迷甚至死亡。若进食被疫毒污染的食物，可发生某些传染性疾病。

3. 饮食偏嗜

饮食偏嗜，指特别喜好某些性味的食物或专食某些食物。饮食偏嗜主要表现为饮食过寒过热，或五味偏嗜，或嗜酒成癖等方面。

（1）寒热偏嗜　食物之性有温热、寒凉之分。一般而言，良好的饮食习惯要求寒热适中，若过分偏嗜寒热饮食，可导致人体阴阳失调而发病。如过食生冷寒凉食品，易于损伤脾胃阳气，导致运化功能失常，寒湿内生，发生腹痛、泄泻等；如过食辛温燥热食品，易使胃肠积热，出现口渴、口臭、腹胀、便结等，还可酿成痔疮。

（2）五味偏嗜　五味指食物的酸、苦、甘、辛、咸，它们各有不同的作用，不可偏废。五味与五脏，各有一定的亲和性。《素问·至真要大论》说：“夫五味入胃，各归所喜，故酸先入肝，苦先入心，甘先入脾，辛先入肺，咸先入肾。”如果长期偏嗜某味的食物，就会造成与之相应的内脏机能偏盛，功能失调而发病，久之还可破坏五脏的平衡协调关系而出现他脏的病变。如过食酸味食物，可致肝气旺，肝气旺则乘脾，又可导致脾失健运，而出现肝脾不和的征象。

（3）偏嗜肥甘　人的膳食结构要合理，应以谷类、蔬菜为主，辅以肉类、水果，以保证膳食中各种营养物质的调配适宜。若过食油腻肥甘厚味，可湿聚生痰化热，甚至阻滞气血流通，从而引发胸痹、肥胖、中风、消渴、痈肿疮疡等多种病证。

（4）偏嗜烟酒　烟草中含有多种有毒物质，会对机体的很多器官造成损害，尤其对心、肺、胃造成的损害最大。所以，吸烟有百害而无一益。适度饮酒可宣通血脉、舒筋活络、挡避风寒。若长期过度饮酒，嗜酒成癖，则损伤肝胆脾胃，聚湿生痰，内生湿热，可形成多种疾病。如临床上由于饮酒过度引发腹部肿块、腹水等，说明长期过量饮酒会对人体很多脏器产生较大的危害。

（三）劳逸失度

劳逸结合是保证身体健康，维持人体正常生理活动的必要条件。正常的劳动有助

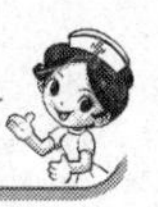

于气血流通，增强体质；必要的休息可消除疲劳，恢复体力和脑力。但若长时间的过度劳作或过度安逸，都不利于健康，可损伤机体引发发病，从而成为致病因素。

1. 过劳

过劳包括劳力过度、劳神过度和房劳过度三个方面。

（1）劳力过度　又称“形劳”，指较长时间从事繁重或超负荷的体力劳动，耗气伤形而积劳成疾。主要表现在两个方面：一是劳力过度主要耗气，尤易耗伤肺脾之气，因肺主一身之气，脾为生气之源，可见神疲体倦、少气懒言、喘息汗出、形体消瘦等症。二是劳力过度可损伤形体组织，即劳伤筋骨。因体力劳动主要是筋骨、关节、肌肉的运动，故长期过度劳作会造成形体组织损伤，出现肢体的疼痛、功能受限等。《素问·宣明五气》说：“久立伤骨，久行伤筋”。

（2）劳神过度　又称“心劳”，指长时间用脑过度、思虑过度，劳伤心脾而积劳成疾。心藏神，脾在志为思，血液是神志活动的重要物质基础，故用神过度、长期思虑，易耗伤心血，损伤脾气。心血被耗可致心神失养，可见心悸、失眠、多梦、健忘等；脾气受损可致脾失健运，可见食欲不振、腹胀便溏，形体消瘦等。

（3）房劳过度　又称“肾劳”，指性生活不加节制，或手淫恶习，或妇女早孕多育等，耗伤肾精肾气而致病。肾藏精，肾精不宜过度耗泄。肾中精气耗伤，可见腰膝酸软、眩晕耳鸣、精神不振、性功能减退等。

2. 过逸

过逸，即过度安逸。包括体力过逸和脑力过逸。正常的劳作，有助于气血流通、阳气振奋。若长期不从事体力劳动，又不进行体育锻炼，过度安逸，一是可致人体气机不畅，脾胃等脏腑功能减弱，出现食少乏力、精神不振、胸闷、肌肉软弱或发胖臃肿等。久则影响血液运行、津液代谢，而生气滞血瘀、痰湿内生等病证；二是可造成体质虚弱，正气不足，抵抗能力下降，易生他病。如常见动则心悸、气喘等，或抗病力弱，易感外邪致病。若长期懒于动脑，可致神气衰弱，则会出现精神不振、记忆力减退、反应迟钝等。

三、病理产物性病因

病理产物性病因是继发于其他病理过程中而形成的致病因素。在疾病发展过程中，由于脏腑功能失调，可造成气血津液代谢失调，形成某些病理产物。形成的病理产物，又能作用于人体，影响机体的正常功能，引起新的病变。病理产物性病因，又称“继发性病因”，常见的有痰饮、瘀血。

（一）痰饮

痰饮是机体水液代谢障碍所形成的病理产物。一般来说，湿聚为水，积水成饮，饮凝成痰，故从形质看，稠浊的称为痰，清稀的称为饮。在许多情况下，水、湿、痰、饮并不能截然分开，故常统称为“水湿”、“水饮”、“痰湿”、“痰饮”。

痰可分为有形之痰和无形之痰两类。有形之痰是指视之可见、闻之有声、触之可及的痰，如呼吸道咳出的痰；无形之痰是指可见到痰之常见症状，但看不到有排出的实质性痰，按痰进行治疗有良好效果，从而推测其病因为痰。如眩晕、心悸、癫狂等病用祛痰的方法治疗有效，则认为该类病的致病因素是无形之痰。

饮的流动性较大，常留积于人体脏器的间隙或疏松部位。由于饮停留的部位不同，临床表现各异。如饮在肠间，可见肠鸣沥沥有声，称为“痰饮”；饮在胸胁，可见胸胁胀满、咳唾引痛，称为“悬饮”；饮在胸膈，可见胸闷、咳喘，不能平卧，称为“支饮”；饮溢肌肤，可见肌肤水肿、身体疼重，称为“溢饮”。

1. 痰饮的形成

痰饮的形成多由外感六淫、七情内伤、饮食失宜等因素导致脏腑功能失常，气化不利，津液代谢障碍，停聚而成。肺、脾、肾及三焦对水液代谢起着重要作用，肺主宣发肃降，敷布津液，通调水道；脾主运化水湿；肾主水，主持和调节人体津液的代谢；三焦为水液运行的通道。故痰饮的形成与肺、脾、肾及三焦的功能失常密切相关。

2. 痰饮的致病特点

（1）阻滞气血运行　痰饮一旦产生可流窜全身，阻滞气机，妨碍血行。若痰饮流注于经络，则致经络阻滞，气血运行不畅，可见肢体麻木、屈伸不利，甚则半身不遂。若痰饮流滞于脏腑，则阻滞脏腑气机，使脏腑气机升降失常。如痰滞在肺，使肺失宣降，可见喘咳咯痰；痰阻于心，使气血运行不畅，可见胸闷心痛；痰停于胃，使胃气上逆，可见恶心呕吐。

（2）影响津液代谢　痰饮本为津液代谢失常的病理产物，一旦形成后，又可成为致病因素作用于人体，进一步影响肺脾肾等脏腑的功能活动，影响津液代谢。如痰湿困脾，可致水湿不运；痰饮阻肺，可致水液不布；痰饮停于下焦，影响肾阳气化功能，可致水液停蓄。

（3）易于蒙蔽心神　痰浊为病，随气上逆，易蒙蔽清窍，扰乱心神，而使心神活动失常。如痰浊上犯于头，可见头目眩晕、头痛头重、精神不振；痰迷心窍，痰火扰心，可致神昏谵妄，或引发癫、狂、痫等疾病。

（4）致病广泛，变幻多端　痰饮形成之后可随气流动，内而脏腑，外至筋骨皮肉，无处不到，随处停滞可造成多种复杂的病证，尤其是痰所致的病证更为广泛。因痰饮在临床上形成的病证繁多，症状表现十分复杂，故有“百病皆由痰作祟”、“怪病多痰”之说。如湿在肌表，可见身重；湿停中焦，可见脘胀；痰气凝结于咽喉可形成梅核气，证见咽部如有异物，吐之不出，咽之不下。痰饮可郁而化热，可伤阳化寒，可挟风、挟热，故痰饮为病，还具有变幻多端，病证错综复杂的特点。

因痰饮是由水湿停聚而成，因此具有湿性重浊、黏滞的特性。故痰饮为病，一是常表现出病情反复发作，病程较长，缠绵难愈，治疗较为困难的特点。二是虽病证繁多，但常见腻苔或滑苔的舌象。

（二）瘀血

瘀血是指体内血行滞缓或血液凝聚而形成的病理产物。包括体内瘀积的离经之血，以及阻滞于血脉及脏腑内运行不畅的血液。

1. 瘀血的形成

（1）气滞致瘀　气能行血。气行则血行，气滞则血瘀。

（2）气虚致瘀　血液的正常循行依靠气的推动和统摄作用。气虚，一是推动血液

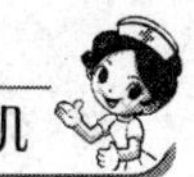

运行无力，可致血行瘀滞；二是无权统摄血液，而致血液溢出脉外凝结不散而成瘀。

（3）血寒致瘀　血得温则行，得寒则凝。寒邪客于血脉，血脉挛缩，则血液凝滞，运行不畅而成瘀血。

（4）血热致瘀　热入于营血，一方面煎灼血中津液，使血液黏稠而运行不畅；另一方面热邪灼伤脉络，迫血妄行，导致出血，离经之血留滞于体内而不消散则成瘀血。

（5）外伤致瘀　各种外伤，如跌打损伤、金刃所伤、手术创伤等，可致脉管破损而出血，所出之血未能排出体外或及时消散，形成瘀血。

2. 瘀血致病的症状特点

瘀血引起的病证较为复杂，但其临床表现有共同特点。

（1）疼痛　多表现为刺痛，痛处固定不移、拒按，夜间痛势尤甚。

（2）肿块　瘀血若积于体表可见局部青紫肿胀，即所谓“血肿”；若积于体内则扪之质地较硬，肿块部位固定不移，即所谓“癥积”。

（3）出血　出血颜色紫黯，或夹有瘀血块。

（4）望诊　可见面色紫暗，口唇、爪甲青紫，舌质紫黯或有瘀斑、瘀点。

（5）脉诊　常见细涩脉或结代脉。

3. 常见的瘀血病证

瘀血致病，病证繁多。因瘀阻的部位不同而有不同的临床表现。瘀阻于心，可见心悸、胸闷、心前区疼痛；瘀阻于肺，可见胸痛、胸闷、咯血；瘀阻于肝，可见胁痛、胁下癥积肿块；瘀阻于胃脘，可见胃脘刺痛，呕血、便血，色黑如漆；瘀阻于胞宫，可见小腹疼痛、痛经、闭经，经色紫黯有血块或崩漏下血；瘀积皮下，可见局部青紫肿痛等。

四、其他致病因素

其他致病因素是指除外感病因、内伤病因、病理产物性病因之外的致病因素。主要介绍外伤、虫兽伤、寄生虫。

（一）外伤

外伤，主要指机械暴力等外力所致的损伤，也包括烧烫伤、冻伤。广义的外伤还包括雷击、溺水、化学伤等。

1. 外力损伤

外力损伤即机械暴力引起的创伤，一般指跌扑、坠落、撞击、碾轧、金刃、负重、枪弹等外力撞击所造成的创伤。这种损伤，轻可使皮肉、血脉破损，而见局部疼痛、青紫瘀斑、出血肿胀；重可致筋肉撕裂、关节脱臼、骨折；若伤及内脏，引起大出血，可危及生命。

2. 烧烫伤

烧烫伤总以火毒为患。多指烈火、沸水、热油、蒸汽等灼伤形体组织造成的损伤。受伤部位可立即出现各种症状。轻者灼伤皮肤而见局部灼热、红肿、剧痛，或起水泡；烧伤严重者，则焦炙肌肉筋骨而见局部如皮革样，或呈蜡白、焦黄，甚至炭化样改变。若大面积烧烫伤，可致火毒内攻脏腑、津液大量外渗而危及生命。

3. 冻伤

冻伤是指低温所造成的局部或全身性的损伤。冻伤的程度与温度及受冻时间密切相关。局部冻伤多发生在手、足、耳廓、鼻尖和面颊等裸露部位和四肢末端。初起因寒性凝滞、收引，局部可见皮肤苍白、冷麻、疼痛，继而局部肿胀、青紫、痒痛，或起水泡，甚至溃烂，溃烂后易引发感染。局部冻伤俗称“冻疮”。全身性冻伤多因外界阴寒太甚，御寒条件太差，使机体阳气严重受损，阳气的温煦和推动血液运行的作用极度降低，而出现寒战、体温下降、面色苍白、唇甲青紫、肢体麻木、反应迟钝，甚至呼吸微弱、神识昏迷、脉微欲绝。如不及时救治，可造成死亡。

（二）虫兽伤

虫兽伤主要指毒蛇、猛兽、狂犬及其他家畜咬伤或蝎、蜂螫伤。猛兽咬伤轻者局部皮肉损伤、出血、肿痛；重者可损伤内脏，或出血过多而致死亡。狂犬咬伤除局部皮肉损伤外，经过一段潜伏期可发为“狂犬病”，出现烦躁、惊恐不安、恐水、恐声、抽搐等症，甚者导致死亡。蝎、蜂螫伤或毒蛇咬伤可出现头晕、心悸、恶心呕吐等全身中毒症状，特别是毒蛇咬伤可迅速导致死亡。

另外，寄生虫也是常见的致病因素。寄生虫寄居在人体内，不仅消耗人体的营养物质，导致气血虚衰，还可以造成脏器的损害而发疾病。人体常见的寄生虫有蛔虫、蛲虫、绦虫、钩虫、血吸虫等。

第二节 病　　机

病机，即疾病发生、发展与变化的机制，它揭示了整个疾病过程的本质特点和基本规律。因此，研究病机是认识疾病本质的关键，也是进行正确诊断、治疗和护理的前提。

一、发病

疾病的发生与机体的内环境和外环境密切相关。内环境指人体的正气，外环境包括自然环境和社会环境。在人体的生命过程中，始终受到外环境的影响，并在适应和改造外环境的过程中维持着自身的协调平衡及其与外环境的协调统一，从而保证稳定有序的生命活动。

疾病的发生关系到正气和邪气两个方面。正气，指人体的机能活动及抗病、调节、修复能力。邪气，泛指各种致病因素，如六淫、疠气、七情内伤、饮食失宜、痰饮、瘀血、外伤等。疾病的发生虽然是一个复杂的病理过程，但概括起来主要是病邪对机体的损害和人体正气抗损害两者之间的矛盾斗争。因此，中医学常从正邪相争的角度来认识疾病发生的机制。

（一）邪正双方在发病中的作用

1. 正气不足是发病的内在根据

正气具有防御作用，可抵御外邪、驱逐病邪、修复病理损害并能维持脏腑经络功能的协调。中医学非常重视人体的正气，认为正气的强弱对于疾病的发生、发展及其

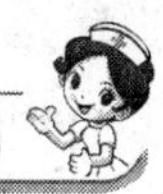

转归起着主导作用，是决定是否发病的关键因素。人体的正气旺盛，气血充盈，抗邪防病有力，则邪气难以入侵，疾病就无从发生。《素问·刺法论》说“正气存内，邪不可干。”反之，当人体的正气相对虚弱，抵御邪气的能力降低时，邪气即可乘虚入侵，造成人体的阴阳失调，脏腑气血功能紊乱，从而导致疾病的发生。《素问·评热病论》概括为“邪之所凑，其气必虚。”所以说正气不足是疾病发生的内在根据。

2. 邪气是发病的重要条件

中医虽然强调正气在发病中的主导地位，同时也非常重视邪气在发病中的作用。认为邪气的入侵是导致疾病发生的直接因素，没有邪气的侵袭，机体一般不会发病。所以说，邪气是疾病发生的重要条件。在某些情况下，邪气也可主导疾病的发生。当邪气的毒力和致病力特别强，正气虽盛也难以抵御的情况下，邪气对疾病的发生就会起决定性的作用。如疠气、高压电、枪弹伤、烫伤、虫兽伤等，即使正气旺盛，也难免被其损伤而产生疾病。

（二）邪正斗争的胜负决定发病与否

疾病发生的过程，就是正邪相争的过程。正邪相争的胜负决定着疾病的发生或不发生。

正胜邪则不发病：如正气旺盛，抗邪能力强，邪气就难以侵犯人体，即使侵入，正气也能奋力驱邪外出，及时消除其病理影响，不出现临床症状和体征，即不发病。

邪胜正则发病：若邪气偏胜，正气相对不足而抗邪无力，邪气则得以入侵，造成机体的阴阳气血失调，脏腑功能失常，出现临床症状和体征，即疾病发生。

二、基本病机

基本病机是阐述疾病过程中病理变化的一般规律及其基本原理。疾病的种类繁多，临床表现也错综复杂，但其基本病机主要包括邪正盛衰、阴阳失调等。

（一）邪正盛衰

邪正盛衰，是指在疾病过程中，机体的正气与致病邪气之间相互斗争所发生的盛衰变化。邪气入侵人体后，正气与邪气即相互斗争、相互作用。邪正斗争的盛衰决定着病证的虚实变化和疾病的转归。

1. 邪正盛衰与虚实变化

邪正的盛衰不仅可以产生单纯的实证或虚证的病理变化，在病情复杂的疾病中，还会出现虚实之间的多种变化，主要有虚实错杂、虚实转化和虚实真假。

（1）虚实病机　《素问·通评虚实论》说：“邪气盛则实，精气夺则虚。”虚和实是相比较而言的一对病机概念。

实，指邪气盛，是以邪气亢盛而正气未衰，以邪气盛为矛盾主要方面的一种病理变化。也就是说邪气虽然强盛，由于机体的抗病能力未衰，能积极与病邪抗争，故正邪斗争剧烈，病理反应明显，临床上表现出一派亢盛、有余的证候，称为实证。实证常见于外感病的初期和中期，或由于湿浊、痰饮、食积、气滞、瘀血等引起的内伤病证。

虚，指正气虚，是以正气亏虚为矛盾主要方面的一种病理变化。主要表现为机体的精、气、血、津液亏损，脏腑功能减弱，防御和调节能力低下，而邪气已退或不明显，故正邪相争难以出现较为剧烈的病理反应。临床上表现出一派虚弱、衰退、不足的证候，称为虚证。虚证常见于先天禀赋不足或后天失养所致的素体虚弱，各种慢性消耗疾病中正气大伤，或大汗、大吐、大泻、大失血之后。

（2）虚实错杂　是指在疾病过程中，邪盛和正虚同时存在的病理状态。在疾病过程中，邪正的盛衰不仅可以产生单纯的实证或虚证的病理变化，在一些病程较长、病情复杂的疾病中，还会出现较为复杂的虚中夹实或实中夹虚的病理变化。

虚中夹实，指以正气虚衰为主又兼有实邪为患的病理状态。如脾气不足，运化无权，而致水湿内停的脾虚湿滞证，临床既有脾气虚弱的神倦乏力、食欲不振等症；又有水湿停聚的脘腹痞满、舌苔厚腻等。病理变化以脾气虚为主。

实中夹虚，指以邪实为主又兼有正气虚弱的病理状态。如在外感热病的发展过程中，邪热炽盛可耗气伤津，临床可出现热盛所致的高热、汗出、便秘等实热象；又有口干舌燥、气短乏力等气津两伤的虚象。病理变化以邪热炽盛为主。

（3）虚实转化　指在疾病过程中，由于邪气伤正，或正虚致邪气积聚，发生的由实转虚或因虚致实的病理变化。疾病过程中，正邪双方处在不断地斗争和消长之中，当正邪双方的力量消长变化到一定程度时，则疾病的虚实性质会发生转变。

由实转虚，指本以邪气盛为主要矛盾的实性病变转化为以正气虚为主要矛盾的虚性病变过程。如外感暑热病邪的实热证，若治疗不及时或治疗不当，暑热邪气过度伤津耗气而致气脱津泄，最终出现亡阴、亡阳的虚脱证，此为由实转虚。

因虚致实，指本以正气亏损为主要矛盾的虚性病变转化为以邪气盛较突出的病变过程。如肾阳虚衰，不能主水，可形成阳虚水停之证，此水湿泛滥，乃肾阳不足，气化不利所致，故称之为因虚致实。因虚致实的病机，正气虚衰的现象仍然存在，只不过邪气盛的现象占突出地位，实为一种虚实错杂的病理变化。

（4）虚实真假　指在某些特殊情况下，疾病的临床表现出现与疾病的本质不符的假象，主要有真虚假实和真实假虚的两种病理现象。

真虚假实，指疾病的本质属于正气虚损，但临床上反见部分类似实证的表现。如脾气虚弱运化功能减退，既可见食少纳呆、神疲乏力脾无力运化的气虚症状，同时又可见腹胀、腹满类似“实”的假象。

真实假虚，指疾病的本质属于邪气亢盛，但临床上反见部分类似虚证的表现。如热结肠胃的里实热证，既可出现大便秘结、腹满硬痛拒按、高热谵语的实热症状，同时又可见因阳气被郁，不能外达于四肢而导致的四肢逆冷类似“虚”的假象。

2. 邪正盛衰与疾病转归

在疾病发展过程中，邪正双方在斗争过程中其力量的对比不断发生消长盛衰的变化，这种变化对疾病的转归起着决定性的作用。

（1）正胜邪退　指疾病过程中，正气奋起抗邪，邪气渐趋衰退，疾病向好转或痊愈的方向发展的一种转归，是许多疾病中最常见的一种结局。这是由于机体正气比较旺盛，抗御病邪的能力较强，或及时得到正确的治疗，邪气难以进一步发展，对机体的损害作用消失或终止，机体脏腑、经络组织的功能得以恢复，精、气、血、津液的

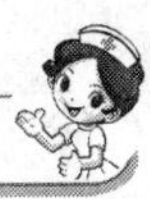

耗伤得以补充，机体阴阳双方在新的基础上又获得了相对平衡。

（2）邪胜正衰　疾病过程中，邪气亢盛，正气虚弱，抗邪无力，疾病向恶化、危重甚至死亡方向发展的一种转归。这是由于邪气炽盛而正气虚弱，或失治误治，机体抗御病邪的能力日趋低下，邪气对机体的病理性损害日趋严重，病情因而趋向恶化、加重。若正气衰竭，阴阳离决，则机体的生命活动即告终止。

（二）阴阳失调

阴阳失调，是指在疾病的发生发展过程中，由于致病因素的影响，导致机体的阴阳双方失去相对的平衡协调而出现的阴阳偏胜、偏衰、互损、格拒、亡失等一系列病理变化，其中阴阳的偏胜偏衰是各种疾病最基本的病理变化。

1. 阴阳偏盛

阴阳偏盛是指人体阴阳双方中的某一方过于亢盛的病理变化，导致的是“邪气盛则实”的实证。阳邪侵入人体可导致阳偏盛；阴邪侵入人体可导致阴偏盛。阳偏盛必然伤阴；阴偏盛必然伤阳，这是阴阳偏盛的必然发展趋势。

（1）阳偏盛　即阳胜，是指机体在疾病过程中出现的阳气病理性偏盛，机能亢进、热量过剩的病理状态。其病机特点多表现为阳盛但阴未虚的实热证。

阳偏盛多由感受温热阳邪，或感受阴邪但从阳化热，或情志内伤五志过极化火，或气滞、血瘀、食积等郁而化热所致。阳偏盛的病理变化首先表现为阳盛而阴未衰的实热证，临床表现以热、动、躁为特点，可见壮热、烦躁、口渴、面赤等，即所谓“阳胜则热”。阳热亢盛则对阴液制约太过，故可出现口干咽燥，小便短赤，大便干结等津液被伤的症状，即所谓“阳胜则阴病”。

（2）阴偏盛　即阴胜，是指机体在疾病过程中出现的阴气病理性偏盛，导致机能衰减、产热不足，以及病理性代谢产物积聚的病理状态。其病机特点多表现为阴盛而阳未衰的实寒证。

阴偏盛多由感受寒湿阴邪，或过食生冷，导致阳不制阴，阴寒偏盛所致。阴偏盛的病理变化首先表现为阴盛而阳未虚的实寒证，临床表现以寒、静、湿为特点，可见形寒肢冷、蜷卧、脘腹冷痛等，即所谓“阴胜则寒”。阴寒偏盛过度制约阳气，故可出现面色苍白、小便清长、大便溏泄等阳气受损的症状，即所谓“阴胜则阳病”。

2. 阴阳偏衰

阴阳偏衰是指人体阴精或阳气某一方虚衰不足而出现的病理状态，导致的是“精气夺则虚”的虚证。在正常情况下，阴阳双方通过对立制约、互根互用维持着动态平衡。由于某种原因，导致阴或阳某一方衰弱时，则出现不能制约对方而引起对方相对亢盛的病理状态。

（1）阳偏衰　即阳虚，是指机体阳气虚损，机体失于温煦，导致机能减退、代谢减缓、产热不足的病理状态。其病机特点多表现为阳气不足，阴相对偏亢的虚寒证。

阳偏衰多由先天禀赋不足，或后天失养，或劳倦内伤，或久病损伤阳气所致。一般以脾肾阳虚为主，尤以肾阳不足为最。临床表现以温煦、推动、兴奋功能减退为特点。阳气虚衰，温煦功能降低，难以温暖全身，可出现畏寒喜暖、四肢不温的虚寒之象，即所谓“阳虚则寒”；推动作用不足，脏腑、经络某些功能活动减退，血液运行迟缓，津液停聚而成痰饮；兴奋作用低下，可见精神萎靡不振、喜静少动等。

（2）阴偏衰　即阴虚，是指机体的精、血、津液等物质不足，阴不制阳，导致阳气相对偏盛，机能虚性亢奋的病理状态。其病机特点多表现为阴液不足，阳气相对偏盛的虚热证。

阴偏衰多由阳邪伤阴，或五志化火伤阴，或久病伤阴所致。一般以肝肾阴虚多见，但五脏俱有。临床表现以滋润、抑制、宁静功能减退，而出现的虚热、失润、虚性亢奋的现象为特点。阴不制阳，可见潮热盗汗、两颧潮红、五心烦热之虚热之象，即所谓“阴虚则热”；滋润作用减退，可见形体消瘦、咽干口燥等。

3. 阴阳互损

阴阳互损是指在阴或阳一方虚损的前提下，病变发展，继而出现相对的一方也不足，形成阴阳两虚的病理状态。阴阳互损是阴阳互根互用的关系失调而出现的病理变化。由于肾阴肾阳乃全身阴液和阳气的根本，故无论阴虚或阳虚，多在损及肾的阴阳以及肾本身阴阳失调的情况下，才容易发生阴损及阳或阳损及阴的阴阳互损的病理变化。

（1）阴损及阳　是指由于阴液亏损较重，累及阳气化生不足或无所依附而耗散，从而在阴虚的基础上又出现了阳虚，形成以阴虚为主的阴阳两虚的病理状态。如肝肾阴虚，阴不制阳可致肝阳上亢，证见头胀头痛、面红目赤等，若病情进一步发展，肾阴亏耗会影响肾阳的化生，继而出现畏寒肢冷等肾阳虚衰的征象。

（2）阳损及阴　是指由于阳气虚损较重，累及阴液化生不足，从而在阳虚的基础上又出现了阴虚，形成以阳虚为主的阴阳两虚的病理状态。如肾阳亏虚，气化不利，水湿泛滥，可引起水肿，随着病变的发展，肾阳亏损会致阴液化生无源而亏虚，继而出现烦躁不安、日益消瘦等肾阴虚的征象。

4. 阴阳格拒

阴阳格拒是指在阴或阳一方极盛的基础上，将相对的一方排斥格拒于外，而出现真寒假热或真热假寒的病理状态。

（1）阴盛格阳　是指阴寒之邪壅盛于内，逼迫阳气浮越于外的一种病理状态。阴寒内盛是疾病的本质，但由于排斥阳气于外，故临床可在面色苍白、四肢逆冷、下利清谷等阴寒内盛征象的基础上，又出现面红、烦渴等假热之象，故称其为“真寒假热”证。

（2）阳盛格阴　是指邪热极盛，深伏于内，而将阴格拒于外的一种病理状态。邪热内盛是疾病的本质，但由于格阴于外，故临床可在壮热、面赤、烦渴、气粗等邪热内盛征象的基础上，又出现四肢厥冷等假寒之象，故称其为“真热假寒”证。

5. 阴阳亡失

阴阳亡失是指机体的阴液或阳气因大量的消耗而亡失，导致生命垂危的一种病理状态。

（1）亡阳　是指机体的阳气发生突然、大量丢失，导致全身机能严重衰竭的一种病理状态。亡阳多由邪气太盛，正不敌邪，阳气突然大量脱失；或汗、吐、下无度，气随液脱；或慢性消耗性疾病，阳气严重耗散而衰竭而致。临床可见精神萎靡、面色

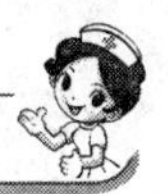

苍白、手足逆冷、大汗淋漓、汗稀而凉、脉微欲绝等危重征象。

（2）亡阴　是指由于机体阴液突然、大量消耗或丢失，导致全身机能严重衰竭的一种病理状态。亡阴多由热邪炽盛，或邪热久留，大量煎熬津液或迫使津液大量外泄；或慢性消耗性疾病，阴液耗竭而致。临床可见烦躁不安、面色潮红、眼球凹陷、呼吸短促、大汗不止、汗出而黏、脉急数无力等危重征象。

由于机体的阴阳存在互根互用的关系，阴亡则阳气无所依附而散越；阳亡则阴液无以化生而耗竭。故亡阴可迅速导致亡阳；亡阳可迅速导致亡阴。最终"阴阳离决，精气乃绝"，生命活动即告结束。

目标检测

【单项选择题】

（1～6题选择项）

A．火邪　B．湿邪　C．风邪

D．寒邪　E．暑邪

1．常为外邪致病先导的邪气是

2．在六淫中，"其性开泄，易袭阳位"的邪气是

3．六淫中最易导致疼痛的邪气是

4．致病后易引起各种出血的邪气是

5．致病后易导致舌苔厚腻的邪气是

6．某患者，夏天于烈日下劳作，卒然昏倒。证见发热、汗出不止、口渴气急，舌红苔黄，脉濡数。导致本证的主要病邪是

（7～9题选择项）

A．隐痛　B．胀痛　C．重痛

D．刺痛　E．绞痛

7．湿邪所致的疼痛多为

8．瘀血造成的疼痛多为

9．气滞造成的疼痛多为

10．湿邪伤人，病程较长，是因为

A．湿性重浊　B．湿性黏滞　C．湿阻气机

D．湿性趋下　E．湿为阴邪

11．火邪、燥邪、暑邪三者共同致病特点是

A．上炎　B．伤津　C．失血

D．生风　E．气虚

12．中医学中关于疾病的基本病机正确的描述是

A．五行失调　B．脏腑虚损　C．六淫侵袭

D．阴阳失调　E．正邪失衡

13．中医学认为，疾病发生的重要条件除了正气不足外，还应包括

A．邪气亢盛　B．四季交换　C．饮食失调

D. 脏腑失调　　　　　　E. 缺乏锻炼

【填空题】

1. 最易受七情所伤的三个脏是________、________、________。

2. 怒则气________，悲则气________，恐则气________，喜则气________，惊则气________，思则气________。

3. 从阴阳失调导致机体寒热变化的角度来说，阴盛则________，阳盛则________，阴虚则________，阳虚则________。

【简答题】

1. 六淫各自的性质和致病特点是什么？

2. 七情致病的条件是什么？有哪些致病特点？

3. 痰饮的致病特点是什么？

4. 瘀血是如何形成的，有什么病证特点？

5. 简述邪正盛衰与疾病的虚实变化。

6. 阴阳失调的主要病理变化有哪些？

【案例分析】

案例1：吴某某，男，42岁。患者4天前发热、头痛、干咳少痰，自服感冒冲剂无效，继而胸痛气喘，体温高达39.2℃，伴咽喉干痛、鼻干咽燥、口干微渴、心烦失眠、小便短赤、大便干结。舌边尖红，苔薄白而干，脉浮数。

（1）本病为燥邪为患，是内燥还是外燥？是凉燥还是温燥？燥邪主要侵犯了哪一脏？

（2）试用燥邪的致病特点分析本病例的临床表现。

案例2：王某某，女，31岁。患者结婚4年未生育。平素性情急躁易怒、胸闷善太息。每次行经都推迟20天以上，经量中等，经色紫黑夹有血块，行经不畅，经期腹痛剧烈、拒按。经前小腹胀满连及胸胁，乳房胀痛，伴随月经周期而发，经后逐渐消失。舌质紫黯，苔薄白，脉沉弦而细。

（1）病史中哪些症状与体征是瘀血的临床表现？

（2）试分析导致该患者瘀血的原因。

（刘　琳）

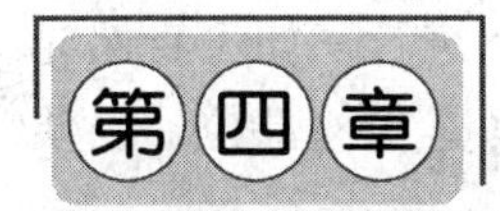

诊法与辨证

学习目标

1. 熟悉望、闻、问、切四种诊察疾病的方法。
2. 掌握望神、望面色、望舌的主要内容。
3. 熟悉问诊的主要内容。
4. 了解闻诊的内容及常见病脉的脉象特征、临床意义。
5. 能运用八纲辨证、脏腑辨证诊断疾病。

【引导案例】

徐某，女，39岁。两天前因气候突变，出现恶风寒，发热，咽痒咳嗽，无汗，身痛，流清涕，咳痰清稀等症。昨日起体温上升至39.5℃，咳嗽加重而来就诊。现见高热，咳喘，咽喉红肿疼痛，胸闷，痰多色黄而黏，口渴思饮，烦躁不安，小便短黄，大便干燥，舌红苔黄腻，脉滑数。

1. 上面案例中的病情资料，哪些是通过望诊获得的？哪些是通过问诊获得的？

2. 运用八纲辨证分析患者疾病的演变过程。

3. 运用脏腑辨证的方法对疾病做出证候诊断。

望、闻、问、切四诊是中医诊察疾病，获取症状、体征等临床资料的基本方法，是对疾病进行辨证的基础。辨证是施治与施护的前提和依据，八纲辨证是各种辨证的纲领；脏腑辨证是临床各科的诊断基础；而卫气营血辨证则是外感温热病的一种辨证方法。

第一节 诊　　法

诊法，是中医诊察和收集疾病相关资料，了解病情的基本方法。它包括望、闻、问、切四种具体方法，简称“四诊”。

一、望诊

望诊是运用视觉观察患者的整体和局部的异常变化，以诊察和收集疾病相关资料的一种方法，在四诊中占有重要地位。望诊需结合患者病情，有步骤、有重点地实施，一般按照先全身，后局部的次序进行。望诊应在明亮的自然光线下进行，如无自然光线，也可在日光灯下进行，但不可采用有色光源。望诊时要充分暴露受检部位，以便能清楚的进行观察，同时应注意保持室内温度适宜。

（一）望神

望神就是观察人生命活动的外在表现，即通过观察人体的总体状态，来判断病情的方法。望神应重点观察患者的精神、意识、面目表情、形体动作、反应能力等，其中对眼神的观察尤其重要。临床上主要有“得神”、“少神”、“失神”等几种表现。

1. 得神

得神又称“有神”。其临床表现是：神志清楚，目光明亮，呼吸平稳，语言清晰，面色荣润，表情自然，体态自如，反应灵敏等。得神提示被观察者精充、气足、神旺，可见于健康人；如见于患者，说明虽病但较轻浅，预后良好。

2. 少神

少神又称“神气不足”。其临床表现是：精神不振，健忘，嗜睡，声低懒言，倦怠无力，动作迟缓等。少神提示患者精气神损伤较轻，预后较好。

3. 失神

失神又称“无神”。其临床表现是：目光晦暗，瞳神呆滞，精神萎靡，反应迟钝，语言低弱或不清，动作迟缓；甚至神志昏迷，言语错乱，呼吸异常，或循衣摸床，撮空理线，或卒倒而目闭口开，手撒尿遗等。失神提示患者精气神损伤严重，预后不良。

4. 假神

假神是指危重患者出现突然“好转”的假象。其临床表现是：神昏不清，目无光彩，不欲语言者，突然神志清醒，精神转佳，目光明亮，语言不休，欲见亲人等。假神提示脏腑精气极度衰竭，正气将脱，阴不敛阳，虚阳外越，阴阳即将离绝，多为临终前的预兆。

（二）望面色

望面色是通过观察患者面部的颜色与光泽，以诊察病情的方法。面部的色泽是脏腑气血的外荣，其变化可反映患者脏腑精气的盛衰和疾病的性质、部位。面色荣润光泽，提示脏腑精气未衰，为无病或病轻；面色晦暗枯槁，提示脏腑精气已衰，多属病重。

1. 常色

常色是健康人的面部色泽。健康的中国人常见面部色泽是“红黄隐隐，明润含蓄”。常色又有主色和客色之分。个体因先天差异而以某色为主，如偏红、偏黑、偏白或偏黄等，一生基本不变，称为主色。因季节、气候而发生正常变化的面色，称为客色。

2. 病色

病色是疾病状态下所表现的异常色泽，一般分青、赤、黄、白、黑五种，是不同脏腑和不同性质病变的表现，即“五色主病”。

（1）青色　主寒证、痛证、瘀血、惊风。

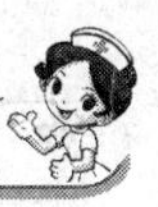

青色为气血不通，经脉瘀阻所致。寒主收引主凝滞，寒盛而留于血脉，则气滞血瘀，故面色发青。经脉气血不通，不通则痛，故疼痛可面见青色。面色青灰，口唇青紫，伴心胸闷痛或刺痛，为心阳不振，心血瘀阻。小儿鼻柱、眉间及口唇四周青紫，常见于惊风或惊风先兆。

（2）赤色　主热证。

赤色多为火热之邪迫血妄行，血液充盈脉络所致。面色红赤或满面通红，一般为实热证的表现；午后两颧潮红，可见于虚热证。

（3）黄色　主虚证、湿证。

黄色多由脾虚气血生化之源不足，或湿邪内困，脾运不健所致。面色淡黄无泽，枯槁无华，称为“萎黄”，属脾胃气虚，气血不荣；面色黄而虚浮，称为“黄胖”，属脾失健运，水湿泛溢肌肤。面目、一身肌肤俱黄，尿黄者，称为“黄疸”，如面黄鲜明如橘皮色者，为“阳黄”，多属湿热证；面黄晦暗如烟熏者，为“阴黄”，多属寒湿证。

（4）白色　主虚证、寒证、失血证。

白色为阳气虚衰，气血不荣所致。面色白而虚浮，多为阳虚；面色淡白而消瘦，为营血亏虚；若急性病突然面色苍白，伴冷汗淋漓，多为阳气暴脱。

（5）黑色　主肾虚、寒证、水饮、瘀血。

黑为阴寒水盛或气血凝滞的病色。面色黧黑，多为肾阳衰微；面黑而干焦，多为肾阴亏虚；面色黑而肌肤甲错，为有瘀血；眼眶黑为肾虚或有水饮。

（三）望形态

望形态，是观察患者形体的强弱、胖瘦以及活动的状态。

1. 望形体

主要是观察患者形体的壮、弱、胖、瘦。一般来讲，形体的强弱，与五脏功能的盛衰是一致的。形体肥胖，皮肤细白，少气乏力为形盛气虚之痰湿体质；形体干瘦，皮肤苍黄，肌肉削瘦，易躁易怒为阴虚内热之多火体质。面目浮肿而腹胀为水肿；大肉削瘦，肌肤干瘪，形肉已脱，为病情危重之恶病质。

2. 望动态

主要是观察患者的动静姿态及与疾病有关的体位变化。阳证、热证、实证多以动为主，可见卧时面常向外，转侧时作，喜仰卧伸足，弃衣揭被，不欲近火，坐卧不宁，烦躁不安等；阴证、寒证、虚证多以静为主，可见卧时面常向里，蜷缩成团，不欲转侧，喜加衣被，喜卧少坐等。患者咳喘，坐而仰首，多属痰涎壅盛的肺实证；坐而俯首，气短不足以息，多属肺虚或肾不纳气之证。半身不遂，口眼㖞斜的患者，多属风痰阻络。颈项强直，四肢抽搐，角弓反张，是肝风内动之象。关节肿胀屈伸困难，行动不便，多属痹证；四肢痿弱无力，不能握物和行动，多属痿证。

（四）望头面、五官

1. 望头面

（1）望头部　望头部主要是观察头之外形、动态及头发的色质变化及脱落情况，以了解脑、肾的病变及气血的盛衰。小儿头形过大或过小，伴有智力发育不全者，多属先天不足或肾精亏损；小儿囟门下陷者，多为津液损伤或脑髓不足；囟门高突者，多为痰热内蕴或火邪上攻，亦可见于脑髓有病；囟门迟闭者，多属肾精不足。头发稀疏不长，是肾气亏虚；头发黄而干枯，久病落发，多为精血不足；青少年脱发，多因肾虚或血热；突然出现片状脱发，多属血虚受风；青年白发，伴有健忘，腰膝酸软者，属肾虚。

（2）望面部　腮部一侧或两侧突然肿起，逐渐胀大，并且疼痛拒按，多兼咽喉肿痛或耳聋，多属温毒，可见于痄腮等；面部口眼歪斜，多属中风；面肿，多见于水肿病。

2. 望五官

（1）目　目赤红肿，多属风热或肝火；白睛发黄，兼见皮肤发黄及尿黄，为黄疸；眼睑淡白，属气血不足；眼泡浮肿，多为水肿。

（2）耳　耳轮肉厚，色红明润为肾精充足或病浅易愈；肉薄干枯为肾精不足。耳肿痛多为邪气实；耳旁红肿疼痛可因风热外袭或肝胆火热；耳中疼痛，耳聋流脓者为胆经有热或肝胆湿热。

（3）鼻　鼻流清涕，多属外感风寒；鼻流浊涕，则属风热；久流浊涕而有腥臭味者，为鼻渊，多是肝经蕴热；鼻翼煽动，多见于肺热，或见于肺肾精气衰竭而出现的喘息。

（4）口唇　唇色淡白，多属气虚或血虚；唇色青紫，多属寒凝或瘀滞；唇色深红而干，多为热证；唇色淡而晦暗，多为寒证或虚证。口唇糜烂，为脾胃有热；口唇燥裂，多是燥热伤津。

（5）齿龈　龈色淡白，多属血虚不荣；牙龈红肿，多属胃火上炎；牙龈出血而红肿，为胃火伤络。

（6）咽喉　咽部红肿疼痛为肺胃有热，兼见黄白脓点为肺胃热盛；咽红干痛为热盛伤津；若咽部嫩红，痛不甚剧，为阴虚火旺；乳蛾红肿疼痛多属风热或痰火。

（五）望皮肤

皮肤居一身之表，为肌体御邪之屏障，内合于肺，为气血所荣。脏腑病变，可通过经络反映于肌表皮肤。望皮肤，应注意色泽形态的变化及斑疹的鉴别。

1. 皮肤形色

皮肤大片红肿，色赤如丹者，多为实热火毒所致；皮肤面目皆黄，是为黄疸，多由脾虚湿盛所致；皮肤表面粗糙如鳞，按之涩手，肌肤甲错者，是血虚夹瘀所致；皮肤青紫色，可见于寒冷伤体或外伤等所致的皮肤脉络运行不畅。皮肤虚浮肿胀，多属水湿泛滥之证；皮肤干瘪枯槁，多由津伤液耗所致。

2. 斑疹

斑和疹都是全身性疾病反映于皮肤的病症。平铺于皮下，摸之不碍手者，谓之斑。高出于皮肤，摸之碍手者，谓之疹。望斑疹主要观察其色泽与形态的变化。

斑疹的色泽：以鲜活润泽为顺。若深红如鸡冠色，多为热毒炽盛；色紫暗者，多为热毒盛极，阴液大伤；色淡红或晦暗，并见四肢冰凉，脉细弱的，为正气不足或阳气衰微。

斑疹的形态：一般以分布均匀，稀疏者为邪浅病轻；稠密，或根部紧束有脚，为

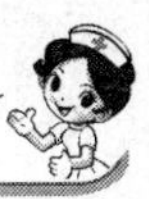

热毒深重之候；疏密不匀，或先后不齐，稍见即隐，多是邪气内陷之候。

（六）望舌

望舌，又称舌诊，是望诊的重要组成部分，也是中医诊断疾病的重要依据之一。

正常的舌象是舌体柔软，活动自如，淡红润泽，不胖不瘦，舌面铺有薄薄的、颗粒均匀、干湿适中的白苔，常形容为“舌淡红，苔薄白”。表示脏腑功能正常，气血津液充盈，胃气旺盛。在内外环境因素影响下，正常舌象可因年龄、体质、性别、气候等发生改变。儿童舌质多淡嫩，舌苔少或薄；老年人舌质较暗红，这些一般不属病态。

由于舌通过经络直接或间接与脏腑相联系，所以脏腑的精气可上达于舌，同时脏腑的病变亦可从舌象的变化上反映出来。一般舌尖部多反映上焦心肺病变，舌中部多反映中焦脾胃病变，舌根部多反映下焦肾的病变，舌两侧多反映肝胆病变。

望舌时，以白天充足柔和的自然光线直接照射到舌面为宜。舌体放松，自然伸出口外，舌面平展，舌尖略向下，尽量张口使舌体充分暴露。先观察舌体的色质，后看舌苔。应注意服用某些食物或药物，会使舌象发生变化，造成“染苔”，如食用黄瓜可将舌苔染成黄绿色。

望舌主要是观察舌质与舌苔的变化。

1. 望舌质

舌质，是舌的肌肉脉络组织，又称舌体。望舌质包括望舌色、舌形、舌态等方面的变化，通过望舌质，可以了解脏腑之虚实、气血之盛衰、病邪之性质。

（1）望舌色　主要是观察舌质颜色的异常变化。

①淡白舌：较正常舌色浅淡为淡白舌。主虚证、寒证。如舌淡白不泽，舌体瘦薄，则属气血虚；若淡白湿润，舌体胖嫩，多属虚寒证。

②红舌：较正常舌色更红为红舌。主热证，有虚实之分。若舌色鲜红起芒刺或兼黄厚苔，多属实热证；舌色鲜红少苔或无苔，则属虚热证；舌尖红者，为心火亢盛；舌边红者，为肝胆火旺。

③绛舌：舌色深红为绛舌。绛舌亦主热证。有外感和内伤之分，外感热病见绛舌，为邪热已深入营血；内伤杂病见绛舌少苔或无苔，多属阴虚火旺，常见于久病、重病之人。若舌色绛红，舌面光如镜面，为胃津消亡；舌色绛红而干枯者，为肾阴枯涸。

④紫舌：舌质色紫为紫舌。主热证、寒证、瘀血。舌绛紫干枯少津，为热盛伤津、气血壅滞；舌淡紫或青紫湿润者，多为寒凝血瘀。舌面或舌边见紫色斑点、斑块，称瘀点或瘀斑，为血瘀证。

（2）望舌形　舌形是指舌质的形状。

①胖大舌：较正常舌体胖大为胖大舌。若舌体胖嫩，色淡，多属脾肾阳虚，津液不化，水饮痰湿阻滞所致；如舌体肿胀满口，色深红，多属心脾热盛；若舌肿胖，色青而暗，多见于中毒。

②瘦薄舌：舌体瘦小而薄，为瘦薄舌。瘦薄而色淡者，多是气血两虚；瘦薄而色红绛且干者，多是阴虚火旺，津液耗伤所致。

③裂纹舌：舌面上有各种明显的裂纹，为裂纹舌。若舌质红绛而有裂纹，多属热盛津伤，阴液亏损；舌色淡白而有裂纹，多为气血不足。

④齿痕舌：舌体边缘有牙齿的痕迹，为齿痕舌。多由舌体胖大而受齿缘压迫所致。故齿痕舌常和胖大舌同见，多属脾虚。若舌质淡白而湿润，多为脾虚而寒湿壅盛。

⑤芒刺舌：舌乳头增生、肥大、高起如刺，为芒刺舌。芒刺干燥，多属热邪亢盛，且热愈盛则芒刺愈多。根据芒刺所生部位，可分辨邪热所在脏腑，如舌尖有芒刺，多属心火亢盛；舌边有芒刺，多属肝胆火盛；舌中有芒刺，多属胃肠热盛。

⑥老嫩舌：舌质纹理粗糙，形色坚敛，谓苍老舌。不论舌色苔色如何，舌质苍老者，多属实证。舌质纹理细腻，其色娇嫩，其形多浮胖，称为娇嫩舌，多主虚证。

（3）望舌态　舌态是指舌体的动态。

①强硬舌：为舌体不柔和，屈伸不利，或不能转动者。多因热邪亢盛，灼伤阴津，舌脉失养或痰浊内闭所致。

②萎软舌：见舌体软弱，伸缩无力，转动不便。多因气血虚极，阴液亏耗，筋脉失养所致。

③颤动舌：见舌体不自主地颤动，动摇不定。多因阴血亏虚，筋脉失养，舌脉挛急，或因邪热亢盛，燔灼肝经，筋脉拘急所致。

④歪斜舌：舌体偏斜于一侧，多是中风或是中风先兆。

⑤短缩舌：舌体紧缩不能伸长，多是危重证候的反映。

2. 望舌苔

舌苔是舌面上附着的苔状物，由胃气上蒸所生，故舌苔的变化可反映胃气的盛衰。病理舌苔的形成，一是胃气夹饮食积滞之浊气上升而生；二是邪气上升而形成。通过望舌苔，可以了解病邪的深浅，邪正的消长。望舌苔包括望苔色和苔质两方面的内容。

（1）望苔色　苔色的变化，有白苔、黄苔、灰苔、黑苔几种。

①白苔：多见于表证、寒证。苔白薄者，多为表证；苔白厚者，多为寒证；舌苔白腻者，多属湿浊或食积。

②黄苔：多主热证、里证。淡黄为热轻，深黄为热重，焦黄为热结。黄苔主里证，多为表邪入里化热，故黄苔常与红绛舌并见。若舌苔黄而腻，为湿热或食积化热。

③灰苔：主里热证、寒湿证。灰色为浅黑色，常可发展为黑苔，故灰黑苔常同时并见。苔灰而干燥，是热甚伤津，为外感热病；苔灰而润，为痰饮内停，或为寒湿内阻。

④黑苔：黑苔多由灰苔或黄苔发展而来。主里热证、里寒证。若焦黑而燥裂，甚则生芒刺，多为热极伤津；苔黑而润滑，则多属阳虚寒盛。

（2）望苔质　主要观察舌苔的厚薄、润燥、腻腐、剥脱等变化。

①厚薄：疾病初起，病邪在表，病情较轻者，舌苔多薄；而病邪传里，病情较重，或内有饮食痰湿积滞者，则舌苔多厚。舌苔由薄转厚，表示病情由轻转重；舌苔由厚变薄，表示病情由重变轻。

②润燥：苔面干燥少津，谓“燥苔”，是津液不能上承所致，多见于热盛津伤或阴液亏耗的病证；也有因阳气虚，不能蒸化津液向上润泽而苔燥者。苔面水分过多，谓“滑苔”，多是水湿内停之证。舌苔由燥转润，表示病情好转；由润变燥，则表明津液已伤，热邪加重或是邪从热化。

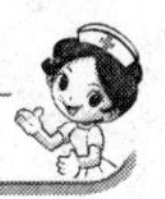

③腻腐：苔质颗粒粗大、疏松而厚，形如豆腐渣堆积舌面，刮之易去者，谓“腐苔”。若苔质颗粒细腻致密，黏滑不易刮去者，谓“腻苔”。腐苔多由阳热有余，蒸腾胃中腐浊邪气上升而成，常见于食积、痰浊等证。腻苔多见于湿浊、痰饮、食积等阳气被阴邪阻遏的病变，如痰饮、湿温等病证。

④剥落：舌苔全部或部分剥落，剥落处舌面光滑无苔者，称为剥苔。舌面光滑无苔，光洁如镜者，称为镜面舌。剥落苔，是胃之气阴不足或气血两虚的表现。镜面舌，是胃气大伤、胃阴枯涸的征象。若花剥而兼有腻苔者，说明痰浊未化，正气已伤，病情较为复杂。

（七）望分泌物与排泄物

望分泌物与排泄物是观察患者的分泌物、排泄物的形、色、质、量等变化，以诊察病情的方法。其望诊的一般规律是：凡色白、清稀者，多属虚证、寒证；凡色黄、稠浊者，多属实证、热证。

1. 望痰涎

（1）痰　观察痰的变化，以辨其性质及有关病变。痰白清稀，多属“寒痰”；痰黄质稠，多属“热痰”；痰少而黏，难以咯出，多属“燥痰”；痰多色白而易咯，多属“湿痰”；痰中带血，血色鲜红，为“咯血”；咯脓血腥臭浊痰，多属“肺痈”。

（2）涎　望涎，主要诊察脾与胃的病变。口流清涎量多者，可见于脾胃虚寒；口中时吐黏涎者，可见于脾胃湿热；睡中流涎者，多属胃中有热或宿食内停。

2. 望呕吐物

呕吐是由于胃气上逆所致。观察呕吐物性状，可辨别胃气上逆的病因、病性。呕吐物清稀无酸臭味，多由脾胃阳虚或寒邪所致；呕吐物秽浊有酸臭味，或呕吐鲜血，夹食物残渣，属肝胃蕴热；呕吐不消化食物，味酸腐，多为“伤食”；呕吐黄绿苦水，属肝郁犯胃；呕吐清水痰涎，胃中有振水声，为“痰饮”。

3. 望大便

观察大便的异常改变，主要可以诊察脾胃肠等脏腑病变及病证的寒热虚实。

（1）大便质地异常　大便质稀，甚至呈水样，次数增多，或完谷不化，或稀溏，为泄泻。大便如黏冻，夹有脓血，里急后重，为痢疾。大便燥结，排出困难，数日一行者，为便秘。

（2）便血　泛指血从肛门下泄，粪便带血或单纯下血。便血，色鲜红，附在大便表面或于排便前后滴出者，为近血。便血，色暗红或紫黑，与大便混合者，为远血。

4. 望小便

观察小便的异常改变，主要可诊察津液盈亏、阴阳盛衰及相关脏腑的功能状况。小便清长，多属虚寒证；小便短黄，多属实热证；尿中带血，可见于尿血、血淋；尿有砂石，见于石淋；小便浑浊，如米泔水或滑腻如脂膏，排尿不畅，见于尿浊或膏淋。

【附】望小儿指纹

望小儿指纹，是观察3岁以下小儿食指桡侧缘浅表络脉的形色变化，以诊察疾病的方法。小儿指纹分“风”、“气”、“命”三关，即食指近掌部的第一节为“风关”，

第二节为“气关”，第三节为“命关”。望小儿指纹时，令家长抱小儿面向光亮，医生用左手拇指和食指握住小儿食指末端，再以右手拇指适当用力在其食指桡侧，从命关向气关、风关直推几次，使指纹显露，便于进行观察。

正常指纹，络脉色泽浅红兼紫，隐隐于风关之内，大多不浮露，甚至不明显，多是斜形、单枝、粗细适中。对小儿病理指纹应从纹位、纹色、纹态等方面进行观察，其要点可概括为：浮沉分表里，红紫辨寒热，淡滞定虚实，三关测轻重。

二、闻诊

闻诊是通过听声音和嗅气味来诊察疾病的方法，是获得患者资料的重要途径之一。听声音，主要是听患者言语气息的高低、强弱、清浊、缓急等变化，以及咳嗽，呕吐，呃逆，嗳气等声响的异常，以分辨病情的寒热虚实。嗅气味，主要是嗅患者病体、排出物、病室等的异常气味，以了解病情，判断疾病的寒热虚实。

（一）听声音

1. 语声

通过听患者声音以及语言的变化可以了解病情。一般来说，语声高亢洪亮，多言而躁动的，属实证、热证；语声低微无力，少言而沉静的，属虚证、寒证。若神志不清，胡言乱语，声高有力的是“谵语”，常见于热扰心神的实证。神志不清，语言重复，时断时续，声音低弱的是“郑声”，属于心气大伤，精神散乱的虚证。

2. 呼吸

呼吸音的变化与肺功能失常密切相关。

（1）气微与气粗　呼吸微弱，多是肺肾之气不足，属于内伤虚损；呼吸有力，声高气粗，多是邪热内盛，气道不利，属于实热证。

（2）哮与喘　呼吸困难，短促急迫甚至鼻翼煽动，或张口抬肩不能平卧者称为喘。喘气时喉中有哮鸣音的称为哮。喘有虚实之分，若喘息气粗，声高息涌，唯以呼出为快的，属实喘，常因肺有实邪，气机不利所致；若喘声低微息短，呼多吸少，气不得续的，属虚喘，乃肺肾气虚，摄纳无力之故。哮证有寒热之分，寒哮，多在冬春季节，遇冷而作，多因阳虚痰饮内停，或寒饮阻肺所致；热哮，常在夏秋季节，气候燥热时发作，多因阴虚火旺或热痰阻肺所致。

（3）少气和短气　呼吸微弱，气少不足以息的，称为“少气”，多因气虚所致。短气是以呼吸短促，不相接续为特点，其症似虚喘而不抬肩，似呻吟而不无痛楚，多因肺气不足所致；此外，若胸中停饮也可见短气，为水饮阻滞胸中气机，肺气不利而致。

3. 咳嗽

咳嗽是肺病最常见的症状，常由肺失宣肃，肺气上逆所致。外感咳嗽，起病较急，病程较短，常兼表证，多属实证；内伤咳嗽，起病缓慢，病程较长或反复发作，以虚证居多。咳声重浊，多为实证；咳声低微，多属虚证。咳声不扬，痰黄稠难咯，多属热证；干咳无痰或少痰，为燥邪犯肺或肺阴亏虚；咳有痰声，量多易咯，属痰湿阻肺。咳嗽阵作，呈痉挛性，咳剧气逆则涕泪俱出，甚至呕吐，咳声终止时如鸡啼，为顿咳，又称为“百日咳”，5 岁以下小儿多见。

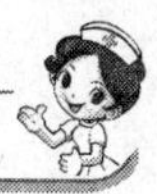

4. 呕吐

呕吐是胃气上逆的表现。由于导致胃气上逆的原因不同，故呕吐的声响形态亦有区别，从而可辨病证的寒、热、虚、实。如吐势徐缓，声音微弱者，多属虚寒呕吐；而吐势较急，声音响亮者，多为实热呕吐。虚证呕吐多因脾胃阳虚和胃阴不足所致；实证呕吐多是邪气犯胃，浊气上逆所致，多见于食滞胃脘，外邪犯胃，痰饮内阻，肝气犯胃等证。

5. 呃逆、嗳气

呃逆，俗称“打嗝”。呃声高亢而短，响亮有力，多属实热；呃声低沉而长，气弱无力，多属虚寒。日常偶尔打呃，呃声不高不低，无其他不适多为食后偶然触犯风寒，或因咽食急促所致，不属病态。若久病胃气衰败，出现呃逆，声低无力属危证。

嗳气，俗称“打饱呃”，多见于饱食后，可由宿食不化、肝胃不和、胃虚气逆等原因引起。食后嗳出酸腐气味，多为宿食停滞，或消化不良；无酸腐气味的，则为肝胃不和或胃虚气逆所致。

6. 太息

太息又叫“叹息”，是指情志抑郁，胸闷不畅时发出的长吁或短叹声。太息之后自觉宽舒，是情志不遂，肝气郁结的表现。

（二）嗅气味

1. 病体气味

（1）口气　口气臭秽，多属胃热或是消化不良，也见于龋齿、口腔不洁等；口气酸馊则多是胃有宿食；口气腐臭，多是内痈。

（2）汗气　汗出腥膻，是风湿热邪久蕴皮肤，津液受到熏蒸所致。汗出臭秽，为暑热火毒炽盛之证。腋下随汗散发阵阵臊臭气味者，是湿热内蕴所致，可见于狐臭病。

（3）二便　大便酸臭难闻，是肠有郁热；大便溏泄而腥，是脾胃虚寒；大便泄泻臭如败卵，矢气酸臭者，多为消化不良，宿食停滞。小便黄赤浑浊，有臊臭味者，是膀胱湿热；尿甜并有烂苹果样气味者，为消渴。

（4）痰　若患者咳吐浊痰脓血，腥臭异常的，属肺痈，为热毒壅肺所致；咳痰黄稠味腥者，是肺热炽盛所致；咳吐痰涎清稀味咸，无特异气味，属寒证。

（5）经、带、恶露　月经臭秽属热证；气腥是寒证。带下黄稠而臭秽是湿热；色白清稀而腥臭是寒湿。产后恶露臭秽者是湿热下注。

2. 病室气味

病室气味是由病体本身或排出物所散发的。气味从病体发展到充斥病室，说明病情严重。临床上通过嗅病室气味，可推断病情及诊断特殊疾病。如病室有腥味，多为失血；病室有腐臭气，病者多患溃腐疮疡；病室尸臭，多为脏腑衰败，病情危笃；病室尿臊气，见于肾衰；病室有烂苹果样气味，多为消渴危重现象；病室有蒜臭味，多见于有机磷中毒。

三、问诊

问诊是通过询问患者或家属，以了解疾病的发生、发展、治疗经过和目前自觉症状及既往史等的一种方法。

问诊的主要内容，可概括为一般内容和现在症状两个方面：一般内容包括一般项目、主诉、既往史、生活史和家庭史等。一般项目包括姓名、性别、年龄、民族、职业、婚否、籍贯、现单位、现住址等；主诉是患者就诊时陈述其感受最明显或最痛苦的主要症状及其持续的时间，通常是患者就诊的主要原因，也是疾病的主要矛盾；既往史包括既往健康状况，曾患过何种主要疾病，其诊治的主要情况，现在是否痊愈，或留有何后遗症，有无药物或其他过敏史等；生活史包括患者的生活习惯、经历、饮食嗜好、劳逸起居、工作情况等；家族史是指患者直系亲属或者血缘关系较近的旁系亲属的患病情况，有无传染性疾病或遗传性疾病。现在症状是指患者就诊时感到的痛苦和不适，以及与其病情相关的全身情况。

问诊内容涉及范围广泛，既要有重点，又应全面了解。明代医家张景岳著有《十问歌》，内容言简意赅，可作临床问诊时参考："一问寒热二问汗，三问头身四问便，五问饮食六问胸，七聋八渴俱当辨，九问旧病十问因，再兼服药参机变。妇女尤必问经带，迟速闭崩皆可见。再添片语告小儿，天花麻疹俱占验。"

（一）问寒热

寒热是疾病中较为常见的症状。寒冷是患者的主观感觉，凡患者感觉怕冷，加衣被或近火取暖，仍觉寒冷的，称为"恶寒"。若虽怕冷，但加衣被或近火取暖而有所缓解者，则称为"畏寒"。发热是指体温高于正常，或体温正常，但患者自觉全身或某一局部有热的感觉，如五心烦热等。寒热的产生，主要取决于病邪的性质和机体的阴阳盛衰两个方面。寒热的表现形式有恶寒发热、但寒不热、但热不寒和寒热往来四种。

1. 恶寒发热

恶寒发热，即患者恶寒发热同时并见，多见于外感表证。恶寒重而发热轻，多属外感风寒的表寒证；发热重而恶寒轻，多属外感风热的表热证。寒热的轻重与正气的盛衰也有密切关系，如邪轻正衰则往往恶寒发热常较轻；邪正俱盛则往往恶寒发热常较重。

2. 但寒不热

但寒不热，即患者只觉怕冷而不觉发热，可见于外感病初起尚未发热之时，或者寒邪直中脏腑经络，以及内伤病的阳虚证。新病畏寒，多为寒邪直中；久病畏寒，多为阳气虚衰。

3. 但热不寒

但热不寒，即患者只觉发热不觉寒冷，或反恶热。多见于阳盛或阴虚所致的里热证。临床有壮热、潮热、低热等热型。

（1）壮热　即患者身发高热（体温超过39℃），持续不退，不恶寒反恶热，多属风寒入里化热或风热内传的里热实证。正盛邪实，里热炽盛，蒸达于外，故热势严重，常兼有多汗、烦渴等。

（2）潮热　按时发热或定时热甚，如潮有定时。

①阳明潮热：常于日晡（指申时，即下午3～5时）时发热或热甚，伴有腹满硬痛，大便燥结等，又称"日晡潮热"。由胃肠燥热内结所致，常见于阳明腑实证。

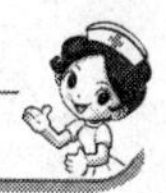

②湿温潮热：以午后热甚，身热不扬（即肌肤初扪之不觉很热，但扪之稍久即感灼手）为特征，伴有头身困重，舌红苔黄腻等，可见于湿温病。

③阴虚潮热：午后或夜间即发低热，或有热自骨内向外蒸发之感，或并见五心烦热，多属阴虚火旺。

（3）低热　轻度发热，热势不高（体温一般在37℃～38℃之间），或仅自觉发热体温并未升高，时间较长。可由阴虚、气虚、气郁、瘀血等所致。

4. 寒热往来

恶寒与发热交替而作，称为寒热往来，是半表半里证的特征。是正邪斗争，互为进退的表现。常兼有口苦、咽干、胁满等症状。若寒战与壮热交替，发有定时，一日一次或二、三日一次者，则为疟疾。

（二）问汗

汗是阳气蒸化津液由体内达于肌表而成。问汗，应注意询问汗之有无，汗出时间、多少、部位及其兼症等，以判断病邪性质及机体的阴阳盛衰等。

1. 表证辨汗

表证无汗，伴有恶寒发热，口淡不渴，鼻塞，流清涕，舌淡苔白，脉浮紧等，为外感风寒表实证。表证有汗，如伴有发热恶风，鼻塞，流清涕，舌淡苔白，脉浮缓等，为外感风寒表虚证；如伴有发热重恶寒轻，口渴，咽痛，鼻塞，流浊涕，舌红苔薄黄，脉浮数等，为外感风热证。

2. 里证辨汗

（1）自汗　经常日间汗出，活动后更甚，称为“自汗”，多属气虚、阳虚证。

（2）盗汗　入睡之后汗出，醒后则汗止，称为“盗汗”，多属阴虚内热或气阴两虚证。

（3）大汗　汗出蒸蒸，并见高热不已，烦渴喜饮，为阳热内盛迫汗外泄的实热证；若见大汗淋漓，伴有呼吸急促，神疲气弱，四肢厥冷，脉微欲绝等，则为亡阳证。

（4）战汗　全身战栗，几经挣扎，继之汗出，称为“战汗”，为正邪相争，病变发展的转折点。若汗出热退，脉静身凉，为邪去正安之征；若汗出而烦躁不安，脉来疾急，为邪盛正衰之危候。

（5）头汗　汗出仅见于头部，多由上焦邪热或中焦湿热郁蒸所致。若见于大病之后，或老年人气喘时，则为虚证；若重病末期，突见额汗大出，多属虚阳上越，阴虚不能敛阳之危象。

（6）半身汗出　半侧身体出汗，或见于左侧，或见于右侧，或见于上半身，或见于下半身，多为一侧经络闭阻，或营卫不和所致。

（7）手足心汗　手足心微汗出者，一般为生理现象。如汗出过多，可为阳气内郁，阴虚火旺或中焦湿热郁蒸所致。

（三）问疼痛

疼痛，是临床上常见的一种自觉症状。可发生在机体的各个部位，发病原因可概括为气滞血瘀所形成的“不通则痛”的实证，以及气血不足或精血亏虚，导致脏腑经络失养所形成的“不荣则痛”的虚证。问疼痛，应询问疼痛的部位、性质、程度、持续的时间及喜恶等。

1. 疼痛的部位

问疼痛的部位，有利于了解病位所在。

（1）头痛　外感风、寒、暑、湿、火等邪气，以及痰浊、瘀血阻滞引起的头痛多为实证；气血津液亏虚，不能上荣于头，导致的头痛多属虚证。前额痛连眉棱骨者，多属阳明头痛；痛在两侧太阳穴附近者，多为少阳头痛；后头部痛连及项部，属太阳头痛；头顶痛，属厥阴头痛。

（2）胸痛　多为心肺病变。胸闷痛而痞满者，多为痰饮；胸胀痛而走窜，叹气后痛减者，多为气滞；胸痛而咳吐脓血者，多见于肺痈；胸痛喘促而伴有发热，咳吐铁锈色痰者，多属肺热；胸痛伴潮热、盗汗者，属肺痨。胸痛彻背，背痛彻心，多属心阳不振，痰浊阻滞的胸痹；胸前憋闷，痛如针刺刀绞，甚则面色灰滞，冷汗淋漓，为真心痛。

（3）胁痛　表现为胁的一侧或两侧疼痛，多与肝胆病变关系密切。胁肋胀痛，易怒，善太息者，为肝气郁结；胁肋胀痛，身目发黄者，为肝胆湿热。

（4）胃脘痛　胃脘冷痛，得热痛减，属胃寒证；胃脘灼痛，消谷善饥，口臭便秘，为胃热证；胃脘灼痛嘈杂，饥不欲食，舌红少苔，属胃阴虚。进食后胃脘疼痛加剧者，为实证；进食后疼痛缓解者，一般为虚证。

（5）腹痛　腹部范围较广，病变较为复杂。腹痛得热痛减者，多属寒证；腹痛喜冷者，多属热证。大腹隐痛，便溏，喜温喜按，属脾胃虚寒。小腹胀痛，小便不利，多为癃闭。小腹刺痛，小便不利，为膀胱蓄血。少腹冷痛，牵引阴部，为寒凝肝脉。绕脐痛，起包块，按之可移者，多为虫积腹痛。

（6）腰痛　即腰脊正中或腰部两侧疼痛。“腰为肾之府”，故腰痛多属肾的病变。腰痛绵绵，酸软乏力，多为肾虚；腰痛遇冷或阴雨天加重，多为寒湿；腰痛如针刺，固定不移，难于转侧者，多为血瘀。

（7）四肢痛　四肢疼痛，或在关节，或在肌肉，或在经络，多由风寒湿邪的侵袭，阻碍气血运行所引起。也有因为脾胃虚损，水谷精气不能运于四肢而发作。疼痛独见于足跟，甚则掣及腰背者，多属于肾虚。

（8）身痛　患者全身骨节，肌肉疼痛，多见于外感风寒表证。若久病周身疼痛，或妇女产后周身疼痛，多因营血不足，气血不和。若患者头身困重，脘闷，纳呆便溏者，为感受湿邪。若患者身重嗜卧，少气懒言，倦怠乏力者，为脾虚。

2. 疼痛的性质

问疼痛性质，可以了解病因、病性及虚实。

（1）胀痛　属气滞。以胁肋部、胸脘及腹部为多见。胸胁胀痛，为肝郁气滞；胃脘胀痛，为中焦气滞；头部胀痛，多见于肝阳上亢或肝火上炎的病证。

（2）刺痛　即疼痛如针刺，属瘀血。痛处固定不移，拒按，以胸胁、少腹、小腹、胃脘部出现为多。

（3）绞痛　痛如刀绞，痛势剧烈，多因有形之实邪阻闭气机。如心血瘀阻引起的真心痛；蛔虫上窜引起脘腹绞痛；结石阻塞尿路引起的小腹绞痛。

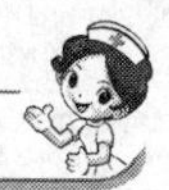

（4）灼痛　痛有灼热感而喜冷恶热，常见于两胁或胃脘部。多因火邪窜络，或阴虚阳亢所致。

（5）冷痛　痛有冷感而喜暖，常见于头、腰、脘腹部。多因寒邪阻滞，气血凝结不通；或阳气不足，脏腑经络失于温养所致。

（6）隐痛　疼痛不剧，绵绵不止，持续时间较长。多见于头、腹、腰部等处。属虚证，多因精血不足，经脉失养所致。

（四）问睡眠

询问患者睡眠时间长短，入睡难易，是否易醒，有无多梦等情况，可了解机体气血盈亏、阴阳盛衰、心肾等脏腑状况。常见的睡眠失常有失眠和嗜睡。

失眠又称“不寐”，以经常不易入睡，或睡而易醒，不能再睡，甚至彻夜不眠为特征。其原因有虚实之分，虚证失眠可由心血不足，心神失养，或阴虚火旺，内扰心神引起；实证失眠多因邪气内扰，气机失调，或痰热食滞所致。

嗜睡又称“多眠”，以不论昼夜，时时欲睡，呼之即醒，醒之欲寐为特点。常伴有精神不振，头沉困倦。实证多见于痰湿内盛，困阻清阳；虚证多见于阳虚阴盛或气血不足。

（五）问饮食口味

问饮食情况，可了解脾胃的盛衰；问口味的变异，可知脏腑的虚实。

1. 口渴与饮水

口不渴为津液未伤，见于寒证、湿证或无明显燥热证者；口渴多饮，常见于热证、燥证；大渴喜冷饮，为热盛伤津；渴喜热饮，饮量不多或口渴欲饮，水入即吐，小便不利，多为痰饮内停；口渴而不多饮，多属热入营血；口干，但欲漱水不欲咽，可见于瘀血；多饮伴有小便量多，多见于消渴病。

2. 食欲与食量

（1）食欲减退　指不想进食，或食之无味，食量减少，一般形容为不欲食、食欲不振、纳少、纳呆。食欲减退，兼见消瘦乏力，腹胀便溏，舌淡脉虚者，为脾胃气虚证；脘闷纳呆，兼见头身困重，便溏，苔腻者，为湿邪困脾证。

（2）厌食　指厌恶食物，或恶闻食味。厌食，兼有嗳腐，腹满，属饮食积滞所致。厌食油腻之物，兼胸闷呕恶，腹满，多属脾胃湿热。厌食油腻厚味，伴胁肋胀痛，黄疸，口苦者，为肝胆湿热。孕妇有厌食呕吐反应，一般不属病态，而严重者为妊娠恶阻。

（3）消谷善饥　即患者食欲过于旺盛，进食量多，食后不久即感饥饿，又称为多食易饥，兼见口渴心烦，口臭便秘，舌红苔黄者，为胃火亢盛；兼见体瘦，多饮，多尿，为消渴病；兼见大便溏泻者，为胃强脾弱。

（4）饥不欲食　即患者有饥饿感，但不想进食或进食不多，常兼胃中嘈杂，灼热感，舌红少苔，脉细数。多因胃阴不足，虚火内扰所致。

（5）偏嗜食物　即嗜食某种食物或异物。饮食偏嗜肥甘，易生痰湿；偏食生冷，易伤脾胃；过食辛辣，易患燥热。小儿嗜食生米、泥土，兼见消瘦，腹胀腹痛，属虫积。妇女妊娠早期，可见嗜酸，恶心，脉滑数。

在病变过程中，食欲恢复，食量渐增，是胃气渐复，病情好转；若食欲减退，食量渐减，为胃气渐弱，病情加重。久病重病，本不能食，如突然暴饮暴食，称为“除中”，是胃气将绝的假神征象。

3. 口味

询问患者口味的异常变化，可诊察脾胃功能和脏腑盛衰及病变状况。口淡乏味，多见于脾胃虚弱，或水湿内停；口中泛酸，多见于肝胃不和；口甜而腻，属脾胃湿热；口苦，多见于胃火，或肝胆湿热；口咸，多与肾虚及寒邪、水饮等有关；口臭，多见于胃火炽盛，或肠胃积滞；口中粘腻不爽，舌苔厚腻，可见于湿浊停滞、痰饮、食积或肝胆湿热。

（六）问二便

问二便，主要询问排便的次数、性状、时间、量的多少及排便的感觉和伴随症状等。

1. 小便

尿量增多，是肾气虚弱，固摄无权；尿量减少，既可源于津液亏耗，化源不足，又可源于水湿内停，气化不利。小便不畅，点滴而出为癃，小便不通，点滴不出的为闭，统称为“癃闭”，癃闭多属实证；小便时尿道疼痛，伴有急迫、艰涩、灼热感，多是湿热下注的淋证；小便后自觉空痛，多属肾气虚衰；尿后余沥不尽，多属肾气不固；不自主的排尿，或不能控制的尿滴沥，称为“尿失禁”，多属肾气不固，若伴神志昏迷则多是危重证候；睡中不自主排尿为遗尿，多属肾气不足的虚证。

2. 大便

便秘多是热结肠道，或津亏液少，或气液两亏；大便稀软不成形，甚至呈水样，便次增多，间隔时间相对缩短，称为溏泄或泄泻，常见于脾失健运，小肠不能分清别浊；水粪夹杂，下利清谷或五更泄泻，多为脾肾阳虚、寒湿内盛；大便夹有不消化食物，酸腐臭秽，多是伤食积滞；老年人大便不干不稀，排便困难的，多属气虚；排便时，肛门有灼热感的，多是热迫大肠；久泄里急后重，多见于痢疾。

（七）问经带

1. 月经

询问月经的周期、行经天数、经量、经色、经质及其兼症，及月经初潮与停经的年龄。正常月经初潮年龄为13~15岁，周期为28天左右，持续时间为3~5天，经色正红无块，经质不稀不稠，绝经期年龄约在50岁左右。

（1）周期异常　若月经经常提前八九天以上者，为月经先期，多为血热迫血妄行，或气虚不能摄血。若月经经常退后八九天以上者，为月经后期，多因血虚任脉不充或寒凝、气滞所致。若月经或前或后，为经行无定期，称行经错乱，多为肝气郁滞，气机不畅，或因脾肾虚损，或因瘀血阻滞所致。有极少数妇女，终生不见月经，但能正常生育者，称为“暗经”，属于生理变异，不作病论。

（2）经量异常　月经量多，多因血热、冲任受损，或气虚不能摄血，瘀血、异物内阻等所致。不在经期，忽然大量出血，或持续淋漓不断出血的，统称“崩漏”。来势急，血量多者为“崩”，来势缓，淋漓不断者为“漏”，多因血热迫血妄行，或气虚不

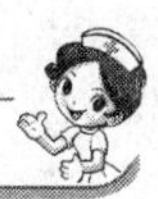

能摄血，或虚火内扰，或瘀阻胞宫所致。月经量少，多因血虚，或因寒凝、血瘀、痰湿阻滞所致。在行经年龄，若停经3个月以上（妊娠除外），称为闭经，多由于气虚血少，血海空虚，或血脉不通，或血寒凝滞所致。

（3）经色、经质异常　若经色淡红质稀，多为血少不足，属虚证；经色深红质稠，属血热内炽，为实证；若经色紫暗有块，乃寒凝血滞，或为血瘀。

（4）行经腹痛　经行时腹部疼痛，甚至剧痛不能忍受，并随月经周期持续发作，称行经腹痛，简称“痛经”。经前或经期小腹胀痛或刺痛，多属气滞或血瘀；小腹冷痛，遇暖则缓者，多属寒凝或阳虚；行经后小腹隐痛、腰酸痛者，乃气血亏虚，胞脉失养所致。

2. 带下

正常情况下，妇女阴道内分泌少量白色黏液，以起滋润作用，称“白带”。若分泌液过多，连绵如带者，称带下病。带下色白量多，质清稀，无臭味者，属脾肾阳虚，寒湿下注；带下色黄量多，质粘稠且臭秽者，属湿热下注；带下色红黏稠，或赤白相兼，微臭者，属肝经郁热。若绝经后见赤带，且淋漓不断者，须及早做专科检查，以防延误病情。

（八）问小儿

问小儿病，除一般问诊有关内容外，还要询问出生前后（包括孕育期和产乳期）的情况，是否患过麻疹、水痘，有无高烧惊厥史，预防接种史，传染病者接触史，喂养方法，走路、学语的迟早，父母健康情况，及有无先天遗传性疾病等。

四、切诊

切诊，包括脉诊和按诊两个部分。二者都是医者运用指端的触觉，在患者身体的一定部位进行触、摸、按、压，以了解病情的一种诊察方法。

（一）脉诊

脉诊，又称“切脉”、“候脉”、“把脉”，是医者运用手指切按患者脉搏，探测脉象，借以了解病情，辨别病证的诊察方法，是四诊的重要组成部分。

1. 脉诊的部位

脉诊的常用部位是手腕部的寸口脉，即桡动脉腕后浅表部位。寸口分寸、关、尺三部：掌后高骨（桡骨茎突）的部位为“关”，关前（腕端）为“寸”，关后（肘端）为“尺”，两手各有寸、关、尺三部，共为六脉。

三部脉分候不同的脏腑，常用的划分方法是：右寸候肺，右关候脾胃，右尺候肾（命门）；左寸候心，左关候肝胆，左尺候肾。临床上有一定的参考意义。

2. 脉诊的方法

切脉时让患者取坐位或仰卧位，手臂与心脏近于同一水平位，直腕仰掌，腕下放一脉枕，以使血流畅通。对成人切脉，用三指定位，先用中指在掌后高骨定关，然后用食指按在关前定寸，用无名指按在关后定尺。三指应呈弓形，指头齐平，以指腹按触脉体。布指的疏密要与患者的身长相适应，身材高大布指宜疏，身材矮小的布指宜密。小儿寸口部位甚短，不容三指以候寸关尺，可用“一指定关法”。3岁以下的小儿，可用望指纹代替切诊。

切脉时常运用三种不同的指力以体察脉象，轻用力按在皮肤上为浮取；重用力按至筋骨为沉取；不轻不重，中等用力按到肌肉，此为中取。寸、关、尺三部，每部都有浮、中、沉三候，合称“三部九候”。

切诊时应有一个安静的环境，若患者刚经过剧烈活动，应先让其休息片刻，然后再切脉。每次诊脉的时间，应该不少于1分钟，必要时切脉时间可延长至3~5分钟。

3. 正常脉象

正常脉象又称为“平脉”。其特点是：一息四到五至（相当于60~90次/分），不浮不沉，不快不慢，不大不小，和缓有力，三部有脉，节律均匀。平脉反映机体气血充盈，脏腑功能健旺，阴平阳秘，是健康的征象。

平脉可因性别、年龄、情绪、劳逸、饮食等有所变化，同一人在不同季节和时间，脉象也会发生变化。此外，尚有脉搏不见于寸口而从尺部斜向手背的“斜飞脉”，脉搏出现在寸口背侧的“反关脉”，为脉道位置的变异，不属病脉。

4. 常见病脉与主病

（1）浮脉

脉象特征：轻取即得，重按稍减而不空，如水上漂木，即脉位较浅。

临床意义：主表证。邪袭肌表，卫阳抗邪，脉气鼓动于外使然。浮而有力为表实证，浮而无力为表虚证。

（2）沉脉

脉象特征：轻取不应，重按始得，如石沉水底，即脉位较深。

临床意义：主里证。邪郁于里，气血内困，脉沉有力者，属实证；若脏腑虚弱，正气不足，阳虚气陷不能升举，脉沉无力者，属虚证。

（3）迟脉

脉象特征：脉来缓慢，一息不足四至（相当于脉搏每分钟少于60次）。

临床意义：主寒证。病邪在里，正邪相搏，气血内困，脉迟有力者，为实寒；若阳气衰微，脉迟无力者，属虚寒。久经锻炼之人，迟脉为正常。

（4）数脉

脉象特征：脉来急促，一息五至以上（相当于脉搏每分钟90次以上）。

临床意义：主热证。邪热内盛，气血运行加速，故见数脉。数而有力为实热；数而无力为虚热。

（5）虚脉

脉象特征：三部脉浮中沉皆无力，是无力脉的总称。

临床意义：主虚证。气血两虚或者脏腑诸虚，尤其多见于气虚。气虚不足以运其血，故脉来无力，血虚不足以充盈脉道，故按之空虚。

（6）实脉

脉象特征：三部脉浮中沉皆有力，是有力脉的总称。

临床意义：主实证。邪气亢盛而正气不虚，正邪相搏，气血壅盛，脉道充盈，故脉来有力。

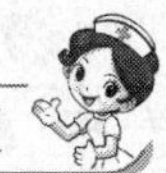

(7) 滑脉

脉象特征：往来流利，应指圆滑，如盘走珠。

临床意义：主痰饮，食积，实热。邪气壅盛于内，正气不衰，气实血涌，故脉往来甚为流利，应指圆滑。青壮年气血充盛，脉滑而和缓，是常脉。妇女妊娠多见滑脉，是气血充盛而养胎的生理表现。

(8) 涩脉

脉象特征：往来艰涩不畅，如轻刀刮竹。

临床意义：主精伤血少，气滞血瘀等证。精血衰少，血脉失于濡养，故血行不畅，脉涩无力，属虚。血瘀气滞，血行涩滞，脉涩有力，属实。

(9) 洪脉

脉象特征：脉形大而有力，如波涛汹涌，来盛去衰。

临床意义：主热盛。里热充斥，气盛血涌，脉道扩张，故见脉洪。

(10) 细脉

脉象特征：脉细如线，应指明显，按之不绝。

临床意义：主气血两虚，诸虚劳损。营血亏虚不能充盈脉道，气不足则无力鼓动血液运行，故脉道细小而软弱无力。

(11) 濡脉

脉象特征：浮而细软，轻取即得，按之无力。

临床意义：主诸虚，湿证。精血耗伤，气虚阳衰，脉道失充，故脉浮软而细。若湿邪遏阻脉道，也可见濡脉。

(12) 弦脉

脉象特征：端直以长，如按琴弦。

临床意义：主肝胆病，诸痛证，痰饮，疟疾等。弦为肝脉。痰饮内蓄，七情不遂，气机郁滞，经络不通，均可使肝失疏泄，气机失常，经脉紧张，脉来劲急而弦。

(13) 紧脉

脉象特征：脉来绷急，如按绳索。

临床意义：主寒证，痛证。寒邪侵袭人体，与正气相搏，脉道紧张，故见紧脉。诸痛而见紧脉，为寒邪积滞与正气激搏之故。

(14) 促脉

脉象特征：脉来急促，时而一止，止无定数。

临床意义：主阳盛实热，气血痰饮宿食阻滞，亦主阴血衰少，脏气衰微。阳热极盛，或气血、痰饮、宿食郁滞化热，正邪相搏，血行急速，故脉来急数。邪气阻滞，阴阳不和，故脉来急数有力而时见歇止。元阴亏损，心气微弱，虚阳浮动，脉气不相顺接，是虚脱之象。

(15) 结脉

脉象特征：脉来缓慢，时而一止，止无定数。

临床意义：主阴盛气结，寒痰血瘀，癥瘕积聚，亦主气血虚衰。气血、痰食停滞及寒邪阻遏经络，致心阳被抑，脉气阻滞，故脉来迟滞中止，结而有力；气虚血弱所致，脉来迟而中止，则结而无力。

（16）代脉

脉象特征：脉来缓慢，时而一止，止有定数。

临床意义：主脏气衰微。脏气衰微，气血虚衰而致脉气运行不相连续，故脉有歇止，属虚证。

5. 相兼脉与主病

凡脉象由二种或二种以上复合构成的，为“相兼脉”或称“复合脉”。相兼脉主病，一般等于各组成脉象主病的总和。如浮数脉，主表热证；浮紧脉，主表寒证；弦细脉，主肝肾阴虚或血虚肝郁；沉细数脉，主虚热证；洪数脉，主实热证等。

6. 脉症从舍

脉与症有不相应的现象，或为脉假症真，或为脉真症假，诊察时，须四诊合参，辨明脉症的真假，以决定取舍，或舍脉从症，或舍症从脉。

（二）按诊

按诊是医生运用手对患者体表一定部位进行触摸按压来诊察疾病的方法。主要内容有按肌肤、按手足、按脘腹、按胸胁等。

1. 按肌肤

按肌肤主要辨别肌肤的寒热、润燥、肿胀、疼痛等。热邪盛的身多热，阳气衰的身多寒。凡身热，按其皮肤，初按热甚，久按热反转轻的，是热在表；若久按其热更甚，热自内向外蒸发的，是热在里。如皮肤润泽，多属津液未伤；皮肤干燥或甲错，多属津液已伤，或内有瘀血。重手按压肿胀，按之凹陷，不能即起者，为水肿；按之凹陷，举手即起者，为气肿。肌肤濡软而喜按者为虚证；患处肿痛拒按者为实证。轻按即痛病在表浅；重按方痛者病在深部。

2. 按手足

患者手足俱冷，多是阳虚阴盛证；手足俱热，多为阳热亢盛证。手足心热，多为内伤发热；手背热，多属外感发热。

3. 按脘腹

心下按之硬而痛的是结胸，属实证。心下按之濡软而不痛的，多是痞证。脘腹痛喜按为虚，拒按为实。腹胀满，叩之如鼓，小便自利的属气胀；按之如囊裹水，小便不利的是水臌。腹内如有肿块，按之坚硬，推之不移，且痛有定处的，为“癥”为“积”，多属血瘀；肿块时聚时散，或按之无形，痛无定处的，为“瘕”为“聚”，多属气滞。若腹痛绕脐，左下腹部按之有块累累，当属燥屎内结。腹有结聚，按之硬，且可移动聚散的，多为虫积。右侧少腹部按之疼痛，尤以重按后突然放手而疼痛更为剧烈的，多是肠痈。

4. 按胸胁

前胸高起，叩之为过清音，多为肺胀；若按之胸痛，叩之音实者，常为饮停胸膈或痰热壅肺。胁下肿块，刺痛拒按，为气滞血瘀；右胁下肿块，按之表面凹凸不平，应注意排除肝癌。

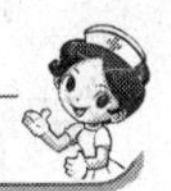

第二节　辨　证

辨证是中医学认识和诊断疾病的方法。辨证的过程即是诊断的过程，是从整体观出发，运用中医理论，将四诊所收集的症状、体征等临床资料进行分析、综合，判断疾病的病因、部位、性质和邪正关系，从而做出诊断的过程。只有准确的辨证，才能做到恰当的治疗和护理。本节主要介绍八纲辨证、脏腑辨证和卫气营血辨证。

一、八纲辨证

八纲辨证是各种辨证的总纲领，它将疾病的病位深浅、病证性质、邪正盛衰、证候类别等归纳为表里、寒热、虚实、阴阳八个纲领，故称为八纲辨证。

（一）表里辨证

表里是辨别病变部位、病情轻重和病势趋向的两个纲领。

1. 表证

表证是外邪从皮毛、口鼻侵入肌表的证候。表证多见于外感病的初期，以起病急，病程短，病位浅为特点。

临床表现：恶寒或恶风，发热，苔薄，脉浮，常兼见头身痛，喷嚏，鼻塞，流涕，咽喉痒痛，咳嗽等。

2. 里证

里证是病变部位深在脏腑、气血、骨髓所反映的证候。里证多见于外感病的中、后期或内伤病。里证可由表邪不解，内传入里，侵入脏腑而产生；或邪气直接侵入脏腑而发病；或情志内伤，饮食劳倦等导致脏腑功能失调而产生。其基本特点是无发热恶寒并见的症状，一般病程较长。

临床表现：里证的病因复杂，范围广泛，临床表现繁多，详见于脏腑辨证部分。现仅列举一些简单症状，如壮热不恶寒，口渴喜饮，烦躁谵妄，腹痛、腹泻或便秘，呕吐，小便短赤，舌红苔黄或白厚腻，脉沉等。

3. 半表半里证

外邪由表内传，尚未入于里，或里邪透表，尚未达于表，邪正相争于表里之间，称为半表半里证。

临床表现：寒热往来，胸胁苦满，口苦，咽干，目眩，心烦喜呕，默默不欲饮食，脉弦等。

4. 表证与里证的鉴别

表证和里证的鉴别，主要是审察患者恶寒与发热是否同时出现及舌象、脉象等变化。一般来说，外感病中，发热与恶寒同时并见的，说明表邪未解；只发热不恶寒或只畏寒不发热者，说明表邪已入里。舌象少变化者多为表证；舌象有变化者多为里证。脉浮多为表证，脉沉多为里证。

（二）寒热辨证

寒热是辨别疾病性质的两个纲领。辨寒热就是辨阴阳之盛衰。

1. 寒证

寒证是感受寒邪，或阳虚阴盛，表现为机体机能活动抑制或衰退的证候。其病机为“阴盛则寒”或“阳虚则寒”。寒证包括表寒证（见表证）和里寒证。里寒证多由寒邪直中于里，或进食生冷，或因内伤久病，耗伤阳气，阴寒偏盛所致。

临床表现：面色苍白，畏寒喜暖，肢冷踡卧，口淡不渴，痰、涎、涕清稀，小便清长，大便稀溏，舌淡苔白而润滑，脉迟或紧。

2. 热证

热证是感受热邪，或阴虚阳盛，表现为机体的机能活动亢进的证候。其病机为“阳盛则热”或“阴虚则热”。热证包括表热证（见表证）和里热证，里热证又含虚热证（见阴虚证）和实热证。里实热证多由外感热邪入里；或素体阳盛，寒邪入里化热；或情志内伤，郁而化火；或过食辛辣，蓄积为热，而使体内阳热过盛所致。

临床表现：面红目赤，身热喜凉，口渴喜冷饮，烦躁不宁，痰涕黄稠，大便秘结，小便短赤，舌红苔黄而干，脉数等。

3. 寒证与热证的鉴别

辨别寒证与热证，不能孤立地根据某一症状作判断，应对疾病的全部表现进行综合观察分析，尤其是寒热的喜恶，口渴与饮水，面色的赤白，四肢的凉温，以及二便、舌象、脉象等方面更为重要（表4－1）。

表4－1　寒证与热证的鉴别表

证别	寒热	口渴	面色	四肢	分泌物	小便	大便	舌象	脉象
寒证	畏寒喜暖	不渴	苍白	冷	痰、涕清稀	清长	稀溏	舌淡苔白润	迟或紧
热证	身热喜凉	渴喜冷饮	红赤	热	痰、涕黄稠	短赤	秘结	舌红苔黄燥	数

（三）虚实辨证

虚实是辨别正邪盛衰的两个纲领。辨别疾病的虚实，是治疗时确定扶正或祛邪的主要依据。

1. 虚证

虚证是指人体的正气不足，脏腑功能衰退所表现的证候。多见于先天不足，或后天失调，或久病、重病之后。因气血阴阳虚损的不同，临床上又有气虚、血虚、阴虚、阳虚之别。

（1）气虚证　气虚证是指人体正气虚弱，全身或某一脏腑功能减退而产生的证候。

临床表现：面色无华，神疲乏力，少气懒言，语声低微，舌淡，脉虚弱。或伴有头晕目眩，自汗等，动则诸症加重。

（2）血虚证　血虚证是指血液不足，或血液功能减退，不能濡养形气神而出现的证候。

临床表现：面色苍白或萎黄无华，唇色淡白，头晕眼花，心悸失眠，手足麻木，妇人月经量少、色淡、延期或经闭，舌质淡，脉细无力。

（3）阴虚证　阴虚证是由于体内阴液亏虚，其滋润、濡养、宁静的功能减退，机能虚性亢奋所出现的证候。

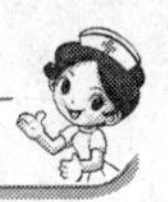

临床表现：形体消瘦，两颧红赤，午后潮热，盗汗，咽干口燥，五心烦热，小便短黄，大便干结，舌红少苔或无苔，脉细数。

（4）阳虚证　阳虚证是由于体内阳气虚衰，其温煦、推动、固摄、气化、防御功能减退所出现的证候。

临床表现：面色淡白，畏寒肢冷，神疲乏力，自汗，口淡不渴，小便清长，大便稀溏，舌淡胖苔白滑，脉沉迟无力。

2. 实证

实证是指人体感受外邪，或病理产物蓄积，亢盛之邪气与未衰之正气相争所出现的亢盛有余的证候。

临床表现：由于致病邪气的性质及所在部位的不同，实证的表现亦极不一致，而常见的有发热，烦躁甚至神昏谵语，胸闷呼吸气粗，痰涎壅盛，腹胀痛拒按，大便秘结，或下利，里急后重，小便不利，或淋沥涩痛，舌质苍老，舌苔厚腻，脉实有力。

3. 虚证与实证的鉴别

判断虚证和实证，主要观察患者病程的长短，精神的好坏，声音气息的强弱，痛处的喜按与拒按，以及二便、舌象、脉象等方面的改变。一般而言，凡病程较长，痛势绵绵且痛处喜按，具有不足、衰退临床表现的多为虚证；病程较短，痛势剧烈且痛处拒按，具有有余、亢盛临床表现的多为实证。

（四）阴阳辨证

阴阳是概括病证类别的两个纲领，尽管病证千变万化，但总括起来不外乎阴证和阳证两大类。阴阳又是八纲辨证的总纲，它可以概括其他六纲，即表、热、实属阳；里、寒、虚属阴。

1. 阴证

阴证一般是指体内阳气虚衰，脏腑功能衰减的虚寒证。

临床表现：精神萎靡，面色苍白，畏寒肢冷，气短声低，口不渴，便溏，小便清长，舌淡胖嫩，苔白，脉迟弱等。

2. 阳证

阳证一般是指体内热邪壅盛，机能亢盛的实热证。

临床表现：身热面赤，精神烦躁，气粗声高，口渴喜饮，大便秘结，小便短赤，舌红绛，苔黄，脉洪滑实等。

3. 阴证和阳证的鉴别

阴证和阳证的鉴别要点可见于表里、寒热、虚实证候的鉴别之中。

二、脏腑辨证

脏腑辨证是运用中医的“藏象学说”理论，根据脏腑的生理功能、病理表现，结合八纲、病因、气血等理论，对疾病的证候进行分析和归纳，辨明脏腑病变的病因、病位、病性以及正邪盛衰情况的一种辨证方法。这是中医辨证体系中的重要组成部分。

（一）心与小肠病辨证

心主血脉、主神志，与小肠相表里。心的病变主要表现为血液运行失常及神志活动异常。心病的常见症状有心悸怔忡，心痛，心烦，失眠多梦，健忘，谵语等。小肠主受盛化物、泌别清浊，其病变主要表现为大小便异常，如腹泻，尿频，尿赤等。

心的病证有虚实之分。虚证可见气血阴阳的不足，多由禀赋不足，久病伤正，思虑伤心等因素引起；实证多由痰阻、火扰、寒凝、瘀滞等引起。

1. 心气虚、心阳虚和心阳暴脱

心气虚证是由于心气不足，鼓动无力所表现出来的证候。多因禀赋不足，年老体衰，久病失养或劳心过度等原因所致。

心阳虚证是心阳虚衰，鼓动无力，虚寒内生所表现的证候。多因心气虚甚，寒邪伤阳，汗下太过等原因所致。

心阳暴脱证是心阳虚证的进一步恶化，心阳虚甚，病情危重，或由寒邪暴伤心阳，或痰瘀阻塞心窍所致。

临床表现：心悸，怔忡，气短，活动时加重，自汗，脉细弱或结代为其共有症状。若兼见面白无华，体倦乏力，舌淡苔白，此属心气虚。若兼见形寒肢冷，心胸憋闷，舌淡胖，苔白滑，此属为心阳虚。若大汗淋漓，四肢厥冷，面色苍白，口唇青紫，呼吸微弱，脉微欲绝，神志模糊甚至昏迷者，为心阳暴脱之危象。

2. 心血虚、心阴虚

心血虚证是心血亏虚，不能濡养心脏所表现的证候。心阴虚证是指心阴亏损，虚热内扰所表现的证候。二者多因久病耗损阴血，或失血过多，或阴血生成不足，或情志不遂，气火内郁，暗耗阴血等因素所致。

临床表现：心悸，怔忡，失眠，健忘，多梦为其共有症状。若见面白无华，眩晕，唇舌色淡，脉细，此为心血虚。若兼见心烦，颧红，潮热，五心烦热，盗汗，舌红少津，脉细数，此为心阴虚。

3. 心火亢盛

心火亢盛是心火内炽所表现出来的实热证候。多因五志、六淫化火，或因劳倦，或进食辛辣厚味，久蕴化火，内炽于心所致。

临床表现：心胸烦热，失眠，面赤口渴，舌尖红赤，苔黄，脉滑数。或见口舌生疮，舌尖糜烂疼痛，或吐血衄血，甚或狂躁、谵语等。

4. 心脉痹阻

心脉痹阻证是由于瘀血、痰浊、阴寒、气滞等因素使心脉痹阻不通所反映的证候。多因年高体弱或病久正虚，心阳不振，以致瘀阻、痰凝、寒滞、气郁阻滞心脉所致。

临床表现：心悸怔忡，心胸憋闷疼痛，痛引肩背内臂，时作时止。或见痛如针刺，舌紫暗，或有瘀斑、瘀点，脉涩或结代；或见心胸闷痛，体胖多痰，身重困倦，舌胖苔厚腻，脉沉滑；或见心胸剧痛，得温痛减，形寒肢冷，舌淡苔白润，脉沉迟或沉紧；或见心胸胀痛，因情志波动而加重，喜太息，舌淡红，脉弦。

5. 痰迷心窍

痰迷心窍证是痰浊蒙闭心窍表现的证候。多因湿浊酿痰，或情志不遂，气郁生痰，蒙蔽心神所致。

临床表现：面色晦滞，脘闷作恶，意识模糊，语言不清，呕吐痰涎或喉中痰鸣，

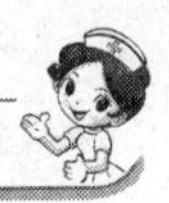

甚则昏迷不省人事，苔白腻，脉滑。或精神抑郁，表情淡漠，神志痴呆，喃喃自语，举止失常。

6. 小肠实热

小肠实热证是小肠里热炽盛所表现的证候。多由心火下移小肠所致。

临床表现：心中烦热，口渴喜冷饮，口舌生疮，小便赤涩，尿道灼痛，尿血，舌质红苔黄，脉数。

（二）肺与大肠病辨证

肺居胸中，与大肠相表里。肺主气，司呼吸，主宣发肃降，通调水道，朝百脉而主治节，外合皮毛，开窍于鼻。肺的病变主要表现为呼吸功能和水液代谢失常。临床常见咳嗽，咯痰，气喘，胸痛，咯血等。大肠主传导、排泄糟粕。大肠病临床常见便秘与泄泻等。

肺的病证有虚实之分，虚证多见气虚和阴虚，实证多见风、寒、燥、热等邪气侵袭或痰湿阻肺所致。大肠病证有湿热内侵，津液不足等。

1. 肺气虚

肺气虚证是由肺功能不足，其主气、卫外功能失职所表现出来的虚弱证候。多由慢性咳喘日久迁延不愈耗伤肺气，或由于脾虚导致水谷精气化生不足，肺失充养所致。

临床表现：咳喘无力，动则气短，面色淡白无华，体倦乏力，声音低微，痰清稀，或有自汗恶风，易于感冒，舌淡，脉虚弱。

2. 肺阴虚

肺阴虚证是由肺阴不足，失于清肃，虚热内扰所表现的证候。多由久咳伤阴，痨虫袭肺，或热病后期阴津损伤所致。

临床表现：干咳无痰，或痰少而黏稠，或咳痰带血，口干咽燥，声音嘶哑，形体消瘦，潮热，颧红，五心烦热，盗汗，舌红少津，脉细数。

3. 风寒束肺

风寒束肺证是风寒之邪侵袭肺系，致使肺卫失宣所表现的证候。多因外感风寒之邪，侵袭肺卫，肺气失宣所致。

临床表现：咳嗽气喘，痰稀色白，鼻塞流清涕，或恶寒发热，无汗，头身疼痛，舌苔薄白，脉浮紧。

4. 风热袭肺

风热袭肺证是指风热邪气侵袭肺系，肺卫受病所表现的证候。多因外感风热之邪，侵犯肺卫所致。

临床表现：咳嗽，咯吐黄稠痰而不爽，恶风发热，口渴咽干痛，头痛，鼻流黄涕，舌尖红，苔薄黄，脉浮数。

5. 燥邪犯肺

燥邪犯肺证是指外界燥邪侵犯肺卫，肺系津液耗伤所表现的证候。多因秋令感受燥邪，耗伤肺津，肺卫失和所致。

临床表现：干咳无痰或痰少而粘，不易咯出，唇、舌、口、鼻、咽干燥，或身热恶寒，头痛或胸痛咯血，舌干红苔白或黄，脉浮数或细数。

6. 痰热阻肺

痰热阻肺证是指痰热互结，内壅于肺，致使肺气失宣而表现的证候。多因外邪犯肺，郁而化热，热伤肺津，炼液为痰，或素有宿痰，内蕴日久化热，痰与热结，壅阻于肺所致。

临床表现：咳嗽气喘，呼吸急促甚则鼻翼煽动，咯痰黄稠或痰中带血，或咯脓血痰有腥臭味，发热，胸痛，烦躁不安，口渴，小便黄，大便秘结，舌红苔黄腻，脉滑数。

7. 痰湿阻肺

痰湿阻肺证是指痰湿之邪，内壅于肺，致使肺气失宣而表现的证候。多由脾气亏虚，或久咳伤肺，或感受寒湿等病邪所致。

临床表现：咳嗽痰多，色白而黏，容易咯出，胸部满闷或见气喘，喉中痰鸣，舌淡苔白腻，脉滑。

8. 大肠湿热

大肠湿热证是指湿热侵袭大肠所表现的证候。多因感受湿热外邪，或饮食不节等因素所致。

临床表现：腹痛，泄泻秽浊，或下痢脓血，里急后重，肛门灼热，口渴，小便短赤，舌红苔黄腻，脉滑数。

9. 大肠液亏

大肠液亏证是指津液不足，不能濡润大肠所表现的证候。多由素体阴亏，或久病伤阴，或热病后津伤未复，或妇女产后出血过多等因素所致。

临床表现：大便秘结干燥，难以排出，常数日一行，口干咽燥，或伴见口臭，头晕等，舌红少津，脉细数。

（三）脾与胃病辨证

脾胃相表里，共处中焦。脾主运化水谷，胃主受纳腐熟，脾升胃降，共同完成饮食物的消化吸收与输布，为气血生化之源，后天之本。脾又具有统血，主四肢肌肉的功能。脾的病变主要表现为消化吸收失常，津液代谢障碍，以及不能统血，不能升清等方面。脾病临床常见腹胀腹痛，泄泻便溏，浮肿，出血，内脏下垂等症。胃病主要表现为通降功能失常，临床常见脘痛，呕吐，嗳气，呃逆等。脾胃病证，皆有寒热虚实之不同。

1. 脾气虚

脾气虚证是脾气不足，运化失健所表现的证候。多因饮食失调，劳累过度，以及其他急慢性疾患耗伤脾气所致。

临床表现：食少纳呆，口淡无味，脘腹胀满，便溏，面色萎黄，少气懒言，四肢倦怠消瘦，舌淡边有齿痕，苔白，脉缓弱。

2. 脾阳虚

脾阳虚证是脾阳虚衰，阴寒内盛所表现的证候。多由脾气虚发展而来，或过食生冷，或肾阳虚，火不生土所致。

临床表现：纳呆食少，脘腹胀满冷痛，喜温喜按，畏寒肢冷，面色萎黄，口淡不

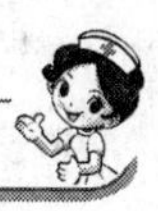

渴，或肢体困重，或周身浮肿，大便稀溏，或白带量多质稀，舌质淡胖，苔白滑，脉沉迟无力。

3. 中气下陷

中气下陷是脾气亏虚，升举无力而反下陷所表现的证候。多由脾气虚进一步发展，或久泄久痢，或劳累过度所致。

临床表现：脘腹有坠胀感，食后益甚，或便意频频，肛门坠重，或久痢不止，甚则脱肛，或子宫下垂，或小便混浊如米泔。伴头晕目眩，少气无力，肢体倦怠，食少便溏，舌淡苔白，脉虚弱。

4. 脾不统血

脾不统血证是脾气亏虚不能统摄血液所表现的证候。多由久病脾虚，或劳倦伤脾等引起。

临床表现：便血，或尿血，或肌衄，或鼻衄，或齿衄，或妇人月经过多，或崩漏，伴有食少便溏，神疲乏力，少气懒言，面白无华，舌淡，脉细弱。

5. 寒湿困脾

寒湿困脾证是寒湿内盛，中阳受困而表现的证候。多由饮食不节，过食生冷，淋雨涉水，居处潮湿，以及内湿素盛等因素引起。

临床表现：脘腹痞闷，食少便溏，泛恶欲吐，口淡不渴，头身沉重，面色晦黄或见肢体浮肿，小便短少，妇人白带过多，舌淡胖，苔白腻，脉濡缓。

6. 湿热蕴脾

湿热蕴脾证是湿热内蕴中焦所表现的证候。多因受湿热外邪，或过食肥甘酒酪酿湿生热所致。

临床表现：脘腹痞闷，纳呆呕恶，口黏而甜，肢体困重，便溏尿黄，身目发黄或身热起伏，汗出热不解，舌红苔黄腻，脉濡数或滑数。

7. 食滞胃脘

食滞胃脘证是食物停滞胃脘不能腐熟所表现的证候。多因饮食不节，暴饮暴食，或脾胃素弱，运化失健等因素所致。

临床表现：脘腹胀满或疼痛，嗳腐吞酸或呕吐酸腐饮食，吐后腹痛得减，厌食，矢气酸臭，大便溏泄，泻下物酸腐臭秽，舌苔厚腻，脉滑。

8. 胃火炽盛

胃火炽盛证是胃火内炽所表现的证候。多因平素嗜食辛辣肥腻，化热生火，或情志不遂，气郁化火，或热邪内犯等所致。

临床表现：胃脘灼热疼痛，吞酸嘈杂，或食入即吐，渴喜冷饮，消谷善饥，或牙龈肿痛溃烂，齿衄，口臭，小便短黄，大便秘结，舌红苔黄，脉滑数。

9. 寒滞胃脘

寒滞胃脘证是阴寒凝滞胃腑所表现的证候。多因腹部受凉，过食生冷，过劳伤中、复感寒邪所致。

临床表现：胃脘冷痛，轻则绵绵不已，重则拘急剧痛，遇寒则甚，得温则减，口淡不渴，口泛清水，或食后作吐，舌淡苔白滑，脉弦或迟。

10. 气滞胃脘

气滞胃脘证是指肝失疏泄，气机郁滞胃脘而表现的证候。多因情志抑郁，或突然的精神刺激以及其他病邪的侵扰而发病。

临床表现：胃脘胀满，疼痛连胁，嗳气频作，呃逆呕吐，食少嘈杂吞酸，郁闷不畅或烦躁易怒，舌苔薄黄，脉弦。

11. 胃阴虚

胃阴虚证是胃阴不足所表现的证候。多因胃病久延不愈，或热病后期阴液未复，或平素嗜食辛辣，或情志不遂，气郁化火使胃阴耗伤所致。

临床表现：胃脘隐痛，饥不欲食，口燥咽干，大便干结，或脘痞不舒，或干呕呃逆，舌红少津，脉细数。

（四）肝与胆病辨证

肝位于右胁，胆附于肝，肝胆相表里。肝主疏泄，主藏血，在体为筋，其华在爪，开窍于目。肝的病变主要表现为疏泄失常，肝不藏血，风气内动，经脉不利及多种目疾，临床常见胸胁少腹胀痛、窜痛，情志活动异常，头晕胀痛，手足抽搐，肢体震颤，以及目疾，月经不调，睾丸胀痛等。胆贮藏排泄胆汁，以助消化。胆病临床常见口苦、黄疸、失眠和胆怯易惊等。

肝的病证有虚实之分，虚证多见肝血、肝阴不足。实证多见于气郁火盛，风阳妄动，以及湿热寒邪侵扰等。

1. 肝血虚

肝血虚证是肝脏血液亏虚所表现的证候。多因脾肾亏虚，生化之源不足，或慢性病耗伤肝血，或失血过多所致。

临床表现：眩晕耳鸣，面白无华，爪甲不荣，两目干涩，视物模糊，夜盲，肢体麻木，手足震颤或肌肉瞤动，月经量少或闭经，舌质淡，脉弦细。

2. 肝阴虚

肝阴虚证是肝脏阴液亏虚，虚热内扰所表现的证候。多因情志不遂，气郁化火，或慢性疾病，温热病等耗伤肝阴所致。

临床表现：头晕，头痛，耳鸣，胁肋隐痛，两目干涩，视物模糊，肢体麻木，筋脉拘挛，烦躁失眠，五心烦热，潮热盗汗，咽干口燥，舌红少津，脉弦细数。

3. 肝气郁结

肝气郁结证是肝失疏泄，气机郁滞而表现的证候。多因情志抑郁，或突然的精神刺激以及其他病邪的侵扰而发病。

临床表现：情志抑郁或易怒，善太息，胸胁或少腹胀痛，或咽有梗塞感，或胁下痞块，妇人见乳房胀痛，痛经，月经不调，甚至闭经，舌质紫或边有瘀斑，脉沉弦涩。

4. 肝火上炎

肝火上炎证是肝脏之火上炎所表现的证候。多因情志不遂，肝郁化火，或热邪内犯所致。

临床表现：头胀痛，眩晕，面红目赤，急躁易怒，口苦咽干，不眠或恶梦纷纭，胁肋灼痛，耳鸣耳聋，尿黄便秘，或吐血，衄血，或目赤肿痛，舌红苔黄，脉弦数。

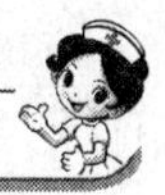

5. 肝阳上亢

肝阳上亢证是肝肾阴虚，不能制阳，致使肝阳偏亢所表现的证候。多因情志过极或肝肾阴虚，致使阴不制阳，水不涵木而发病。

临床表现：急躁易怒，头胀痛，眩晕目胀，或面部烘热，口苦咽干，五心烦热，腰膝酸软，舌红少苔，脉弦细数。

6. 肝胆湿热

肝胆湿热证是湿热蕴结肝胆所表现的证候。多因感受湿热之邪，或偏嗜肥甘厚腻，酿湿生热，或脾胃失健，湿邪内生，郁而化热所致。

临床表现：胁肋胀痛，口苦纳呆，呕恶腹胀，小便短黄，大便不调，苔黄腻，脉弦数；或兼见身目发黄，发热；或见阴囊湿疹，睾丸肿大热痛，外阴瘙痒，带下黄臭等。

7. 寒凝肝脉

寒凝肝脉证是寒邪凝滞肝脉所表现的证候。多因感受寒邪所致。

临床表现：少腹胀痛，睾丸坠胀遇寒加重，或见阴囊内缩，痛引少腹，面色白，形寒肢冷，口唇青紫，小便清长，舌淡苔白，脉沉弦。

8. 肝风内动

肝风内动证是患者出现眩晕欲仆，震颤，抽搐等动摇不定症状为主要表现的证候。临床上常见肝阳化风、热极生风、阴虚生风、血虚生风四种，其中阴虚生风和血虚生风分别参见“肝阴虚证”和“肝血虚证”。

（1）肝阳化风　肝阳化风证是肝阳亢逆无制而表现动风的证候。多因肝肾之阴久亏，肝阳失潜而暴发。

临床表现：眩晕欲仆，头痛，项强肢麻，肢体震颤，语言不利，步履不稳，舌红，脉弦细。若见卒然昏倒，不省人事，口眼㖞斜，半身不遂，舌强语謇，喉中痰鸣，则为中风。

（2）热极生风　热极生风证是热邪亢盛引动肝风所表现的证候。多因邪热亢盛，燔灼肝经，热闭心神而发病。

临床表现：高热，烦渴，躁扰不安，抽搐，两目上翻，甚见角弓反张，神志昏迷，舌红苔黄，脉弦数。

（五）肾与膀胱病辨证

肾位于腰部，与膀胱相表里。肾藏精，主生长发育与生殖，又主水，并有纳气功能。在体为骨，生髓充脑，开窍于耳及二阴，其华在发。肾的病变多表现为生殖机能、生长发育、水液代谢的异常。肾病临床常见腰膝酸软而痛，耳鸣耳聋，发白早脱，齿牙动摇，阳痿遗精，精少不育，女子经少经闭，以及水肿，二便异常等。膀胱具有贮尿和排尿的作用，膀胱病临床常见尿频、尿急、尿痛等。

肾病以阴、阳、精、气亏损为常见，故肾多虚证。膀胱多见湿热证。

1. 肾精不足

肾精不足证是肾精亏损表现的证候。多因禀赋不足，先天发育不良，或后天调养失宜，或房劳过度，或久病伤肾所致。

临床表现：男子精少不育，女子经闭不孕，性机能减退；小儿发育迟缓，身材矮小，智力低下，动作迟钝，囟门迟闭，骨骼萎软；成人可见早衰，发脱齿摇，耳鸣耳聋，健忘恍惚，足萎无力。

2. 肾阳虚

肾阳虚证是肾脏阳气虚衰表现的证候。多因素体阳虚，或年高肾亏，或久病伤肾，以及房劳过度等因素引起。

临床表现：腰膝酸软，形寒肢冷以下肢为甚，头晕耳鸣，神疲乏力，阳痿，不孕，尿少，浮肿或五更泄泻，面色淡白，舌质淡胖，脉沉弱。

3. 肾阴虚

肾阴虚证是肾脏阴液不足，虚热内扰所表现的证候。多因久病伤肾，或禀赋不足，房事过度，或过服温燥劫阴之品所致。

临床表现：腰膝酸软，眩晕，耳鸣耳聋，失眠多梦，咽干舌燥，形瘦，五心烦热，潮热盗汗，男子遗精，女子经闭，不孕或见崩漏，舌红苔少而干，脉细数。

4. 肾气不固

肾气不固证是肾气亏虚，固摄无权所表现的证候。多因年高肾气亏虚，或年幼肾气未充，或房事过度，或久病伤肾所致。

临床表现：腰膝酸软，耳鸣耳聋，小便频数清长，遗尿，小便失禁或余沥不尽，夜尿多，滑精早泄，白带清稀，胎动易滑，舌淡苔白，脉沉弱。

5. 肾不纳气

肾不纳气证是肾气虚衰，气不归元所表现的证候。多因久病咳喘，肺虚及肾，或劳伤肾气所致。

临床表现：久病咳喘，呼多吸少，气不得续，动则喘息益甚，自汗神疲，声音低怯，腰膝酸软，舌淡苔白，脉沉弱。

6. 膀胱湿热

膀胱湿热证是湿热蕴结膀胱所表现的证候。多因感受湿热，或饮食不节，湿热内生，下注膀胱所致。

临床表现：尿频，尿急，排尿灼热疼痛，小便短赤涩少或尿血，或尿有砂石，或尿浊，或腰痛，少腹拘急胀痛，发热，舌红苔黄腻，脉濡数。

三、卫气营血辨证

卫气营血辨证，是运用于外感温热病的辨证方法，由清代医学家叶天士首创。

四时温热邪气侵袭人体，使卫气营血生理功能失常，破坏了人体的动态平衡，从而导致温热病的发生。温热病按照卫气营血辨证，可分为卫分证候、气分证候、营分证候和血分证候四大类。四类证候标志着温热病邪侵袭人体后由表入里的四个层次。

（一）卫分证

卫分证候是温热病邪侵犯人体肌表，致使肺卫功能失常所表现的证候。临床表现类似于表热证。

临床表现：发热较重，微恶风寒，咳嗽，咽喉肿痛，舌边尖红，苔薄，脉浮数。

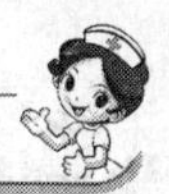

（二）气分证

气分证候是温热病邪内入脏腑，正盛邪实，正邪剧争，阳热亢盛所表现的证候。属于八纲辨证的里实热证。由于邪入气分所犯脏腑、部位的不同，临床有多种证候，常见的有热壅于肺，热扰胸膈，热在肺胃，热迫大肠等。

临床表现：发热，不恶寒反恶热，面赤，心烦，口渴，舌红苔黄，脉滑数。若兼咳喘，胸痛，咯吐黄稠痰者，为热壅于肺；若兼心烦懊恼，坐卧不安者，为热扰胸膈；若兼喘急，烦闷，渴甚，脉数而苔黄燥者，为热在肺胃；若兼胸痞，烦渴，下利，谵语者，为热迫大肠。

（三）营分证

营分证候是温热病邪内陷所表现的证候。营行脉中，内通于心，故营分证以营阴受损，心神被扰的病变为其特点。

临床表现：身热夜甚，口渴不甚，心烦不寐，甚或神昏谵语，斑疹隐现，舌质红绛，脉象细数。

（四）血分证

血分证候是温热邪气深入阴分，损伤精血津液的危重阶段，也是卫气营血病变最后阶段。病变主要累及心、肝、肾三脏，临床表现以耗血、动血、阴伤、风动为主。

1. 血分实热

病变多偏重于心、肝两经，可见热迫血行，损伤血络的出血症状。

临床表现：在营分证的基础上，更见烦热躁扰，神昏，谵妄，斑疹透露，色紫或黑，吐衄，便血，尿血，舌质深绛或紫，脉细数。

2. 血分虚热

病变多偏重于肾、肝两经，阴虚内热为其主要表现。

临床表现：持续低热，夜热朝凉，五心烦热，口干咽燥，神倦耳聋，心烦不寐，舌上少津，脉虚细数。

实训一 望诊、脉诊练习或医院见习

（一）实训用品

脉诊垫、压舌板、舌诊模型、脉诊模型、幻灯片、视频资料等。

（二）实训目标

1. 掌握望神的重点部位，得神、失神、假神的区别，常色与病色的鉴别，五色主病的临床意义。

2. 熟悉舌质、舌苔的变化及临床意义。

3. 熟悉脉诊的部位，了解常见病脉的脉象特征、临床意义。

（三）实训内容

1. 望神、色、舌。

2. 切脉。

(四)实训方法

1. 参观舌诊、脉诊模型。

2. 观看望神、望色、望舌、脉诊视频。

3. 两人一组,分组练习脉诊。

4. 医院见习。

5. 注意事项

(1)望诊必须在自然光线充足下进行。

(2)病理性舌苔和染苔的区别以及伸舌的姿势。

(3)脉诊的部位、布指、指力、指法等。

(4)一次切脉时间不应少于1分钟,聚精会神,注意调息,保持安静环境。脉诊时尽量让对方取正坐位,直腕,仰掌,使腕部与心脏处于同一水平位置。如仰卧位,则手臂自然伸直、外展30°,余同坐位。

(5)脉诊时要结合脉象的生理性变异,及人体内外因素对脉象的影响。

(五)实训总结

通过对望诊、脉诊的实训练习和医院临床见习,初步掌握通过望诊和脉诊,收集临床资料的基本方法、基本技能,并明确其临床意义;提高运用辨证理论,分析问题、归纳问题和处理问题的能力。理论和实践结合,学以致用,为以后的实习和临床工作奠定基础。

目标检测

【单项选择题】

1. 形成面色黄的原因主要是
   A. 阴寒内盛　B. 脾虚湿蕴　C. 心肺气虚
   D. 肾阴亏损　E. 肾阳不足

2. 红舌兼见苔黄厚,多见于
   A. 里实热证　B. 虚热证　C. 湿热证
   D. 血瘀证　E. 表证

3. 舌尖有芒刺,所主病证是
   A. 肝胆火盛　B. 胃肠热盛　C. 心火亢盛
   D. 阴虚火旺　E. 温毒入血

4. 咳嗽,吐痰质清色白,鼻塞不通,致病邪气多为
   A. 风邪　B. 燥邪　C. 寒邪
   D. 湿邪　E. 热邪

5. 痰多色白质黏,易咯者为
   A. 风痰　B. 寒痰　C. 热痰
   D. 湿痰　E. 燥痰

6. 小便频数,色黄急迫者,属于
   A. 肾阳不足　B. 肾气不固　C. 消渴病

D. 膀胱湿热　　E. 瘀血阻滞

7. 头痛以两颞侧为甚者，病位在

A. 太阳经　　B. 少阳经　　C. 厥阴经

D. 阳明经　　E. 太阴经

8. 突然耳鸣，声如雷鸣，伴有口苦、胁肋灼痛者，属于

A. 肝胆火盛　　B. 痰浊上蒙　　C. 瘀血阻滞

D. 风邪上袭　　E. 肾气虚弱

9. 轻取即得，重按稍减的脉是

A. 浮脉　　B. 洪脉　　C. 芤脉

D. 革脉　　E. 濡脉

10. 下列哪项不属于实证的临床表现

A. 大便秘结　　B. 五心烦热　　C. 痰涎壅盛

D. 高热　　E. 胸闷烦躁

11. 阳虚证的主要临床表现是

A. 面白少华　　B. 脉细舌净　　C. 畏寒肢冷

D. 形体消瘦　　E. 冷汗淋漓

12. 咳喘无力，少气短息，吐痰清稀，自汗，舌淡脉弱，应诊断为

A. 肺气虚　　B. 肾不纳气　　C. 肺阴虚

D. 风寒束肺　　E. 痰湿阻肺

13. 下列哪项不是肝病的常见症状

A. 急躁易怒　　B. 少腹胀痛　　C. 纳呆便溏

D. 月经不调　　E. 眩晕肢颤

14. 心血虚、心阴虚、心气虚、心阳虚的共有症状是

A. 失眠　　B. 面白　　C. 健忘

D. 多梦　　E. 心悸

【填空题】

1. 望舌主要是观察________和________变化。

2. 在八纲辨证中，辨别疾病类别的总纲是________；辨别病位深浅的两纲是________；辨别疾病的性质的两纲是________；辨别正邪盛衰的两纲是________。

3. 脉诊的部位通常选用________部位，它分为________、________、________三部。

4. 大凡腹痛，拒按为________，喜按为________。

5. 白天静止时出汗称________，多属________；入睡后出汗，醒后即止称________，多属________。

【简答题】

1. 病理性面部五色各主何病？

2. 试述病理性舌色、苔色的主病。

3. 简述疼痛的性质都有何临床意义？

4. 如何鉴别表证与里证、寒证与热证、虚证与实证？

【案例分析】

案例1：肖某，男，30岁，工人。大便时溏时泻2年余，加重1周。2年来，患者每进食不易消化或油腻食物即大便次数增多，体重渐减。一周前因进食烩面，诱发腹泻，日行4～6次，大便稀溏，伴饮食减少，脘腹胀闷不舒，面色萎黄，肢倦乏力，舌淡苔白，脉细弱。

请做出证候诊断，并陈述辨证的理由。

案例2：某男，61岁。眩晕10余年，加重半月。患者素体形瘦，颧红，时觉头晕目眩。近半月来，间有手指发麻，眩晕加剧。今日上午，因与他人争吵后，突然跌仆倒地，不省人事，口噤不开，喉中痰鸣，左侧半身不遂，呼吸气粗，面色红赤，舌质红，苔黄腻，脉弦滑而数。

请做出证候诊断，并陈述辨证的理由。

（吴文华　王科峰）

第五章

治则与治法

学习目标

1. 掌握治病求本、扶正祛邪、调整阴阳和因时、因地、因人制宜等中医治则。
2. 了解治疗八法。

【引导案例】

李某，男，10岁。高热3天。患者3天前，突然发烧，体温39.2℃，服用感冒药后不见效。就诊时面色红赤，不恶寒反恶热，大汗淋漓，大渴喜冷饮，心烦，体温39.8℃，舌红，苔黄燥，脉洪大有力。

1. 用八纲辨证辨别其证候。

2. 根据其证候应采取何治则？具体治法是什么？

在对疾病施治或施护的过程中，要有正确的治疗思想作指导。所以，中医学在通过四诊做出辨证诊断后，必须制定正确的治疗原则，采用恰当的治疗方法，才能祛除疾病，保障健康。本章主要阐述基本治则和治病八法。

治则，是治疗和护理疾病时所必须遵循的基本原则。它是在整体观念和辨证论治的指导下制定的正确反映治疗和护理疾病客观规律的准则，对临床治疗立法、处方、用药及护理具有普遍的指导意义。治法，是治疗和护理疾病的具体方法。治则与治法不同，治则是用以指导治法的总的原则，而治法则是从属于一定治则的具体方法。如扶正祛邪属于治则，而在扶正原则指导下的益气、养血、滋阴及温阳等则是具体的治法，在祛邪原则指导下的发汗、涌吐、泻下及清热等亦是具体的治法。

第一节 治　则

治则是中医理论中一个颇具特色的重要组成部分，内容较为丰富，在此只介绍治病求本、扶正祛邪、调整阴阳、三因制宜等对临床各科均具有指导作用的基本治则。

一、治病求本

治病求本，是在治疗疾病时必须寻求疾病的根本、本质进行治疗和护理。它是中医学辨证论治的根本原则，也是中医护理学辨证施护的根本法则。在具体运用治病求本时，必须正确掌握“治本与治标”和“正治与反治”。

（一）治本与治标

本是相对标而言的，本和标用以说明疾病过程中矛盾双方的主次关系。一般而言，本代表疾病过程中居主要地位、起主要作用的方面；标代表疾病过程中居次要地位、起次要作用的方面。如正气相对邪气而言，正气为本，邪气为标；病因相对症状而言，病因为本，症状为标。由于本和标在疾病过程中的轻重缓急的不同，因而就有了治本与治标。

1. 急则治其标

急则治其标，即在标甚急的情况下，如果不先治其标，就会发生严重的后果，甚至危及生命，此时就应先治其标而后再治其本。如大出血肺痨患者，肺痨为其本，出血则是其标，此时应采取紧急措施，先止血以治其标，血止病情缓解后再治其本。急则治标，只是应急情况下的权宜之计，最终目的仍是为了更好地治本。

2. 缓则治其本

缓则治其本，即在病情较缓的情况下，抓住疾病的本质进行治疗。如血虚头痛患者，头痛为其标，血虚则是其本，因此治疗用养血之法，头痛自然而愈。通过上述例证，可见治本才是对疾病治疗的最后归宿。

3. 标本兼治

标本兼治，即在标与本并重的情况下，在治本的同时，亦应兼顾标的治疗，采取标本同治的原则。如素体气虚反复外感的感冒患者，气虚为本，感冒为标，此时单纯补气，则使邪气滞留，表证不解，病程延长。单纯解表则汗出伤气，使气虚更甚。故采用益气解表标本兼治的治法，既益气又解表，双管齐下，以提高疗效，缩短病程。

总之，“治本与治标”既有原则性，又有灵活性。在治病求本的指导下，中医护理也应做到护病求本，即急则护其标、缓则护其本及标本兼护。

（二）正治与反治

疾病变化错综复杂，一般情况下疾病的本质与其现象是一致的，但有时疾病的本质与现象也会不一致，会出现假象，因而就有了正治与反治。

1. 正治

正治，是指在疾病的本质与现象一致的情况下，逆其证候性质而治的法则，又称“逆治”。它是临床最常采用的一种治疗法则，具体的方法有：

（1）寒者热之　指寒性病证表现为寒象时，采用温热方法进行治疗和护理。如胃寒证用辛热散寒法。

（2）热者寒之　指热性病证表现为热象时，采用寒凉方法进行治疗和护理。如胃热证用苦寒清热法。

（3）虚则补之　指虚性病证表现为虚象时，采用补益方法进行治疗和护理。在具体运用时，要区分气虚、血虚、阴虚及阳虚等不同证候，分别给与补气、补血、补阴及补阳的治疗方法。

（4）实则泻之 指实性病证表现为实象时，采用攻逐方法进行治疗和护理。如食滞证用消导法，水饮停聚证用逐水法，血瘀证用活血逐瘀法等。

2. 反治

反治，指在疾病的本质与疾病的现象相反的情况下，顺从疾病假象而治的法则，又称“从治”。其具体的方法有：

（1）热因热用 指用热性药物治疗具有假热症状的病证。它适用于阴寒内盛，格阳于外，反见热象的真寒假热证。如虚寒性疾病发展到严重阶段，患者除四肢厥逆、下利清谷、脉微欲绝等症状外，反见身热、面颊浮红、烦躁、口渴等热象，因其病变本质是真寒，所以必须用温热药治疗，则假热就自然消失。

（2）寒因寒用 指用寒性药物治疗具有假寒症状的病证。它适用于里热极盛，阳盛格阴，反见寒象的真热假寒证。如患者出现身大热、口大渴、大汗出、脉洪大、四肢逆冷等，其中四肢逆冷是假寒，本质是真热，故须用寒凉药治其真热，而假寒才能消失。

（3）塞因塞用 指用补益药物治疗具有虚性闭塞不通的病证。它适用于真虚假实证。如脾虚患者常出现脘腹胀满、纳呆、大便不畅等，因其病变本质是虚，治疗时必须用健脾益气的方药使脾气健运，升降复常，则胀满自消。

（4）通因通用 指用通利药物治疗具有实性通泄的病证。它适用于邪实壅滞于内，反见通泄之假象的真实假虚证。如食积腹泻，治宜消积导滞，则食积去而泄泻止。

二、扶正祛邪

疾病的过程，主要是正气与邪气双方相互斗争的过程。邪正之间的盛衰，决定疾病的虚实变化，即“邪气盛则实，精气夺则虚”；邪正胜负又决定着疾病的进退，邪胜于正则病进，正胜于邪则病退。因而治疗和护理疾病就要扶助正气，祛除邪气，改变邪正双方的力量对比，使之向有利于疾病痊愈方面转化。所以扶正祛邪也是指导临床治疗和护理的重要原则。

（一）扶正

扶正，即扶助正气，增强体质，提高机体抗病能力和自然修复能力的一种法则。它包括用药物、食物、推拿、针灸、锻炼、气功及精神调摄等方法。扶正主要适用于以正气亏虚为主要矛盾的虚证，即“虚则补之”。如气虚患者，采用补气的方法治疗和护理；血虚患者，采用补血的方法治疗和护理，均是在扶正的法则下制定的。

（二）祛邪

祛邪，即祛除邪气。它包括用药物、食物、推拿、针灸、拔罐及刮痧等方法。祛邪主要适用于邪气亢盛为主要矛盾的实证，即“实则泻之”。如表邪盛者，宜用汗法治疗和护理；邪在胃肠，燥屎内结者，宜用下法治疗和护理；还有吐法、消法等均是在祛邪的法则下制定的。

（三）扶正与祛邪兼用

扶正与祛邪兼用，即扶助正气与祛除邪气同用，主要适用于正气已虚、邪气仍实的虚实夹杂证。在具体应用时要分清扶正与祛邪的主次，如以正虚为主者，应以扶正为主兼顾祛邪；以邪实偏重者，则以祛邪为主兼以扶正。除区别扶正与祛邪主次外，还应注意先后，或先扶正后祛邪，或先祛邪后扶正，或攻补兼施。如瘀血所致的出血证，因瘀血不去，出血不止，故应先活血化瘀，然后再进行止血补血。

扶正与祛邪是两种不同的法则，但两者相互为用，相辅相成，即“正复邪自去，邪去正自安”。在具体应用时，应以“扶正不留邪，祛邪不伤正”为原则。

三、调整阴阳

中医学认为人体阴阳平衡是生命活动的基本条件，而发生疾病的根本原因是阴阳失调。因而调整阴阳，恢复其正常的相对平衡，是中医治疗和护理疾病的根本法则之一。针对机体阴阳偏盛偏衰的变化，调整阴阳又有“损其有余”及“补其不足”两个法则。

（一）损其有余

损其有余，指针对阴阳偏盛，即阴或阳一方过盛有余的病证采用“实则泻之”的法则进行治疗和护理。

1. 损其阳盛

损其阳盛，即对“阳盛则热”所致的实热证，应当清泻阳热，用“热者寒之”的法则进行治疗和护理。

2. 损其阴盛

损其阴盛，即对“阴盛则寒”所致的实寒证，应当温散阴寒，用“寒者热之”的法则进行治疗和护理。

（二）补其不足

补其不足，指针对阴阳偏衰，即阴或阳一方虚损不足的病证采用“虚则补之”的法则进行治疗和护理。

1. 阳病治阴，阴病治阳

（1）阳病治阴　适用于阴虚之证，即“阴虚则热”所出现的虚热证（阳病），采用滋阴的方法进行治疗和护理，也就是阴虚者用补阴法进行治疗和护理。

（2）阴病治阳　适用于阳虚之证，即“阳虚则寒”所出现的虚寒证（阴病），采用壮阳的方法进行治疗和护理，也就是阳虚者用补阳法进行治疗和护理。

2. 阴阳双补

由于阴阳互根，所以阴虚可累及阳，阳虚可累及阴，从而出现阴阳两虚的病证，此时应当阴阳双补。

3. 阳中求阴，阴中求阳

根据阴阳互根的理论，阴虚时在滋阴中适当顾及补阳，阴得阳升而泉源不竭，即所谓“阳中求阴”。阳虚时在助阳中适当顾及滋阴，阳得阴助而生化无穷，即所谓“阴中求阳”。

四、因时、因地、因人制宜

疾病的发生、发展变化受多方面因素的影响，如时令季节气候的变化、地理环境

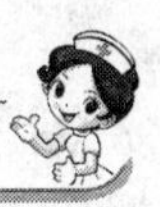

的不同及人体体质的差异等，因此同一病证必须因时、因地、因人制定出适宜于病情的治疗、护理及养生等法则，即因时、因地、因人制宜，简称“三因制宜”。

（一）因时制宜

根据不同时令季节气候、昼夜的特点，制定适宜的治疗、护理及养生等原则，称为“因时制宜”。四时气候变化对人体的生理功能、病理变化均产生一定的影响。春夏季节气候由温渐热，阳气升发，人体腠理开泄，即使患有外感风寒也不宜过用辛温发散之法，以免开泄太过，耗伤气阴；而秋冬季节气候由凉变寒，阴盛阳衰，人体腠理致密，此时若非大热证则应慎用寒凉之法，以免苦寒伤阳，故《素问·六元正纪大论》说：“用寒远寒，用凉远凉，用温远温，用热远热，食宜同法。”

白昼阳盛阴衰，黑夜阴盛阳衰，故一般疾病昼轻夜重。在治疗和护理患者时，尤其应注意夜间的病情变化。

（二）因地制宜

根据不同地理环境特点，制定适宜的治疗、护理及养生等原则，称为“因地制宜”。不同地区由于地势高低、气候变化及生活习惯等不同，人体的生理、病理特点也不尽相同，故治疗和护理应根据其而有所变化。如我国西北高原地区，气候寒冷干燥，风寒燥疾较多，寒凉之法须慎用；东南沿海平原，气候温热潮湿，病多湿热，温热与助湿之法须慎用。对相同病证的护理也应考虑不同地区的特点，如风寒表证对于高寒地区，用药护理多用麻黄、桂枝等作用比较猛烈的发散药；而对于温热地区，用药护理则只需使用苏叶、荆芥等作用比较缓和的发散药。

（三）因人制宜

根据患者的年龄、性别及体质等方面的特点，制定适宜的治疗、护理及养生等原则，称为“因人制宜”。

1. 年龄

年龄不同，生理功能及病变特点亦不同，治疗和护理则应有所区别。青壮年身体较壮实，患病后应攻则攻，应补则补，药量宜重；老年人气血衰少，功能减退，患病多虚证，治疗宜补，有实邪者，攻邪要慎，药物用量应比青壮年较轻；小儿脏腑娇嫩，气血未充，宜寒宜热，宜虚宜实，但生机旺盛，病后易于恢复，治疗需及时，忌投峻攻，少用补益，药物用量更轻。

2. 性别

男女性别不同，其生理特点亦不同，特别是妇女有经、带、胎、产的变化，在治疗和护理中尤须加以考虑。如妇女妊娠期慎用或禁用峻下、破血、滑利及走窜伤胎之药。

3. 体质

由于每个人的先天禀赋和后天调养不同，体质有强弱、寒热之偏，所以虽患同样病证，治疗和护理亦应当有所区别。如形体魁梧体壮者用药量宜重，形体瘦小体弱者用药量宜轻。素体阳虚者慎用寒凉药，护理时应注意保暖避寒，宜食温热补阳食物；素体阴虚者慎用温热药，护理时应注意起居要清凉，宜食清补生津滋阴食品。

因时、因地、因人制宜的法则，充分体现了中医整体观念和辨证施护在实际应用上的原则性和灵活性。

第二节 治　法

清代程钟龄根据历代医家对治法的论述，归类总结出“八法”，即汗法、吐法、下法、和法、温法、清法、消法及补法八种治法，亦称“中医治病八法”。中医护理人员掌握“八法”有助于辨证施护顺利进行。

一、汗法

汗法亦称解表法，是运用发汗解表的方法，使患者出汗而逐邪外出，解除表证的一种治法。《素问·阴阳应象大论》“其在皮者，汗而发之”是该法的立法依据。人体汗出标志着腠理开，营卫和，肺气畅，血脉通，从而能达到祛邪外出的目的。所以除用于外感表证外，凡腠理闭塞、营卫不通而无汗者也都可以用汗法治疗和护理。根据表证的性质，汗法一般分为辛温解表法和辛凉解表法两类。

汗法是常用治法之一，具体运用时，以患者遍身微微汗出最佳。切忌大汗，汗出过多，会伤津耗液，损伤正气。出汗后应多饮水，避风寒。

二、吐法

吐法，亦称催吐法，是通过涌吐，使痰涎、宿食等病邪或毒物从口中吐出的一种治法。《素问·阴阳应象大论》“其高者，因而越之”是该法的立法依据。常用于中风、痰涎壅盛、癫狂、宿食、食厥、气厥及胃中残留毒物等病证的治疗和护理。

本法多用于急救，适宜于发病部位偏上，病情急剧的实证。服药应从小量渐增，以防中毒或涌吐太过。吐法作用迅速凶猛，宜伤胃气，应中病即止。对病位偏下、年老体弱、婴幼儿、心脏病、高血压患者及孕妇忌用。

三、下法

下法，亦称泻下法，是通过泻下，通利大便，使停留在肠胃中的宿食、燥屎、冷积、瘀血、结痰及停水等从下窍而出，以攻逐实邪、排出积滞，治疗里实证的一种治法。《素问·阴阳应象大论》“其下者，引而竭之”是该法的立法依据。针对具体病情，下法一般分寒下法、温下法及润下法等。

下法是重要的治法之一，其临床意义不可忽视。六腑以通为用，以降为顺，只有如此才能维持正常的新陈代谢。若积滞、积水等有形实邪壅结于肠胃，阻遏气机，此时只有及时运用下法，才能使气机调畅，诸证自愈。下法适用于里实证，若表证未解，里证未成实者不宜用下法；表证未解，里实已成，宜先解表后攻里，或表里双解。本法除润下较和缓外，大多药力峻猛，故久病、年老体弱、孕妇及产后等慎用或禁用。该法易伤胃气，一般得效即止，勿过服或久服，同时要注意饮食，油腻及不易消化的食物不宜早进，以防再伤胃气。

四、和法

和法，亦称和解法，是通过和解、调和的作用，以祛除病邪，调理脏腑功能不和

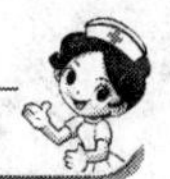

为目的的一种治法。根据发病部位，和法可分为和解少阳法、调和肝脾法及调和肠胃法三类。

和法是一种比较特殊的治法。它既不同于汗、吐、下及消法专于攻邪，也不同于清法、温法的祛热、散寒，更不同于补法的纯补正气。而是通过表里双解，寒热平调，上下分消及攻补兼施等作用，以达表里双解，寒祛热清，升降复常及邪祛正扶的目的。本法的作用特点较为缓和。在运用过程中患者不会有明显的汗、吐及下等表现，往往在不知不觉中随着全身机能的恢复而痊愈，因此和法具有重要的临床价值。

五、温法

温法，亦称温里法，是通过温里散寒、回阳等的作用，以治疗里寒证的一种治法。《素问・至真要大论》“寒者热之”、“治寒以热”是该法的立法依据。温法根据里寒证的发病部位与程度的不同，分为温中祛寒法、温经散寒法及回阳救逆法三类。温法是为里寒证而设，若证属真热假寒则忌用。

六、清法

清法，亦称清热法，是通过清热、泻火及解毒等的作用，以治疗里热证的一种治法。《素问・至真要大论》“热者寒之”、“温者清之”、“治热以寒”是该法的立法依据。清法根据里热证的发病部位与虚实等不同，分为清气分热法、清营凉血法、清热祛暑法、清热解毒法、清脏腑热法及清虚热法六类。

清法适用于里热证。里热证的范围甚广，本法尤其治疗温热病更为常用。具体运用清法时应分清发病阶段、部位及虚实真假等，若为真寒假热则忌用。

七、消法

消法，亦称消散法，是将有形实邪渐消缓散的一种治法。《素问・至真要大论》“坚者削之”、“结者散之”是该法的立法依据。消法根据不同的发病原因，分为行气活血法、化湿祛痰法及消食导滞法三类。

本法虽与吐法、下法皆用于有形实邪，但吐法、下法治疗病势较急，病程较短，需猛攻速去者。而消法乃属渐消缓散之法，用于治疗病势较缓，病程较长者。消法性质虽较缓和，但终属克伐之法，应得效即止，若为纯虚无实者禁用。

八、补法

补法，亦称补益法，是运用补益人体气血阴阳不足，治疗虚证的一种治法。《素问・三部九候论》“虚则补之”，《素问・至真要大论》“损者益之”是该法的立法依据。补法根据虚证的性质不同，分为补气法、补血法、补阴法及补阳法四类。

补法是最常用的治疗大法之一，使用范围甚为广泛，不仅能改善机体脏腑功能的低下，且能补充营养物质的不足，同时增强机体的抵抗力。故该法对于多种疾病只要属虚证者，均有良效。具体应用补法时要注意辨别虚实真假，对于真实假虚证禁用。

目标检测

【单项选择题】

1. 阴病治阳适用于
   A. 阳盛　B. 阴盛　C. 阴阳两虚
   D. 阴虚　E. 阳虚
2. 素体气虚，反复外感的感冒患者，治以
   A. 益气　B. 解表　C. 益气解表
   D. 滋阴　E. 养血解表
3. 患者高热 3 天，体温 39.8℃，面色红赤，不恶寒反恶热，大汗淋漓，大喜冷饮，心烦，舌红，苔黄燥，脉洪大有力。采用的方法是
   A. 寒因寒用　B. 热者寒之　C. 热因热用
   D. 虚则补之　E. 寒者热之
4. 不属于祛邪的治法为
   A. 泻下　B. 发汗　C. 催吐
   D. 化瘀　E. 滋阴
5. 扶正适用的证候为
   A. 实证　B. 虚证　C. 里证
   D. 热证　E. 寒证

（6 ~9 题选择项）
   A. 消法　B. 汗法　C. 和法
   D. 吐法　E. 清法

6. 将有形实邪渐消缓散的治法是
7. 孕妇、老人、小儿应禁用或慎用的治法为
8. 阳盛的患者采用的治法为
9. 见恶寒发热，苔薄，脉浮者宜采用

【填空题】

1. 针对机体阴阳偏盛偏衰的病理变化，调整阴阳有________及________两个法则。
2. 护理疾病时，应做到急则护其________，缓则护其________。
3. 正治具体的方法有________、________、________、________。
4. 中医治病八法除汗法、吐法、和法、清法外，还包括________、________、________和________。
5. 三因制宜包括________、________、________。

【简答题】

1. 中医治则主要包括哪些？应如何运用？
2. 说出正治与反治的区别和联系。

（何长杰）

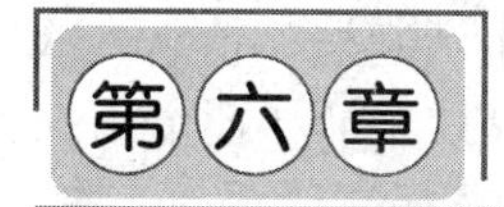

养生与预防

学习目标

1. 了解天年的含义和衰老的机理。
2. 掌握养生的基本原则和常用方法。
3. 了解中医预防在中医学体系中的地位。
4. 掌握预防的内容和主要方法。

【引导案例】

李某，女，41岁。因烘热汗出半年就诊。患者半年前开始，无明显诱因出现烘热汗出，性情变得易怒，记忆力减退，月经量逐月减少，经查发现雌激素水平偏低，经询问得知其母40岁时绝经，诊断为卵巢早衰。诊时大便干，小便正常，舌质红，舌苔薄黄而干，脉细数。

1. 患者发生早衰的原因是什么？
2. 应如何延缓患者过早衰老的趋势？

本章主要介绍了养生的基本理论、基本方法和中医学对于疾病预防的基本认识，主要包括中医学对寿命和衰老的基本观点，并在此观点的基础之上提出了养生的原则和方法，本章内容还包括了中医“治未病”的预防思想。通过对本章的学习，可以了解中医特色的养生保健方法及疾病预防的基本思想，为临床对患者进行养生保健和预防疾病方面的指导提供理论基础。

养生与预防，是中医学在长期的生产活动和医疗实践中积累起来的防疾病、促健康的优秀经验，是中医学独特而有效的内容之一。养生与预防的理论以中医理论为基础，重视疾病的预防，符合我国“预防为主，防治结合”的卫生工作方针，对促进人民的保健及民族的繁衍昌盛起着重要的指导作用。

第一节 养　　生

养生，又称为“摄生”，是采取措施保养生命，提高生命质量，延长寿命的行为。养生是中医学的重要的组成部分，它以中医基本理论为指导，探索和研究生命的规律，以颐养身心、增强体质、预防疾病的理论和方法为宗旨，以综合性保健活动为手段，以延年益寿为目的。护理工作的主要任务之一是指导人们在日常生活起居、情志、饮食、环境等各个方面进行养生保健，增强机体体质，提高其对外界环境的适应能力和抗病能力，因此中医养生的理论和方法在护理工作中有着极大的应用空间。

一、养生的基本理论

生、长、壮、老、死是人类生命的自然规律，而探讨这规律中保持健康与长寿的奥秘，自古以来就是人类的普遍愿望。在我国古代，对人类的自然寿命和衰老问题很早就有一定的认识，到《黄帝内经》时代就已经比较系统和完善了。

（一）天年与衰老

1. 天年

“天年”，是指天赋的年寿，即自然寿命。人的寿命是有一定期限的（简称寿限）。古代养生家认为人的正常寿限在100～120岁之间。但是，古往今来，真正能享尽“天年”者毕竟是极少数，影响寿限的原因主要与先天禀赋、后天调养、地理气候环境等因素有关。

先天禀赋强弱，是决定寿限的主要因素。《灵枢·天年》提出生命来自于父母精血，“以母为基，以父为楯”。因此，父母体质的强弱，父母媾精时精血旺盛的程度，对下一代生命的寿限起着决定性的作用，《医学正传·医学或问》说：“受气之两盛者，当得中上之寿；受气之偏盛者，当得中下之寿；受气之两衰者，能保养仅得下寿。”意思是说，如果能禀受父母两方旺盛的精气，就有可能得到中上之寿；若只能禀受父母单方的旺盛精气，也可达到中下之寿；若父母精气不足，一般达不到寿的程度，只有注意保养才能得到下寿。中医认识到，禀受于父母的先天精气，也就是肾气，决定了人的寿限，它又决定着下一代生命的寿限，也就是说人之寿限是有遗传性的，现实生活中常常遇到家族性寿夭的相似性，就说明了这一道理。《素问·上古天真论》所说的“天寿过度，气脉常通，肾气有余”就是指先天禀赋良好的高寿者。

虽然先天禀赋是决定寿限的主要因素，但并非唯一因素，如上所说，对于先天禀赋不佳者，通过后天的保养，以弥补先天的不足，也能达到“寿”的目的。反之，若自持先天充足，不注意后天生活调护，反复饮食起居不节，劳倦过度，情志过极，就非常容易将父母所赐的优质精气，逐渐消耗，导致早夭。因此，后天的保养也是影响寿限的重要因素。此外，地理气候环境也能够影响人的寿限长短。

可见，人的天年一方面决定于先天禀赋，另一方面也决定于后天的保养。

知识链接

经典著作中对“天年”的认识

在《黄帝内经》中有对天年进行专门论述的篇章，如在《灵枢·天年》篇多次提到人的自然寿命是100岁：“人之寿百岁而死”、“百岁乃得终”、“百岁…形骸独居而终矣。”在《素问·上古天真论》里也提到：“尽终其天年，度百岁乃去。”但也有人认为，人的自然寿命为120岁，如老子就认为”人之大期，以百二十为度。”《左传》中也说：“上寿百二十年，中寿百岁，下寿八十。”《尚书·洪范》记载“以百二十为寿”。

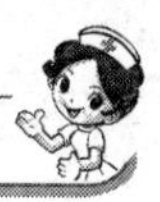

尽管在人在寿命方面会受到先天禀赋的影响，但如果后天保养、锻炼得宜，寿命还是能逐渐向天年接近，使人人都能“尽终其天年”的。

2. 衰老

衰老是人体随着时间的推移，表现出结构和机能衰退，适应性和抵抗力减退等现象的一系列变化过程，这一过程是人类正常生命活动按照自然规律的必然走向，也是一种复杂的自然现象。人类的机体在生长发育完成之后，便逐渐进入衰老的过程。

人体衰老的机理是中医养生学主要的研究内容之一，是制定养生原则和方法的理论依据。衰老的机理可归纳为以下三个方面：

（1）肾虚是衰老的根本　肾主藏精，又“受五脏六腑之精而藏之”（《素问·上古天真论》）。肾的精气是激发生命活动和脏腑功能的原动力，影响着人体整个生长壮老已的生命过程，若肾气充盛，则人体发育生长壮盛；肾气亏虚，则人体衰老、夭折。同时，肾为先天之本，先天“肾气有余”，则衰老的过程延后，衰老的速度缓慢，寿命延长，可能年度百岁而动作不衰、年老有子；若禀赋不足，肾气虚弱，则衰老的过程提前，衰老的速度加快，寿命缩短。

这说明，肾气的强弱在很大程度上决定着人的衰老过程出现的迟早以及寿命的长短。因此，肾虚是人体衰老的根本原因，而其他脏腑对衰老的影响则是间接的作用，或为肾虚的诱因，或是肾虚导致的结果。

（2）脾胃功能失调是肾虚衰老的先导　在人体的衰老过程中，五脏或多或少有虚损的改变，其中影响最大的当属脾胃。脾胃为气血生化之源。若脾胃虚弱，气血化生不足，全身脏腑组织失于气血的营养，导致功能全面低下，最终引起肾气补充乏源，肾气亏虚而衰老。

（3）脾肾亏虚夹实是衰老的基本病理变化　古代对衰老机理的研究，往往偏重于正虚的一面，而对于邪实影响人体寿夭的研究则较少。现代的养生实践及实验研究表明，“虚”并不能全面反映衰老的变化过程，单纯用补益药物，其延缓衰老的效果也不尽如人意。因此，提出了多种邪实与衰老相关的学说，如痰浊说、肝郁说、瘀血说、肠胃郁滞说等。其中痰浊和瘀血被公认为是影响衰老的重要因素。对于邪实的产生和影响，一般认为是由以肾虚为主的五脏虚损或功能失调而产生，然其产生之后，又反过来作用于肾等脏腑，促进肾及其他脏腑的虚损，从而加速衰老的进程。

（二）养生的基本原则

中医养生的理论基础是中医阴阳学说、天人相应的整体观以及对中医病因学的继承和发展。在其发展过程中，积累了丰富的理论和实践经验，但基本原则，大体可归纳为以下几个方面：

1. 法天顺地

古代劳动人民在生产、生活实践中体会到，人类的生存有赖于大自然提供的各种条件，顺应自然规律则得益，违背自然规律就会受到自然的惩罚。在这种思想的指导下，中医养生才提出了“法天顺地”的养生原则，这一原则又可分为以下几个具体方面：

（1）顺时而养　顺应时间变化规律，是养生保健的重要环节。顺时养生需注意顺应四时、昼夜和月之盈亏的时间变化而养生。

时间变化对人的情志变化、气血运行、脏腑经络功能、疾病发生等方面均产生影响，我们应该遵循时间变化规律，采取相应的养生方法。人的阴阳气血随四季气候、昼夜交替、月之盈亏所引起的阴阳变化而变化。如春夏阳气发泄，气血易趋向于表，故皮肤松弛，疏泄多汗等；秋冬阳气收藏，气血易趋向于里，表现为皮肤致密，少汗多溺。在一年四季中，春夏属阳，秋冬属阴，故提出了“春夏养阳、秋冬养阴”的四时养生大法，即要求在春夏之时，要顺乎自然保养阳气，即所谓养生、养长；秋冬之季，应保养阴气，即所谓养收、养藏。

人的阴阳之气一天之内随昼夜阴阳消长进退也发生相应的改变，总体而言，昼夜阴阳变化主要以影响人之阳气为主，阳气白天多趋向于表，夜晚多趋向于里。所以白天应以养阳为主，夜晚应以养阴为主。

（2）顺地域而养　不同地域有不同气候、水质、土壤、岩石和生物，也形成不同的生活习俗和饮食习惯。一方水土养一方人，地理环境长期的作用，对居住者体质产生一定影响，并反映在生理和病理变化上。古代医家已经关注到地理环境对人类健康影响的问题，如《素问·异法方宜论》中就分别论述了我国东西南北中五方的水文地质、气候、物候、物产以及人的生活习俗、体质特点与发病、治疗情况，反映了地理环境与医疗的关系，并依此指导人类的养生及对疾病的诊断和治疗。其中包含的顺地方而养的精神，是中医养生学永恒的基本原则。在这一原则指导下，我们应该顺应地理环境对人类生命所产生的影响，采取相应的养生措施。

2. 形神共养

形，指形体，即肌肉、血脉、筋骨、脏腑等组织器官；神，是指情志、意识、思维为特点的心理活动现象，以及生命活动的全部外在表现。在人的生命中形和神是一个统一的不可分割的整体，二者相互依存、相互影响，密不可分。神本于形而生，依附于形而存，形为神之基，神为形之主，这也就是所谓的“形神合一”。

形神之间的辩证统一关系决定了养生既不能只养形，也不能只养神，而是要形神共养，即不仅要注意形体的保养，而且还要注意精神的摄养，使得形体健壮，精神充沛，二者相辅相成，相得益彰，从而身体和精神都得到均衡统一的发展。

3. 动静结合

中医养生学主张生命体的动静统一观，在养生中一方面重视动以养形，另一方面又强调静以养神。“生命在于运动”是人所共知的保健格言，它说明运动能锻炼人体各组织器官的功能，促进新陈代谢可以增强体质，防止早衰。但这并不能说明运动越多越好，运动量越大越好。同时也有人提出“生命在于静止”。认为躯体和思想的高度静止，是养生的根本大法，突出说明了以静养生的思想更符合人体生命的内在规律。各种养生观点在本质上都提倡动静结合，形神共养。只有做到动静兼修，动静适宜，才能“形与神俱”，达到养生的目的。

二、养生的基本方法

中医养生防衰的理论与实践都很丰富，养生方法种类繁多，可达数十种，本章仅

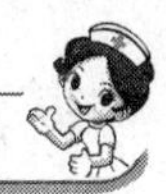

选取最常用而又易于施行的几种进行介绍。

（一）调养精神

调养精神，亦称作“摄神”、“调神”、“养神”等，是中医养生学的重要组成部分。它是通过调节人的精神、意识和思维活动，以保持身心健康的一种养生方法。根据《素问·上古天真论》“精神内守，病安从来”的论点，认为通过调养精神，可保身心和谐，可防病延年。调养精神的方法常有以下几种：

1. 怡情养性

怡情养性，指人在精神上能乐观豁达、淡泊名利，能根据自然环境和社会环境条件的变化调节自己的情志活动。保持良好的情绪、乐观的心态、豁达大度的处世方法，正确地对待工作、生活和社会，是人生不可缺少的修养，也是保健防病、益寿延年的重要因素。

2. 调和七情

在正常情况下，七情对机体生理功能起着协调作用。如果七情太过，作为强烈的、超出人体适应能力的精神刺激，会使脏腑气血功能紊乱，而导致疾病。所以，应在生活中注意调整自己的情绪，通过适当的化解的方法，使情志活动不致失去平衡。

3. 情有所系

调养精神的另一个重要方面就是精神生活要有所寄托，这对于中老年人尤其重要。工作学习之时，专心致志，神用专一；业余时间要培养一定的爱好，既有助于陶冶性情，充实生活，又有利于克服老年人“老而无用”的垂暮感，树立起勤学不辍、老有所为、老有所乐的新观念。

（二）调和饮食

孙思邈曾经说过：“安身之本，必资于食。”可见，饮食为健身之本，是健康长寿的基本保证。饮食调理得当，不仅可以保持人体的正常功能，提高机体的抗病能力，还可以治疗某些疾病；饮食不足或调理不当，则可导致一些疾病。通过调和饮食达到养生的目的须注意以下几点：

1. 食物全面均衡

食物的种类多种多样，所含营养成分不尽相同，只有做到合理调配，才能保证人体正常生命活动所需要的各种营养。所以《黄帝内经》提出了“五谷为养，五果为助，五畜为益，五菜为充，气味合而服之，以补精益气”的原则，概述了膳食的主要组成内容，强调食物多样，荤素搭配，比例适当，这对于调养身体、促进健康是很有意义的。

另外，饮食还须注意食物五味的调和。中医将食物的味道归纳为酸、苦、甘、辛、咸五种，这五味对人体的作用各不相同。五味调和能滋养五脏，如果五味偏嗜太过则会引起脏腑的功能失调。

2. 适应体质特点

体质是指人体受遗传及后天多种因素影响，所形成的功能和形态上相对稳定的固有特性。根据中医体质学说的理论，人的体质有寒热虚实等类型之分。通过饮食养生，应根据体质特点，选择合适的食物类型。如形体肥胖的痰湿体质，适合常喝冬瓜汤，既可化湿，又能祛痰；经常反复感冒的气虚体质，适于常吃山药，以补气固表。中医养生家们创制出了多种具有养生功能的食品或菜肴，并总结成一系列的养生食谱，现已成为最常用的养生方法之一。

应用这些养生食谱实施养生时，须根据个体的体质特点来选择合适的食物，如果选择不当，不但无法达到养生的目的，还可能会使体质的偏向性更严重，导致健康被破坏。

3. 遵循一定规律

规律饮食是指进食食物时要形成时间和数量上的规律。首先，进食宜有较为固定的时间，如果食无定时，可能打乱胃肠消化的正常规律，会使脾胃失调，有损于健康。其次，饮食的数量要有规律。人体对饮食的消化、吸收、输布，主要靠脾胃来完成，进食适量，饥饱适中，则消化吸收正常，能保证各种生理活动的进行。如果饮食不规律，则容易损伤健康，造成早衰。

4. 讲究饮食卫生

自古以来，人们一直很重视饮食卫生，饮食卫生看成是养生防病的重要内容。大体有三个方面：首先，饮食宜清洁新鲜。新鲜、清洁的食品，营养成分很容易被消化、吸收，对人体有益无害。所以张仲景在《金匮要略》中指出："秽饭、馁肉、臭鱼食之皆伤人"。其次，宜以熟食为主。食物经过烹调后变成熟食，既能使食物更容易被机体消化吸收，又能在烹调过程中祛除一些致病因素。再次，注意饮食禁忌。在人类长期的生活实践中，人们逐渐认识到，有些动、植物对人体有害，如海豚、发芽的土豆等，吃后会发生中毒，甚至危及生命。因而，在饮食中应多加小心，仔细辨认。

5. 注意进食保健

进食保健关系到饮食营养能否更好地被机体消化吸收，故应予以足够重视。现择其要，归纳如下：首先，进食宜缓。进食宜缓是指吃饭时应该从容缓和，细嚼慢咽。其次，食宜专致。进食时，应该将头脑中的各种琐事尽量抛开，把注意力集中到饮食上来。古人所说的"食不语"及"食勿大言"，就是要人们在吃饭时专心致志。再次，进食宜乐。安静愉快的情绪有利于胃的消化，乐观的情绪和高兴的心情都可使食欲大增。古有"食后不可便怒，怒后不可便食"之说。故于进食前后，均应注意保持乐观情绪，力戒忧愁恼怒，不使其危害健康。

（三）调适起居

所谓起居，是指生活作息，涉及日常生活的各个方面。起居养生是一种调节生活，进行科学合理的安排，使之有序有度，与人之生命规律及自然规律相应的养生方法。起居养生，要求人们注重生活中的衣食住行、日常琐事，从小事做起，养成习惯，形成规律。并要顺应自然，使人体内环境与外界自然环境统一协调，以达到祛病强身、健康长寿的目的。

1. 安于居处

居处是人们生存的主要场所，良好的居处环境，对健康长寿有着不可忽视的影响。居住的外环境应选择在优美宁静且又安全的地方。居室的内环境，要有益于采光与空气的流通。就我国大部分地区而言，房屋的朝向以坐北朝南为佳。而且，每天都应选择

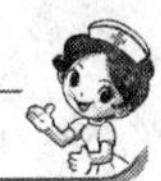

适当时间开窗，既能让阳光直射进室内又能促进居室的空气流通。

2. 劳逸结合

古人很早就认识到，形体活动与人体健康有着密切的关系，但人体日常的运动，既不宜过于劳累，也不宜过于清闲安逸。过劳会致使脏腑精气不足，筋脉关节受损；过逸会伤气血，造成身心痿废而不能胜任艰辛。

3. 衣着合宜

衣着即穿衣着装，是影响人体健康的重要因素。从中医养生角度而言，衣着服饰要依据气候特点和个体需求而定。

不同的季节气候决定着人们的着衣、更衣。适时适地穿衣，是起居养生的常识，民间有“春穿纱，夏着绸，秋天有呢绒，冬装是棉毛”的传统观念。不仅穿衣要顺时顺地，更衣也是如此，而且特别讲究递增、递减。俗话说：“春捂秋冻，不得染病”、“春不忙减衣，秋不忙加冠”。这是因为人体对季节的冷热变迁有一个适应的过渡期，所以更衣应该渐进。

人们对服装的需求各异，然总以宽松、舒适为佳。过紧、过窄的衣服可阻碍血液循环，不利体表水分的蒸发；而老年人由于机能的整体衰退，着衣更应讲究宽松、舒适。

4. 节欲保精

中医历代养生家十分重视节欲保精在养生中的重要作用，提倡房事有度、节欲保精。淫欲过度易导致精血亏损严重，不仅会使机体早衰，还会造成后代先天不足。所以，节欲保精不仅有益于健康长寿，而且是优生优育的保障。

5. 通畅二便

二便通畅是人体生命正常的标志之一，是保证健康长寿不可缺少的重要环节。古有“欲得长生，肠中常清；欲得不死，肠中无滓”、“大便一通，百病轻松”之说。通畅大便的保健方法有调节饮食、排泄有时和运动按摩三种。关于小便，苏东坡在《养生杂要》中说：“要长生，小便清；要长活，小便洁”，保持小便清利的保健方法有饮食调摄和排尿及时两种。

6. 睡眠有节

睡眠有节，是指根据自然界与人体阴阳变化的规律，采用合理的睡眠方法和措施，以保证睡眠质量，从而达到防病强身，益寿延年的目的。

睡前调摄，要求睡前注意调和情志，使心神逐渐收敛，防止任何情绪的过激。睡前免进饮食也是养生要法之一，因为进食会增加胃肠的负担，既影响入睡又损害身体，因而前人有“胃不和则卧不安”之说。睡前过多饮水会使膀胱充盈，排尿次数增多，特别是老年人，多饮势必增加夜尿，影响休息。

睡眠时间，要适应自然界四时阴阳消长的变化。春夏应晚睡早起，秋天应早睡早起，冬天应早睡晚起。每天的睡眠时间应控制在 8 小时左右，老人与小儿可适量增加。

睡眠姿势，最好采取右侧卧位，四肢略为屈曲，躯体呈弓形。这种睡姿能使全身肌肉完全放松，有利于消除疲劳，聚积能量。

（四）运动养生

运动养生法是我国劳动人民智慧的结晶。千百年来，人们在运动养生实践中总结出许多宝贵的经验，使运动养生不断地得到充实和发展，形成了融导引、吐纳、按跷、武术、医术为一体的极有中华民族特色的养生方法，如太极拳、五禽戏、八段锦和易筋经等。运用运动方法进行锻炼，通过活动筋骨关节、调节气息、宁心安神，以疏通经络、行气活血、和调脏腑，进而达到增强体质，益寿延年的目的。在实施运动养生的过程中应注意动静结合、炼养相兼、循序渐进、持之以恒的原则。

（五）顺时养生

顺时养生是根据一年中四季、昼夜等时间、气候、物候、阴阳的变化规律，来调摄人体生命活动和生活实践，以达到人与自然和谐统一的状态，保持机体全方位健康的一种养生方法。顺时养生要求人的各种活动都应顺应自然界的变化。

（六）其他养生方法

从古到今，人们不断发现和实践着各种各样的养生方法，除了上述方法之外，传统上常用的还有药物养生、针灸养生、气功养生、按摩养生、房事养生等。另外，近些年比较新的养生方法有音乐养生、娱乐养生、沐浴养生、色彩养生、香薰养生等。

另外，人不仅有自然属性，还有社会属性，社会因素可以通过对人的精神状态和身体素质的作用而影响人体健康。所以，人要养生防病，延年益寿，必须适应社会环境，保持与社会环境的协调一致。

中医养生，是中华民族灿烂文化的精华，是中华民族长期同疾病作斗争的经验总结。中医养生既有系统的理论，又有可靠的实践经验以及鲜明的民族特色，是中医学伟大宝库中的一枝奇葩，数千年来为中国人民的保健事业与繁衍昌盛作出了巨大贡献。

第二节　预　防

预防是指采取一定的措施，防止疾病的发生与发展，以维护人体的健康。中医学对疾病的预防历来非常重视，早在《黄帝内经》中就提出了“治未病”的预防思想，强调“防患于未然”。如在《素问·四气调神大论》中就有记载：“圣人不治已病治未病，不治已乱治未乱……，夫病已成而后药之，乱已成而后治之，譬犹渴而穿井，斗而铸锥，不亦晚乎？”明确强调了防重于治的思想，为后世预防医学的发展作出了宝贵的贡献。治未病包括未病先防和既病防变两方面。

一、未病先防

未病先防，就是在疾病尚未发生之前，采取各种措施来做好各方面的预防，避免疾病的发生。从发病学机理看，疾病的发生关系到邪和正两个方面，正气不足是疾病发生的内在因素，邪气侵害是发病的重要条件。因此，未病先防应从提高人体正气和防止病邪侵害两方面入手来确定具体的原则和方法。

（一）提高人体正气

正气的强弱是由体质所决定的，它直接关系到人体的抗病能力。而体质与先天禀赋有关，也与后天的饮食起居、精神情志、身体锻炼和积极免疫等因素有关。故应注意从这几个方面采取措施，增强体质，提高机体的正气，以达到“正气存内，邪不可

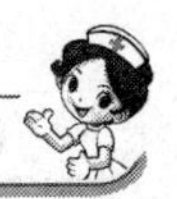

干”的状态，增进抗病能力。

另外，我国古代就已开展了药物预防疾病的工作，并在医疗实践中积累了丰富的经验。如用艾叶、雌黄燃烧烟熏，以避疫气；用人痘接种法预防天花。近年来，运用中医药预防疾病的方法和内容更为丰富，如用板蓝根、大青叶预防流感；用茵陈、栀子、板蓝根预防病毒性肝炎等，都取得了很好的效果。

（二）防止病邪侵害

邪气是导致发病的重要条件，有时甚至起着主导作用。所以，未病先防除了要增强体质，提高机体的抗病能力外，还应注意预防邪气的侵害。防止病邪侵害是指平时要讲究卫生，保护环境，防止空气、水源和食物的污染，注意气候的变化，提倡“虚邪贼风，避之有时”，注意患者的消毒隔离，以避其传染等。由于四季气候有寒热温凉的变化，因此必须随之采取相应措施，以保护身体健康防止病邪的侵害。如冬天应注意防寒保暖、夏天要防暑降温，在反常气候或遇到传染病流行时，更要避之有时，有的传染病还应隔离治疗等。如时行感冒流行时，应尽量减少在公共场所活动，以免感邪发病；痄腮流行期间，应避免小儿与患者接触，或接触时注意防护，以防病邪侵袭等，都是防止疾病发生的重要措施。

二、既病防变

既病防变，是指疾病已经发生，则应力求做到早诊断、早治疗，防止疾病的发展、传变。这种防微杜渐思想，也是中医预防的特点之一。具体内容包括早期诊治和控制传变两个方面。

（一）早期诊治

疾病的发展和演变有一个过程，往往是由表入里，由浅入深，逐步加重。因此，要抓住时机，尽早控制病情。《素问·阴阳应象大论》说：“邪风之至，疾如风雨，故善治者治皮毛，其次治肌肤，其次治筋脉，其次治六腑，其次治五脏，治五脏者，半生半死也。”这说明外邪侵入人体，如果不作及时处理，病邪就会步步深入，侵犯内脏，使病情愈来愈重，治疗亦愈加困难。一般在疾病初期，病位表浅，病情较轻，正气未衰，较易治愈，应积极治疗。倘若延误，病邪就会由表入里，病情越来越复杂，治疗也更困难。如中风病发生之前，常有眩晕、手指麻木等症状，如能抓住这些预兆，及早治疗，可使患者减少痛苦，增加康复机会。因此，必须做到早期诊治才能防止疾病的不良转变。

（二）控制传变

控制传变，是指根据不同疾病的传变途径与发展规律，诊断疾病发展过程中可能出现病情加重的趋势和已经发生的先兆症状，采取措施先安未受邪之地，以防止疾病的进一步发展和传变。疾病的传变往往有一定规律，其中外感热病多按六经或卫气营血规律传变；内伤杂病则多以脏腑、五行生克规律和经络传变。掌握了疾病的传变规律后，在治疗及调护时就可以采取有效的措施，控制疾病的发展和传变。《金匮要略》指出：“见肝之病，知肝传脾，当先实脾。”即是指临床治疗肝病时，常需配合健脾和胃之法，以调理脾胃，使脾气旺盛不受邪侵，则可防止肝病传脾。这是五行相克规律预防疾病传变的具体应用。

目标检测

【单项选择题】

1．“见肝之病，知肝传脾，当先实脾。”这句话要求在“治未病”时注意

A．未病先防　　B．顾护精气　　C．早期诊治
D．控制传变　　E．调和脏腑

2．养生的最终目的是

A．强身健体　　B．保家卫国　　C．延年益寿
D．恬淡虚无　　E．补中益气

3．按照中医“天年”的说法，人的正常寿限应在

A.70～90岁之间　　B.80～100岁之间　　C.90～110岁之间
D.100～120岁之间　　E.110～130岁之间

4．决定人寿限最主要的因素是

A．心气　　B．肺气　　C．肾气
D．脾气　　E．肝气

5．培养一定的兴趣爱好，这在精神养生中属于

A．四气调神　　B．情有所系　　C．调和七情
D．怡情养性　　E．畅情达志

6．调节睡眠养生，睡眠姿势最好采用

A．仰卧　　B．左侧卧　　C．右侧卧
D．俯卧　　E．坐卧

【填空题】

1．“治未病”包括________和________两个方面。

2．既病防变包括包括________和________两个方面。

【简答题】

1．何谓“天年”？

2．中医养生理论认为，衰老的基本机理有哪些？

3．调适起居养生应注意哪些方面的问题？

（董建栋）

第七章

经络与腧穴

学习目标

1. 掌握经络的概念、组成及生理功能。
2. 掌握十二经脉的走向、交接规律及分布规律。
3. 了解经络学说的临床应用。
4. 熟悉腧穴的分类和主治作用；掌握常用腧穴的定位。

【引导案例】

方某，女，53岁。主诉：右侧口眼歪斜5天。病史：5天前无明显原因出现右侧口角歪斜，右眼睑闭合不全，遂来就诊。查体：右侧口眼歪斜，右眼睑闭合不全，右侧鼻唇沟、额纹变浅，鼓腮右侧漏气，不能完成吹口哨，伸舌居中。右耳后乳突区压痛，右侧面部感觉减退。舌暗红，苔薄白，脉弦。

1. 患者主要症状是什么？可以用什么腧穴治疗？
2. 这些腧穴属于哪几条经脉？定位如何？还可以治疗什么病证？

经络学说主要探讨人体经络的概念、构成、循行分布、生理功能、病理变化及其与脏腑形体官窍之间的相互关系；腧穴学主要研究腧穴的概念、体表定位及主治作用。它们奠定了针灸学、推拿学等中国传统治疗技术的理论基础。

第一节 经　络

一、经络的概念及组成

（一）经络的概念

经络，是经脉与络脉的总称，是联系全身各部、沟通上下内外、运行气血、调节机体活动的通路。

经，有路径的含义；络，有网络的含义。经脉贯通上下，沟通内外，是经络系统中的主干；络脉是经脉别出的分支，较经脉细小，纵横交错，网络全身，无处不至。

（二）经络系统的组成

经络系统由经脉和络脉组成，是由经脉与络脉相互联系、彼此衔接而构成的体系。其中经脉主要包括十二经脉、奇经八脉；络脉包括十五络脉和难以计数的浮络、孙络等（图7-1）。

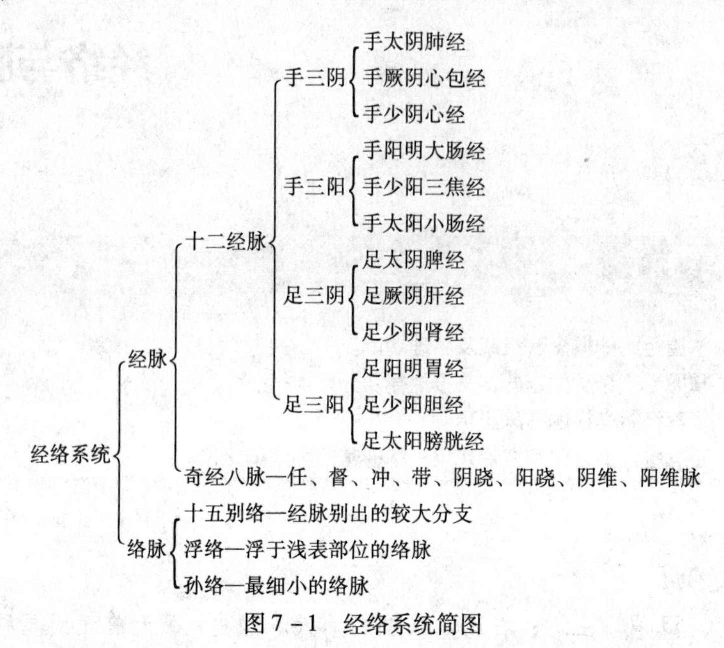

图7-1　经络系统简图

二、十二经脉

（一）十二经脉的命名

十二经脉是结合阴阳、脏腑、手足三个方面而命名的。

内为阴，外为阳：肢体内侧为阴，一阴衍化为三阴，即太阴、厥阴、少阴；肢体外侧为阳，一阳衍化为三阳，即阳明、少阳、太阳。

脏属阴，腑属阳：每一阴经分别隶属于一脏，每一阳经分别隶属于一腑，各经以所属脏腑命名。

上为手，下为足：主要循行于上肢的经脉，称为“手经”；主要循行于下肢的经脉，称为“足经”。

各经按照所属脏腑结合循行于四肢的部位，确定各经的名称，如手太阴肺经，手阳明大肠经等。

（二）十二经脉的走向及交接规律

十二经脉的循行走向：手三阴经从胸走手，手三阳经从手走头，足三阳经从头走足，足三阴经从足走腹（胸）。正如《灵枢·逆顺肥瘦》所载：“手之三阴，从藏走手；手之三阳，从手走头；足之三阳，从头走足；足之三阴，从足走腹。”

十二经脉的交接规律：相表里的阴经与阳经在四肢末端交接；同名的手足阳经在头面部交接；手足阴经在胸中交接（图7-2）。

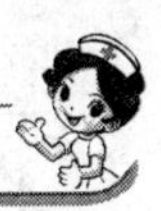

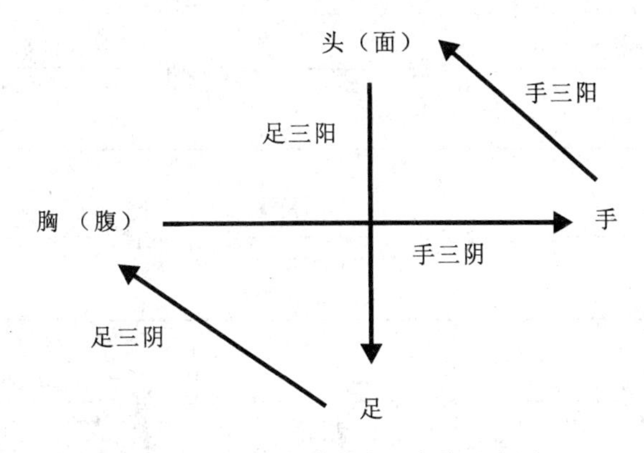

图7－2 十二经脉走向、交接示意图

（三）十二经脉的体表分布

阴经多循行于四肢内侧及胸腹，阳经多循行于四肢外侧及头面躯干。十二经脉在身体各部的分布规律如下：

四肢部：手三阴经行于上肢内侧，足三阴经行于下肢内侧，从前缘至后缘依次是太阴、厥阴，少阴；手三阳经行于上肢外侧，足三阳经行于下肢外侧，从前缘至后缘依次是阳明、少阳、太阳。值得注意的是在内踝尖上8寸以下为厥阴在前、太阴居中、少阴在后；至内踝尖上8寸以上，太阴经才行于厥阴之前（表7－1）。

表7－1 十二经脉名称及在四肢的分布

部位	阴经（属脏）	阳经（属腑）	循行部位 阴经行内侧，阳经行外侧	
手	太阴肺经	阴明大肠经	上	前 线
	厥阴心包经	少阳三焦经		中 线
	少阴心经	太阳小肠经	肢	后 线
足	太阴脾经	阳明胃经	下	前 线
	厥阴肝经	少阳胆经		中 线
	少阴肾经	太阳膀胱经	肢	后 线

胸腹部：任脉行于躯干前正中线；肾经行于胸部前正中线旁开2寸处，腹部前正中线旁开0.5寸处；胃经行于胸部前正中线旁开4寸处，腹部前正中线旁开2寸处；脾经行于胸部前正中线旁开6寸处，腹部前正中线旁开4寸处。肝胆经循行分布于胁肋部。

腰背部：督脉行于躯干后正中线；膀胱经行于后正中线旁开1.5寸处，有一分支行于后正中线旁开3寸处，沿肩胛骨内侧缘下行。

头面部：手足阳明经行于面额部；手足少阳经行于侧头部及耳部；手太阳经主要行于面颊部，足太阳经行于头顶和头后部；足厥阴肝经与督脉会于头顶。

（四）十二经脉的气血流注顺序

十二经脉的气血流注顺序有一定的规律。十二经脉气血流注从手太阴肺经开始，由肺经逐经相传至肝经，再由肝经返回至肺经，重新再循环，形成周而复始、如环无端的传注系统，将气血周流全身。正如《灵枢·卫气》篇载："阴阳相随，外内相贯，如环之无端"（图7－3）。

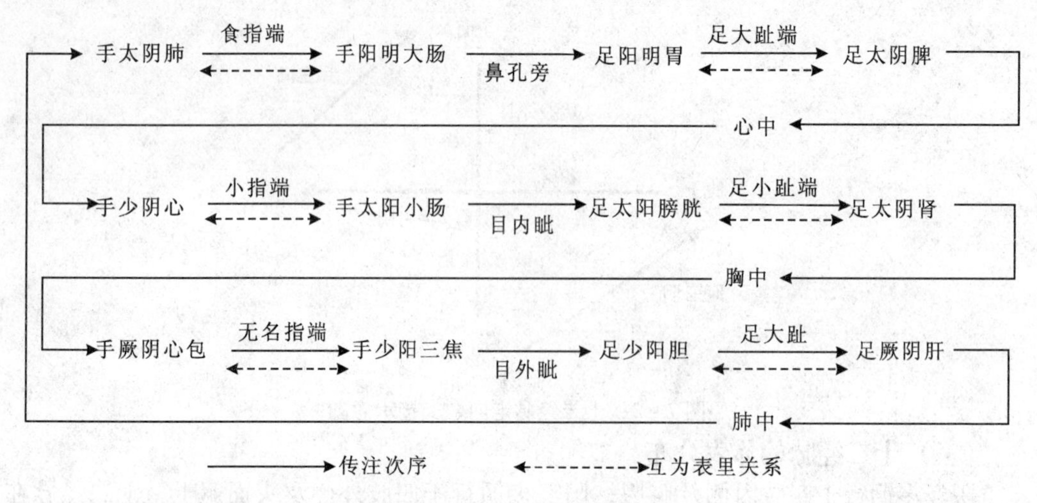

图7-3　十二经脉气血流注顺序

（五）十二经脉的表里络属关系

十二经脉“内属于府藏，外络于肢节”，在体内与脏腑有明确的属络关系。其中阴经属脏络腑主里，阳经属腑络脏主表。如手太阴肺经属肺络大肠，手阳明大肠经属大肠络肺。十二经脉除与脏腑有着密切的联系，相互之间亦存在着表里配对关系（表7-2），互为表里的经脉在生理上密切联系，病变时相互影响，治疗时相互为用。

表7-2　十二经脉表里关系表

表	手阳明经	手少阳经	手太阳经	足阳明经	足少阳经	足太阳经
里	手太阴经	手厥阴经	手少阴经	足太阴经	足厥阴经	足少阴经

三、奇经八脉

奇经八脉是任、督、冲、带、阴维、阳维、阴跷、阳跷脉的总称。奇经与十二正经不同，既不直属脏腑，没有表里配合关系，除任、督外又无专属穴位，且“别道奇行”，故称“奇经”。

八脉中督、任、冲脉皆起于胞中，同出会阴，称为“一源三歧”。

督脉行于腰背正中，上至头面。“督”有总督、统帅之意。督脉具有调节阳经气血的作用，为“阳脉之海”。

任脉循行于腹胸正中，上抵颏部。“任”有妊养之意。任脉具有调节阴经气血的作用，为“阴脉之海”；任脉还与女子经孕关系密切，故有“任主胞胎”之说。

冲脉与足少阴肾经并行，上至目下。“冲”有要冲、要道之意。冲脉为一身气血通行之要冲，能调节十二经及五脏六腑之气血，故有“十二经之海”和“血海”之称；冲脉与女子月经及孕育机能亦有密切关系，因女子月经来潮及妊娠皆以血液为基础。

带脉起于胁下，绕行腰间一周。“带”有围绕之意。带脉因状如腰带、束带，故有约束纵行诸经的功能。

四、经络的生理功能及临床应用

《灵枢·经脉》记载：“经脉者，所以决死生，处百病，调虚实，不可不通。”说

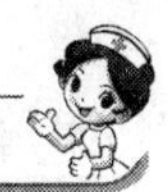

明经络在生理、病理和疾病的防治等方面具有重要作用。其所以能决死生，是因为经络具有联系人体内外，起着运行气血的作用；处百病，是因为经络具有抗御病邪，反映证候的作用；调虚实，是因为经络具有传导感应的作用。

（一）经络的生理功能

1. 沟通联系作用

人体的五脏六腑、四肢百骸、五官九窍、皮肉筋骨等组织器官，之所以能保持相对的协调与统一，完成正常的生理活动，成为一个有机的整体，是依靠经络系统的联络沟通作用而实现的。十二经脉及其分支纵横交错，入里出表，通上达下，相互络属脏腑，联络肢节；奇经八脉沟通于十二经之间，调节盈虚；从而使人体的各脏腑组织器官有机地地联系起来，构成一个内外、表里、左右、上下彼此间紧密联系、协调共济的统一的有机整体。

2. 运行气血作用

气血是脏腑组织器官功能活动的物质基础。气血必须依赖经络的传注，才能输布全身，以濡润全身各脏腑组织器官，维持机体的正常功能。十二经脉在内属络脏腑，在外连属五官九窍及四肢百骸，并与任、督二脉首尾相接，如环无端，使气血遍布全身上下内外，起到营养作用。所以《灵枢·本藏》说："经脉者，所以行血气而营阴阳，濡筋骨，利关节者也。"这就指明了经络具有运行气血、营养全身的作用。

3. 感应传导作用

经络系统具有感应针刺推拿等刺激，并能将感应到的信息传送到机体相应区域组织的作用。经络还能进行机体内各种信息的传导，使人体的内外、上下、左右、前后、脏腑、表里之间，保持相对平衡。针刺中的得气现象就是经络感应传导的功能表现。人身经络之气输于周身腧穴，当经络或内脏机能失调时，通过针灸等刺激体表的一定穴位，经络可以将其治疗性刺激传导到有关的部位和脏腑，以发挥其调节人体脏腑气血的功能，从而使阴阳平复，达到治疗疾病的目的。

4. 调节平衡作用

经络的调节作用可根据机体原有的功能状态而表现出双向性，既可使亢奋者得以平抑，又可使抑制者转为兴奋。即"泻其有余，补其不足，阴阳平复"（《灵枢·刺节真邪》），如针刺足三里既可增进肠蠕动以治疗腹胀，又可抑制肠蠕动之亢进以治疗泄泻。

（二）经络学说的临床应用

1. 阐释病理变化

经络与疾病的发生、传变有密切的关系。某一经络功能异常，就易遭受外邪的侵袭，既病之后，外邪又可沿着经络进一步内传脏腑。经络不仅是外邪由表入里传变的途径，而且亦是内脏之间、内脏与体表组织间病变相互影响的途径。如心热移于小肠，肝病影响到胃，胃病影响到脾等，这是脏腑病变通过经络传注而相互影响的结果。

2. 协助疾病诊断

由于经络是人体通内达外的一个通道，在生理功能失调时，其又是病邪传注的途径，具有反映病候的特点，故临床某些疾病的病理过程中，常常在经络循行通路上出现明显的压痛，或结节、条索状等反应物，以及相应部位的皮肤出现色泽、形态、温度、电阻等的变化。通过望色、循经触摸反应物和按压等，可为诊断疾病提供重要的依据。例如，肝经布胁肋，肝胆疾病，多出现两胁疼痛；肝经连目系，肝火上炎，可见目赤肿痛；胃经入上齿中，胃热炽盛，可见牙龈肿痛。又如头痛，痛在前额，多属阳明经病变；痛在两侧，多属少阳经病变；痛在后头连及项部者，多属太阳经病变；痛在巅顶者，多属厥阴经病变。再如胃肠病，常在足三里、地机等穴出现压痛；肺病者，常在肺俞穴、中府穴有压痛、过敏或皮下结节等。近年来，还利用多种仪器对人体腧穴进行探测，可以在一定程度上了解经络、脏腑、组织器官的病变，为协助诊断提供佐证。

3. 指导疾病治疗

（1）指导针灸治疗　针灸临床选穴一般是在明确辨证的基础上，除选用局部的腧穴外，通常以循经取穴为主。即某一经络或脏腑有病，便选用该经或脏腑所属经络的部分腧穴来治疗。如胃痛循经远取足三里、梁丘；胁痛循经选取阳陵泉、太冲；前额阳明头痛，循经选取上肢的合谷穴或下肢的内庭穴等等。《四总穴歌》中说：“肚腹三里留，腰背委中求，头项寻列缺，面口合谷收。”就是循经取穴的很好说明。另外，使用刺络出血的方法来治疗一些常见病，如目赤肿痛刺太阳出血，咽喉肿痛刺少商出血，急性腰扭伤刺委中出血等等，都是经络理论在针灸临床上的应用。

（2）指导药物治疗　药物治疗亦是以经络为渠道，通过经络的传导转输，使药达病所，发挥其治疗作用的。药物进入机体后，选择性地进入某经或某几经，从而对脏腑经络的病证发挥治疗作用，这就是药物的归经理论。徐灵胎《医学源流论》说：“如柴胡治寒热往来，能愈少阳之病；桂枝治畏寒发热，能愈太阳之病；葛根治肢体大热，能愈阳明之病。……此乃柴胡、桂枝、葛根专长之事。因其能治何经之病，后人即指为何经之药。”此外，中医各科药物的临床应用，亦有很多是以经络特殊联系的原理为依据的，如口舌生疮，用清泻小肠之法，是因为心与小肠相表里，心火上炎，可以导热下行。

第二节　腧　　穴

腧穴是人体脏腑经络之气血输注于体表的特殊部位。腧，又作“俞”，通“输”，有输注、转输的意思；穴，原义为“土室”，引申指孔隙、空窍、凹陷处。

腧穴既是疾病的反应处，亦是针灸的施术部位。腧穴与脏腑、经络有密切关系。腧穴归于经络，经络属于脏腑，故腧穴与脏腑脉气相通。在体表的穴位上施以针灸等一些刺激，可以治疗某些病证。

一、腧穴的分类和作用

（一）腧穴的分类

腧穴一般可分为经穴、奇穴和阿是穴三类。

1. 经穴

凡归属于十二经脉和任、督脉的腧穴，亦即归属于十四经的穴位，总称“十四经

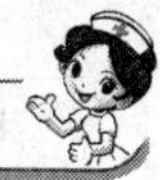

穴”，简称“经穴”。经穴都有具体的穴名和固定的位置，分布在十四经循行路线上，有明确的主治症。全身经穴共有361个。

2. 奇穴

凡未归入十四经穴范围，而有具体的位置和名称的经验效穴，统称“经外奇穴”，简称“奇穴”。这类腧穴的主治范围比较单一，多数对某些病症有特殊疗效，如百劳穴治瘰疬，四缝穴治小儿疳积等。

3. 阿是穴

又称天应穴、不定穴等。通常是指该处既不是经穴，又不是奇穴，而是以痛为腧。这类穴既无具体名称，又无固定位置，是以压痛或其他反应点作为刺灸的部位。

（二）腧穴的作用

腧穴有接受刺激、防治疾病的作用。腧穴不仅是气血输注的部位，亦是邪气所客之处所，又是针灸防治疾病的刺激点。通过针刺、艾灸等对腧穴的刺激以通其经脉，调其气血，使阴阳归于平衡，脏腑趋于和调，从而达到扶正祛邪的目的。腧穴的主治作用有以下三个方面的特点。

1. 近治作用

这是经穴、奇穴和阿是穴所共有的主治特点，即腧穴都能治疗其所在部位及邻近部位的病证，即“腧穴所在，主治所在”。如眼区的睛明、承泣、四白等穴，均能治眼病；耳区的听宫、耳门、翳风诸穴，均能治疗耳病；胃部的中脘、上脘、梁门等穴，均能治疗胃病。

2. 远治作用

这是经穴，尤其是十二经脉在四肢肘、膝关节以下的腧穴的主治特点。这些穴位不仅能治局部病证，而且能治本经循行所到达的远隔部位的病证，即“经络所通，主治所及”。如合谷穴，不仅能治上肢病证，而且能治颈部和头面部病证；足三里穴不但能治下肢病证，而且能治胃肠以及更高部位的病证等。

3. 特殊作用

除了上述近治和远治作用外，腧穴还具有双向调整、整体调整和相对的特异治疗作用。很多腧穴都有双向调整作用，如泄泻时针刺天枢能止泻，便秘时针刺天枢则能通便；心动过速时针刺内关能减慢心率，心动过缓时针刺内关则可加快心率。有些穴位还能调治全身性的病证，如合谷、曲池、大椎可治外感发热；足三里、关元、气海具有增强人体防卫和免疫功能的作用。有些穴位的治疗作用还具有相对的特异性，如至阴穴可矫正胎位；少泽穴可通乳等。

二、腧穴的定位方法

腧穴定位法，又称取穴法，是指确定腧穴位置的基本方法，主要有体表标志、骨度分寸、手指同身寸和简便取穴四法。

（一）体表标志定位法

体表标志定位法，是以人体的各种体表标志为依据来确定穴位位置的方法，又称自然标志定位法。体表标志，主要指分布于全身体表的骨性标志和肌性标志等，可分为固定标志和活动标志两类。

1. 固定标志

固定标志定位，是指利用五官、毛发、爪甲、乳头、脐窝和骨节凸起、凹陷及肌肉隆起等固定标志来取穴的方法。如两眉中间取印堂；两乳中间取膻中等。此外，肩胛冈平第3胸椎棘突，肩胛骨下角平第7胸椎棘突，髂嵴平第4腰椎棘突，这些可作背腰部穴的取穴标志。

2. 活动标志

活动标志定位，是指利用关节、肌肉、皮肤随活动而出现的孔隙、凹陷、皱纹等活动标志来取穴的方法。如耳门、听宫、听会等应张口取；咬牙时咬肌高点取颊车；取养老穴时，应正坐屈肘，掌心向胸，当尺骨小头桡侧骨缝中取之。

人体体表标志，尤其是固定标志的位置恒定不变，用这些标志定穴是准确性最高的取穴法，故此法是确定腧穴位置的主要依据。

（二）骨度分寸定位法

骨度分寸法，古称“骨度法”，始见于《灵枢·骨度》篇。它是将人体的各个部位分别规定其折算长度，作为量取腧穴的标准。不论男女老幼，肥瘦高矮，一概以此标准折量作为量取腧穴的依据。全身各部骨度折量寸见如下（表7-3，图7-4）。

表7-3 常用骨度分寸表

部位	起止点	折量分寸	度量法	说明
头面部	前发际至后发际	12寸	直	如前发际不明，从眉心至大椎穴作18寸，眉心至前发际3寸，大椎穴至后发际3寸
	前额两发角（头维）之间	9寸	横	用于量头部的横寸
	耳后两乳突（完骨）之间	9寸	横	
胸腹部	胸剑联合中点至脐中	8寸	直	用于确定上腹部经穴的纵向距离
	脐中至耻骨联合上缘	5寸	直	用于确定下腹部经穴的纵向距离
	两乳头之间	8寸	横	女性可用锁骨中线代替
背腰部	大椎以下至尾骶	21椎	直	背腰部腧穴以脊椎棘突作为定位依据
	两肩胛骨内缘之间	6寸	横	
上肢部	腋前纹头至肘横纹	9寸	直	用于手三阴、手三阳经的骨度分寸
	肘横纹至腕横纹	12寸	直	
下肢部	横骨上廉至内辅骨上廉	18寸	直	用于足三阴经的骨度分寸
	臀横纹至膝中	14寸	直	内辅骨上廉指股骨内侧髁上缘
	股骨大转子至膝中	19寸	直	内辅骨下廉指胫骨内侧髁下缘
	内辅骨下廉至内踝尖	13寸	直	内踝尖指内踝向内的凸起处
	膝中至外踝尖	16寸	直	用于足三阳经的骨度分寸。膝中的水平线，前平膝盖下缘，后平膝弯横纹，屈膝时可平犊鼻穴
	外踝尖至足底	3寸	直	

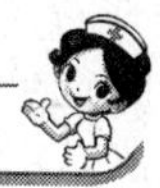

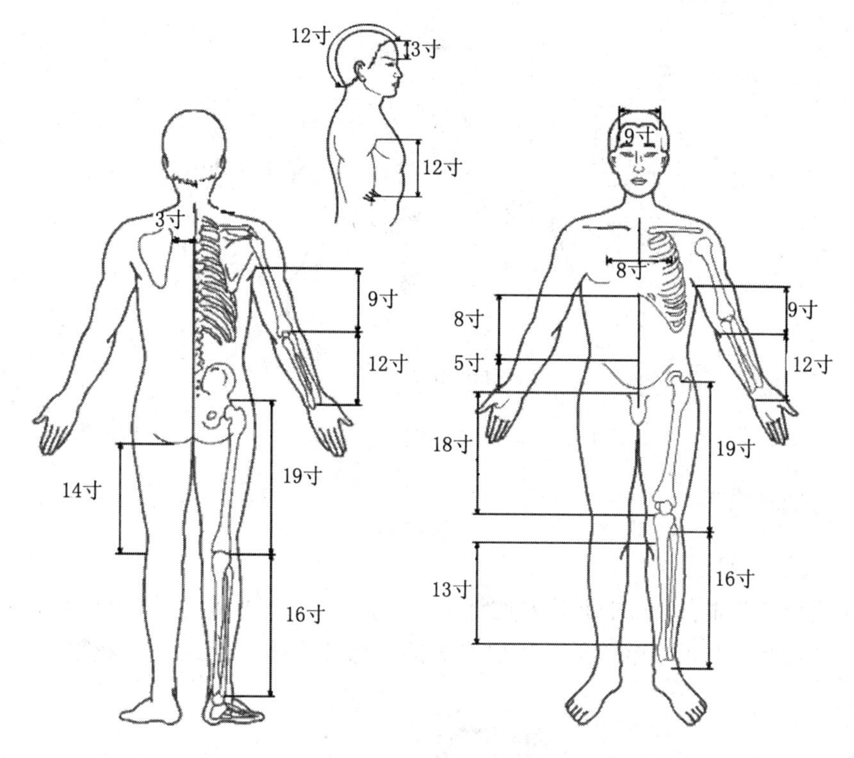

图7－4　常用骨度分寸示意图

（三）手指同身寸定位法

手指同身寸定位法，是指以患者本人的手指为尺寸折量标准来量取穴位的定位方法，又称“手指比量法”和“指寸法”。要注意的是手指同身寸定位法只能在骨度法的基础上应用，不能以指寸悉量全身各部，否则长短失度。体表标志和骨度分寸是确定腧穴位置的基本方法，手指比量只能是一种配合的“手法”。常用的有中指同身寸、拇指同身寸和横指同身寸三种。

1. 中指同身寸

中指同身寸是以患者中指屈曲时中间指节两端纹头之间的距离为1寸（图7－5）。

2. 拇指同身寸

拇指同身寸是以患者拇指横纹两端之间的距离为1寸（图7－5）。与中指同身寸比较，拇指同身寸标志清晰，应用方便，故是指寸法中较为常用的一种。

3. 横指同身寸

横指同身寸是当患者第2～5指并拢时中指近侧指间关节横纹水平的4指宽度为3寸（图7－5），又称“一夫法”。横指同身寸亦是指寸法中较为常用的一种。

（四）简便取穴

简便取穴法是一种简便易行的腧穴定位方法。如两手伸开于虎口交叉，当食指端处取列缺穴；半握拳，当中指尖所指处取劳宫穴；两手自然下垂，中指尖处取风市穴；两耳尖直上连线中点取百会穴。简便取穴法通常仅作为取穴法的参考，临床应用时尽量以体表标志取穴和骨度分寸取穴为准。

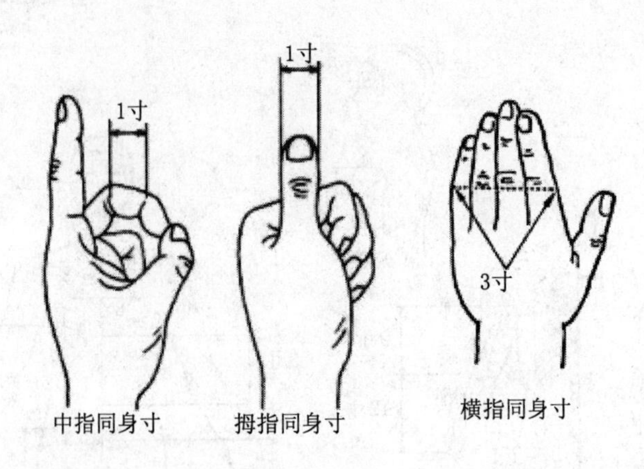

图7-5　手指同身寸定位法

三、常用腧穴

（一）手太阴肺经穴

手太阴肺经在体表分布于上肢内侧前缘，起于中府止于少商，共有11穴（图7-6）。本经腧穴主治咳、喘、咽喉痛等与肺脏有关的疾患及经脉循行部位的其他病证。

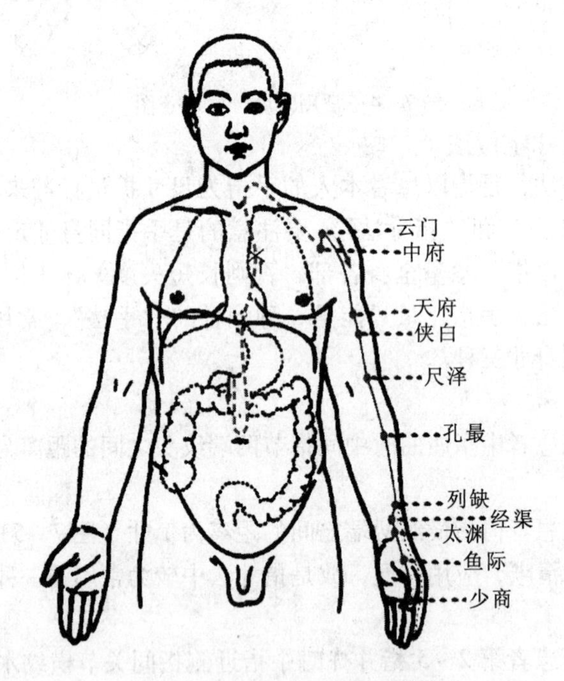

图7-6　手太阴肺经循行及腧穴

1. 尺泽 Chǐzé

【定位】在肘横纹中，肱二头肌腱桡侧凹陷处（图7-7）。

【主治】①肺疾：咳喘，咳血，咽喉肿痛；②肘臂挛痛；③急性吐泻，中暑，小儿惊风。

2. 列缺 Lièquē

【定位】桡骨茎突上方，腕横纹上1.5寸，当肱桡肌与拇长展肌腱之间。

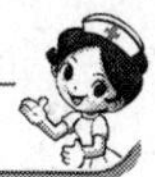

简便取穴法：两手虎口自然平直交叉，一手食指按在另一手桡骨茎突上，指尖下凹陷处（图7－7）。

【主治】①肺疾：咳喘，咽喉肿痛；②头痛，齿痛，项强，口眼歪斜等头项部疾患。四总穴歌“头项寻列缺”。

3. 太渊 Tàiyuān

【定位】在掌后腕横纹桡侧，桡动脉的桡侧凹陷中（图7－7）。

【主治】①肺疾：咳嗽，气喘；②无脉症；③腕臂痛。

4. 少商 Shàoshāng

【定位】拇指桡侧指甲角旁0.1寸（图7－7）。

【主治】①肺疾：咽喉肿痛，鼻衄；②急救：高热，昏迷，癫狂。

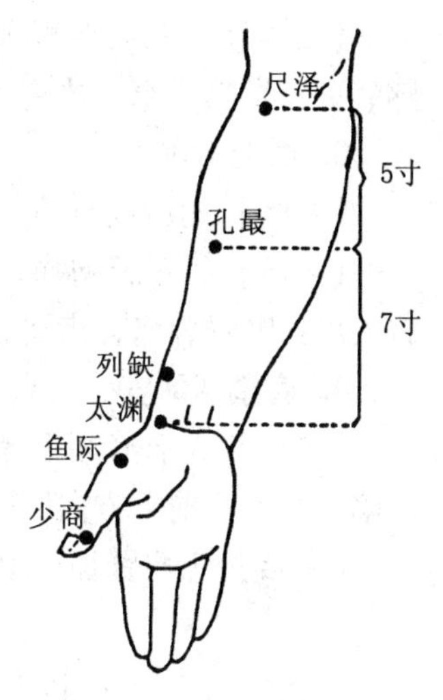

图7－7 手太阴肺经穴

（二）手阳明大肠经穴

手阳明大肠经在体表分布于上肢外侧前缘及头面部，起于商阳止于迎香，共有20穴（图7－8）。本经腧穴主治头面五官疾患、热病、皮肤病、肠胃病、神志病等及经脉循行部位的其他病证。

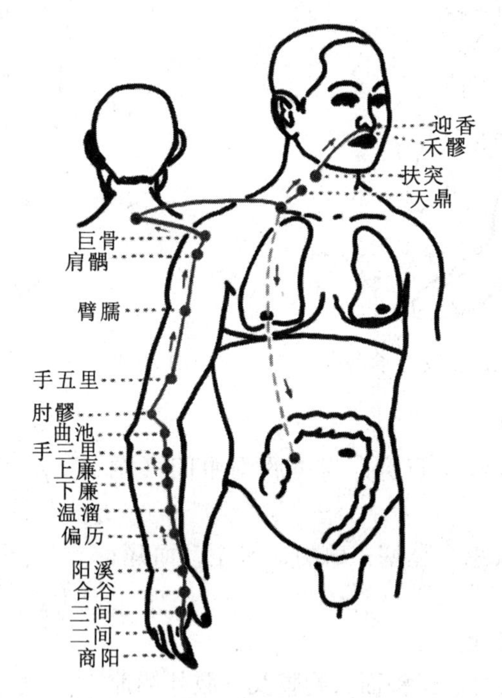

图7－8 手阳明大肠经循行及腧穴

1. 商阳 Shāngyáng

【定位】在手食指桡侧，距指甲角旁0.1寸（图7－9）。

【主治】①五官疾患：齿痛，咽喉肿痛；②急救：热病、昏迷。

2. 合谷 Hégǔ

【定位】在手背，第1、2掌骨间，当第2掌骨桡侧的中点处。

简便取穴：以一手的拇指指骨关节横纹，放在另一手拇、食指之间的指蹼缘上，当拇指尖下（图7-9）。

【主治】①头面五官疾患：头痛，目赤肿痛，鼻衄，齿痛，口眼歪斜，耳聋；②外感病证：发热恶寒，热病无汗或多汗；③妇产科病：经闭，滞产，痛经。孕妇禁针。

3. 曲池 Qūchí

【定位】屈肘成直角，在肘横纹外侧端与肱骨外上髁连线中点（图7-10）。

【主治】①手臂痹痛，上肢不遂；②热病；③高血压；④癫狂；⑤腹痛吐泻；⑥五官疾患：咽喉肿痛，齿痛，目赤痛；⑦皮肤病：瘾疹，湿疹，瘰疬。

4. 肩髃 Jiānyú

【定位】在肩峰端下缘，三角肌上部中央。上臂外展或向前平伸时，肩部出现两个凹陷，当肩峰前下方向凹陷处（图7-10）。

【主治】①肩臂痛，上肢不遂；②瘾疹。

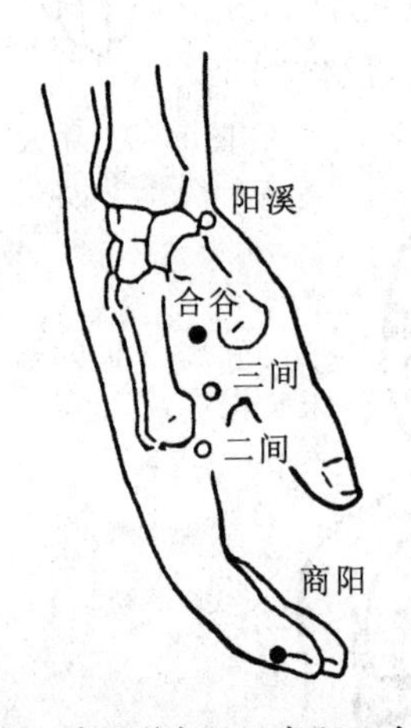

图7-9 手阳明大肠经商阳、合谷穴

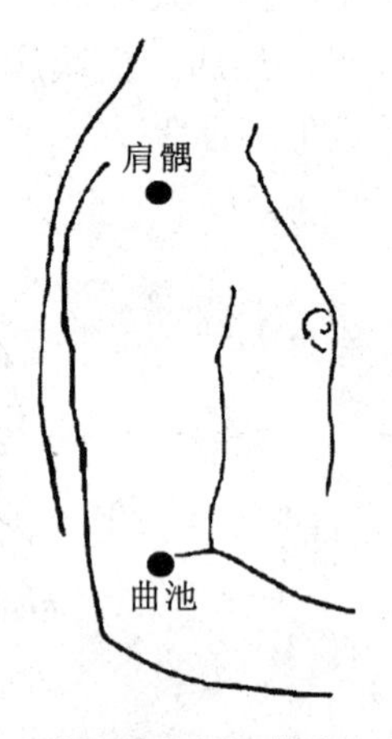

图7-10 手阳明大肠经曲池、肩髃穴

5. 迎香 Yíngxiāng

【定位】在鼻翼外缘中点旁，当鼻唇沟中间（图7-11）。

【主治】①五官疾患：鼻塞，鼽衄，口歪，面痒；②胆道蛔虫症。

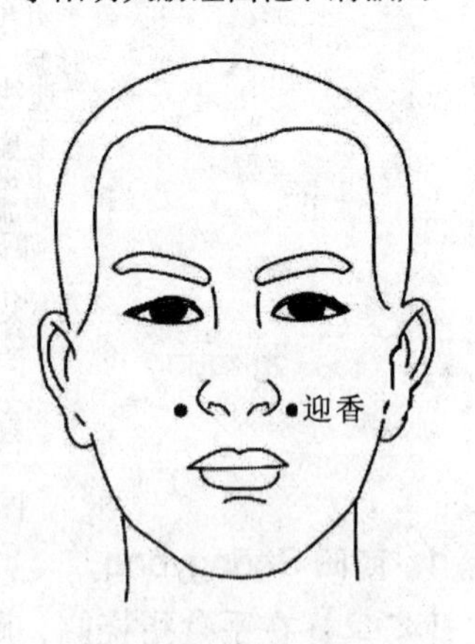

图7-11 手阳明大肠经迎香穴

（三）足阳明胃经穴

足阳明胃经在体表分布于头面、胸腹及下肢外侧前缘，起于承泣止于厉兑，共有45穴（图7-12）。本经腧穴主治头面、目、鼻、口齿病、神志病和胃肠病，以及经脉循行部位的其他病证。

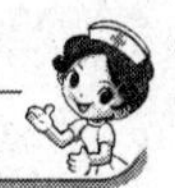

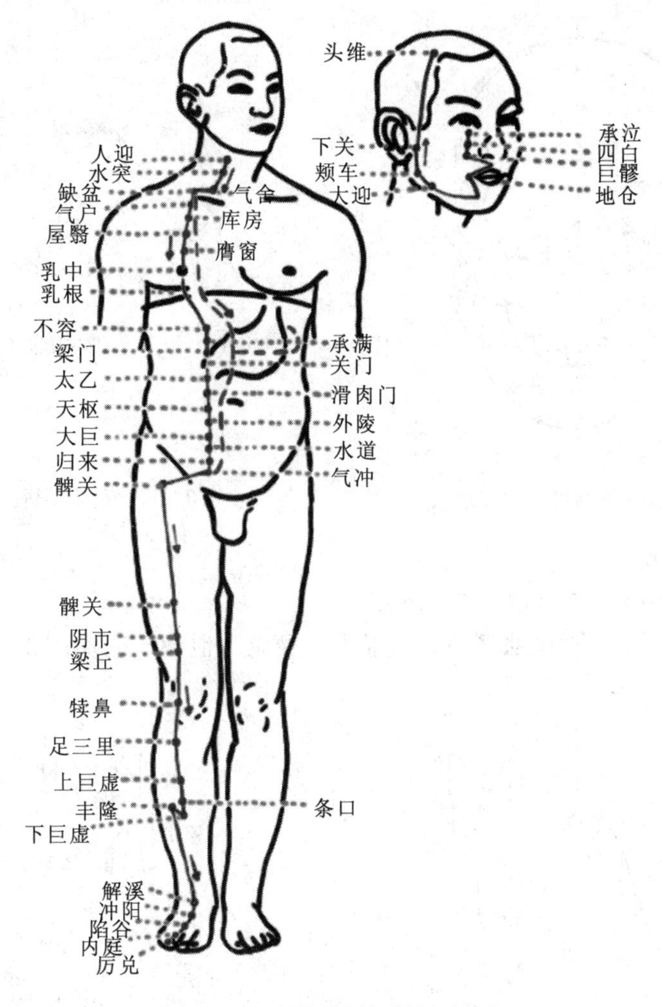

图 7－12 足阳明胃经循行及腧穴

1. 四白 Sìbái

【定位】目正视，瞳孔直下，当眶下孔凹陷处（图 7－13）。

【主治】头面五官病：目赤痛痒，眼睑瞤动，口眼歪斜，面肌痉挛。

2. 地仓 Dìcāng

【定位】在面部，口角外侧，上直对瞳孔（图 7－13）。

【主治】头面五官病：口歪，流涎。

3. 下关 Xiàguān

【定位】在耳屏前，下颌骨髁状突前方，当颧弓与下颌切迹所形成的凹陷中（图 7－14）。

【主治】头面五官病：耳聋，耳鸣，齿痛，口眼歪斜。

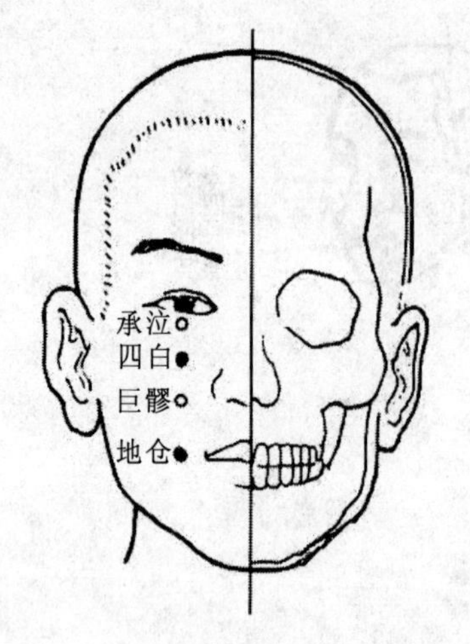

图 7-13　足阳明胃经四白、地仓穴

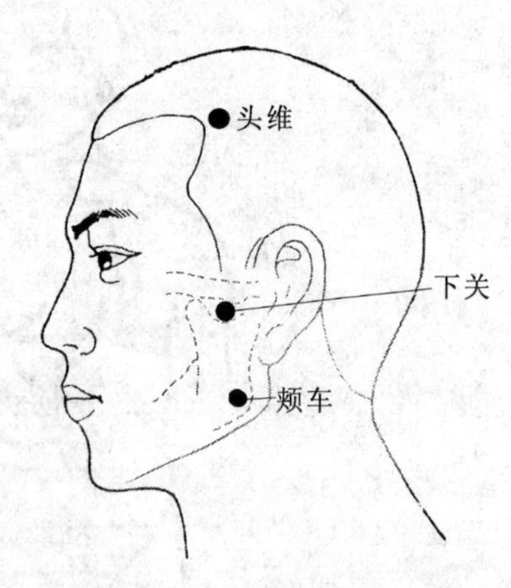

图 7-14　足阳明胃经下关穴

4. 天枢 Tiānshū

【定位】脐中旁开 2 寸（图 7-15）。

【主治】①胃肠病：腹胀肠鸣，绕脐痛，便秘，泄泻，痢疾；②妇科病：月经不调，痛经。

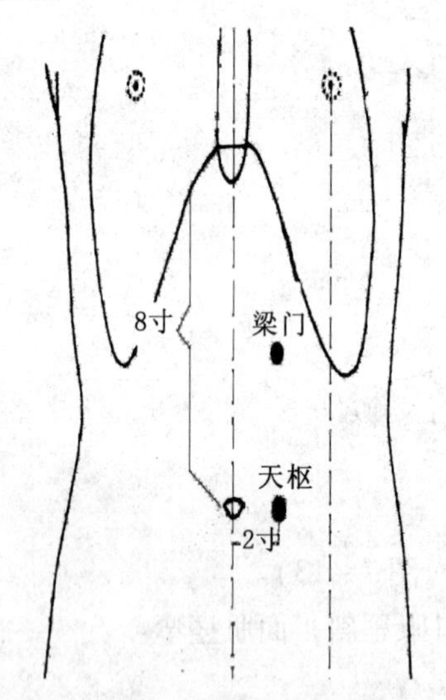

图 7-15　足阳明胃经天枢穴

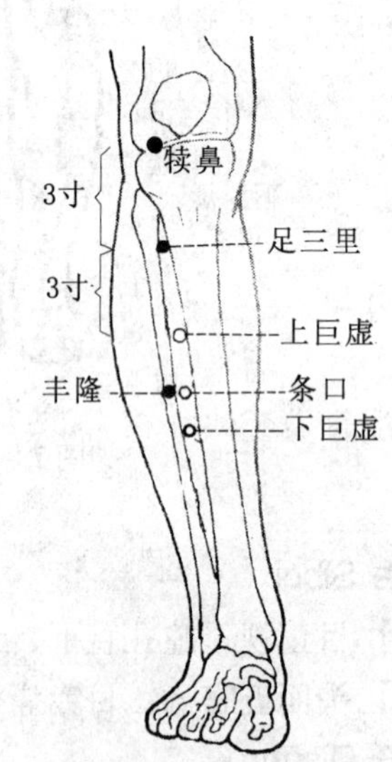

图 7-16　足阳明胃经犊鼻、足三里、丰隆穴

5. 犊鼻 Dúbí

【定位】屈膝，在膝部，髌骨与髌韧带外侧凹陷中（图 7-16）。

【主治】①膝关节病：膝痛，麻木，屈伸不利；②下肢瘫痪。

6. 足三里 Zúsānlǐ

【定位】在小腿前外侧，当犊鼻下 3 寸，距胫骨前缘外开一横指（中指）（图 7-16）。

【主治】①胃肠病：胃痛，呕吐，噎膈，腹胀，泄泻，痢疾，便秘；②乳房病：乳痈，肠痈；③下肢痹痛；④水肿；⑤神志病：癫狂；⑥虚证：虚劳羸瘦，产后血晕，

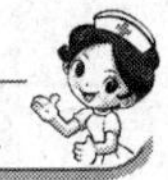

为强壮保健要穴。

7. 丰隆 Fēnglóng

【定位】在小腿前外侧，当外踝尖上 8 寸，条口外，距胫骨前缘二横指（中指）（图 7－16）。

【主治】①头痛，眩晕；②神志病：癫狂，痫证；③痰多咳嗽。

8. 内庭 Nèitíng

【定位】在足背当第 2、3 趾间缝纹端（图 7－17）。

【主治】①头面五官病：齿痛，咽喉肿病，口歪，鼻衄；②热病。

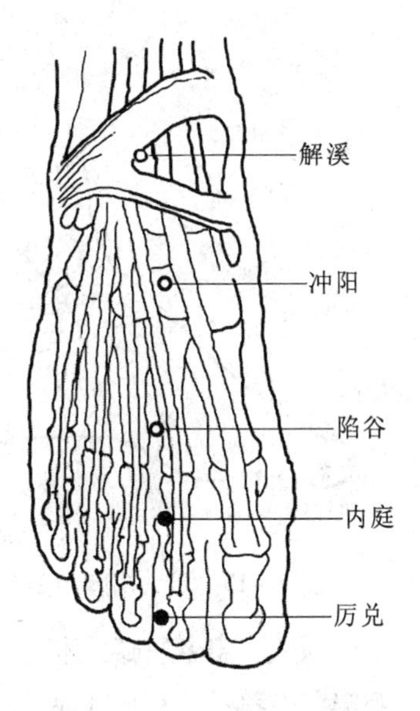

图 7－17　足阳明胃经内庭穴

（四）足太阴脾经穴

足太阴脾经在体表分布于下肢内侧前缘及腹胸部，起于隐白止于大包，共有 21 穴（图 7－18）。本经腧穴主治脾胃病、妇科病、前阴病和经脉循行部位的其他病证。

1. 隐白 Yǐnbái

【定位】在足大趾内侧，距趾甲角旁0.1 寸（图 7－19）。

【主治】①月经过多，崩漏；②便血，尿血；③癫狂，多梦；④惊风。

2. 三阴交 Sānyīnjiāo

【定位】在足内踝尖上 3 寸，胫骨内侧面后缘（图 7－20）。

【主治】①脾胃病：肠鸣，腹胀，泄泻；②妇科病：月经不调，带下，阴挺，不孕，滞产。孕妇禁针；③泌尿生殖系病：遗精，阳痿，遗尿，疝气；④神志病：失眠；⑤下肢痿痹，脚气。

3. 阴陵泉 Yīnlíngquán

【定位】在小腿内侧，当胫骨内侧髁后下方凹陷处（图 7－20）。

【主治】①腹胀，泄泻，水肿，黄疸，小便不利或失禁；②膝痛。

4. 血海 Xuèhǎi

【定位】屈膝，在大腿内侧，髌底内侧端上 2 寸，股四头肌内侧头的隆起处。

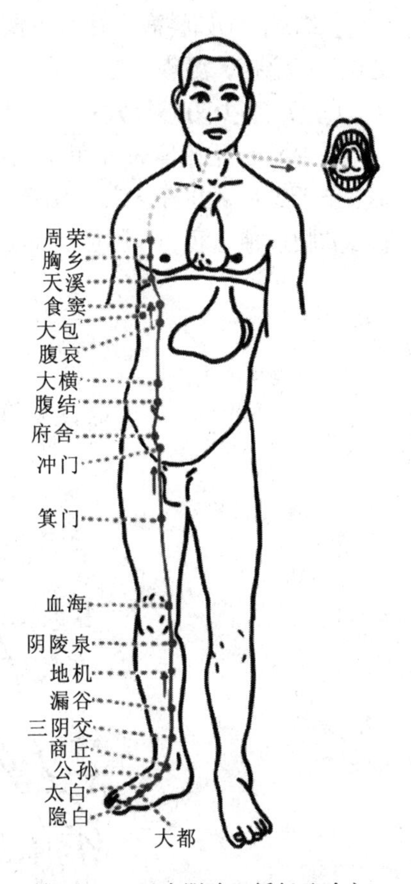

图 7－18　足太阴脾经循行及腧穴

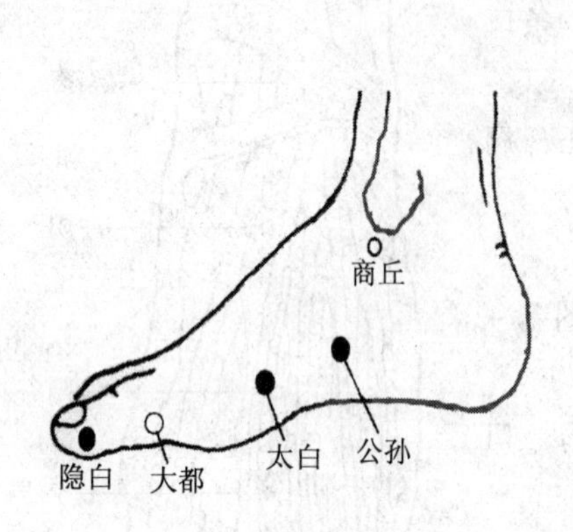

图7－19　足太阴脾经隐白穴

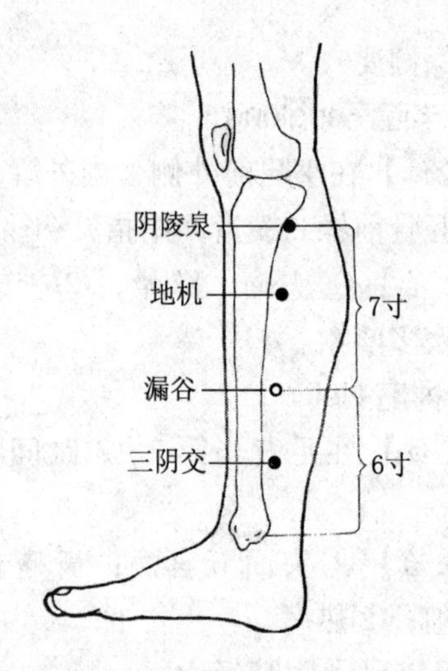

7－20　足太阴脾经三阴交、阴陵泉穴

简便取穴：患者屈膝，术者面对患者，用左（右）手掌心按在患者右（左）膝髌骨上，2～5指向上伸直，拇指约呈45度斜置，拇指尖下（图7－21）。

【主治】①妇科病：月经不调，崩漏，经闭；②皮肤病：瘾疹，湿疹，丹毒。

（五）手少阴心经穴

手少阴心经在体表分布于上肢内侧后缘，起于极泉止于少冲，共有9穴（图7－22）。本经腧穴主治心、胸、神志病和经脉循行部位的其他病证。

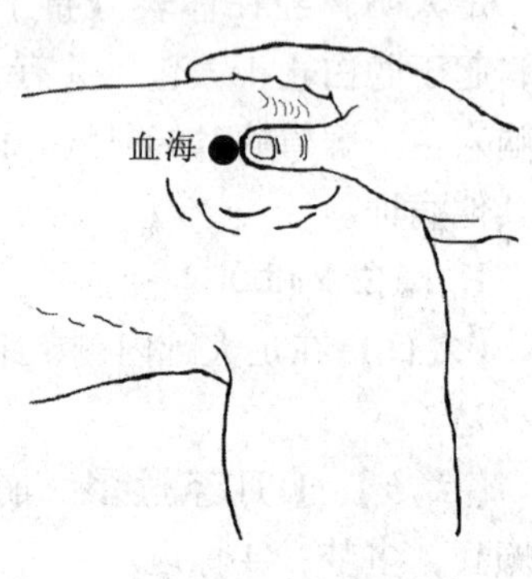

图7－21　血海穴简便取穴法

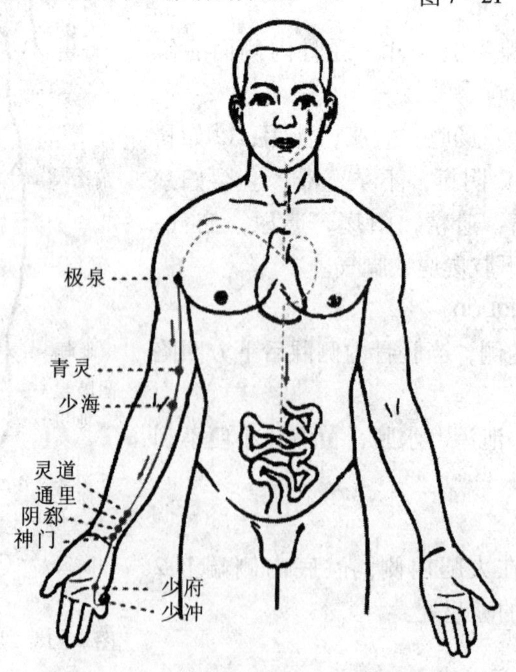

图7－22　手少阴心经循行及腧穴

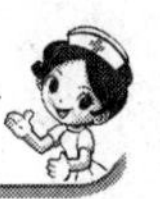

1. 神门 Shénmén

【定位】腕横纹尺侧端，尺侧腕屈肌腱的桡侧凹陷处（图 7－23）。

【主治】①心胸病：心烦，惊悸，胸痛等；②神志病：健忘，失眠，癫狂痫等；③高血压。

2. 少冲 Shàochōng

【定位】在小指末节桡侧，距指甲角旁开 0.1 寸（图 7－24）。

【主治】①心胸、神志病：心悸，心痛，癫狂，昏迷等；②热病。

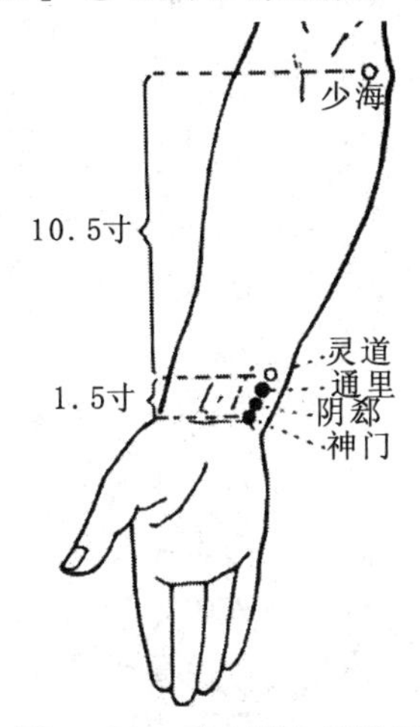

图 7－23　手少阴心经神门穴

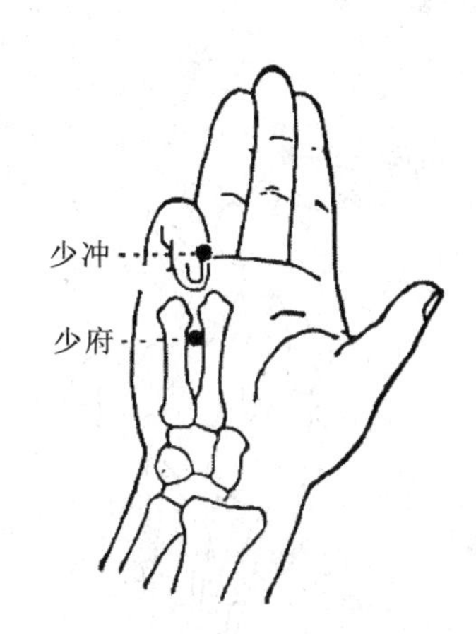

图 7－24　手少阴心经少冲穴

（六）手太阳小肠经穴

手太阳小肠经在体表分布于上肢外侧后缘及头部，起于少泽止于听宫，共有 19 穴（图 7－25）。本经腧穴主治头面五官病、热病、神志病及经脉循行部位的其他病证。

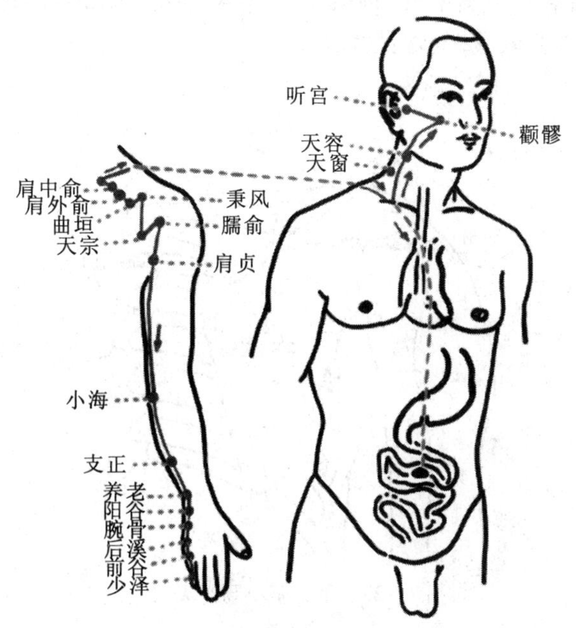

图 7－25　手太阳小肠经循行及腧穴

1. 少泽 Shàozé

【定位】在小指尺侧，距指甲角旁开0.1寸（图7－26）。

【主治】①乳痈，乳汁少等；②昏迷，热病。

2. 后溪 Hòuxī

【定位】在手掌尺侧，微握拳，第5指掌关节后的远侧掌横纹头赤白肉际（图7－26、图7－27）。

【主治】①头项强痛，腰背痛，手指及肘臂挛痛等；②目赤，耳聋，咽喉肿痛等；③癫狂；④疟疾。

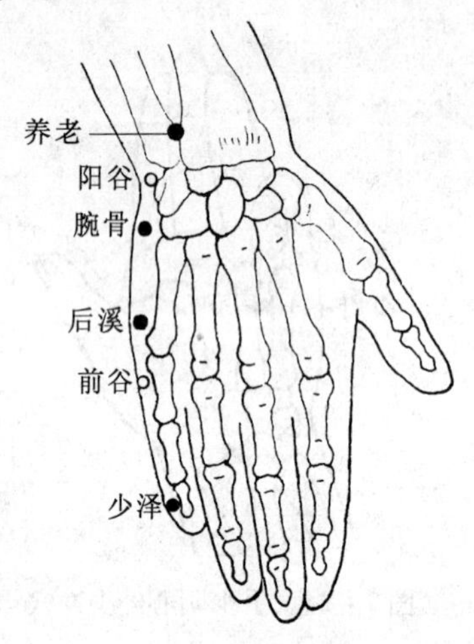

图7－26　手太阳小肠经少泽、后溪穴

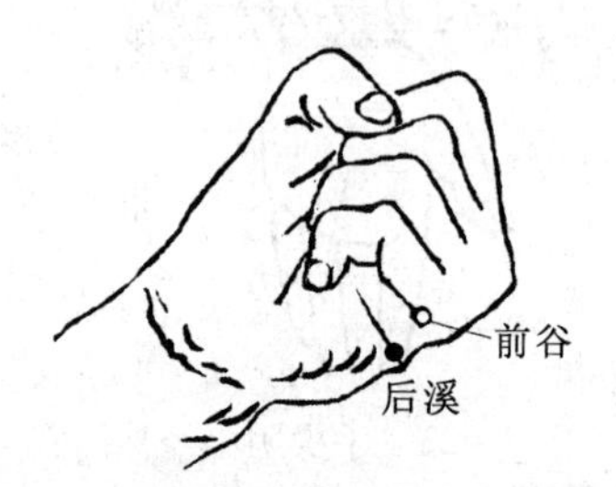

图7－27　后溪取穴法

3. 天宗 Tiānzōng

【定位】在肩胛骨岗下窝中央凹陷处，平第4胸椎（图7－28）。

【主治】①肩胛疼痛；②气喘；③乳痈。

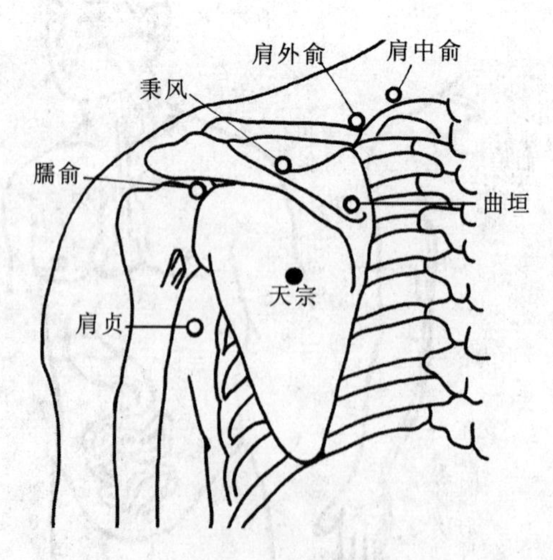

图7－28　手太阳小肠经天宗穴

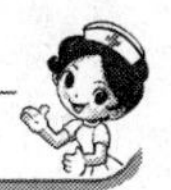

4. 听宫 Tīnggōng

【定位】耳屏前，下颌骨髁状突的后方，张口时呈凹陷处（图7－29）。

【主治】①耳病：耳鸣，耳聋，聤耳等；②齿痛。

（七）足太阳膀胱经穴

足太阳膀胱经在体表分布于头项、后背及下肢外侧后缘，起于睛明止于至阴，共有67穴（图7－30）。本经腧穴主治头面五官病，项背腰、下肢病证，神志病及相应的脏腑病证等。

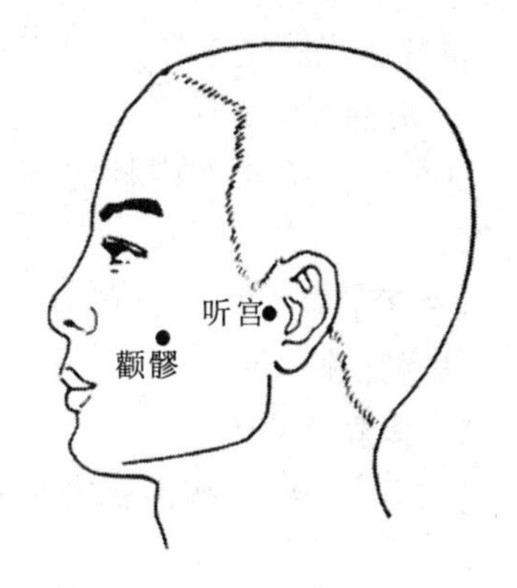

图7－29 手太阳小肠经听宫穴

1. 睛明 Jīngmíng

【定位】目内眦角稍上方凹陷处（图7－31）。

【主治】①目疾：目赤肿痛，目眩，近视等；②急性腰扭伤。

2. 攒竹 Cuánzhú

【定位】眉头凹陷中，眶上切迹处，约在目内眦直上（图7－31）。

【主治】①头痛，眉棱骨痛；②目疾：眼睑瞤动，眼睑下垂，目视不明，目赤肿痛等；③急性腰扭伤。

3. 风门 Fēngmén

【定位】第2胸椎棘突下，旁开1.5寸（图7－32）。

【主治】①外感病：感冒，咳嗽，发热，头痛等；②项强，胸背痛。

4. 肺俞 Fèishū

【定位】第3胸椎棘突下，旁开1.5寸（图7－32）。

【主治】①肺脏病：咳嗽，气喘，咯血等；②骨蒸潮热，盗汗；③皮肤病：痤疮，风疹等。

5. 心俞 Xīnshū

【定位】第5胸椎棘突下，旁开1.5寸（图7－32）。

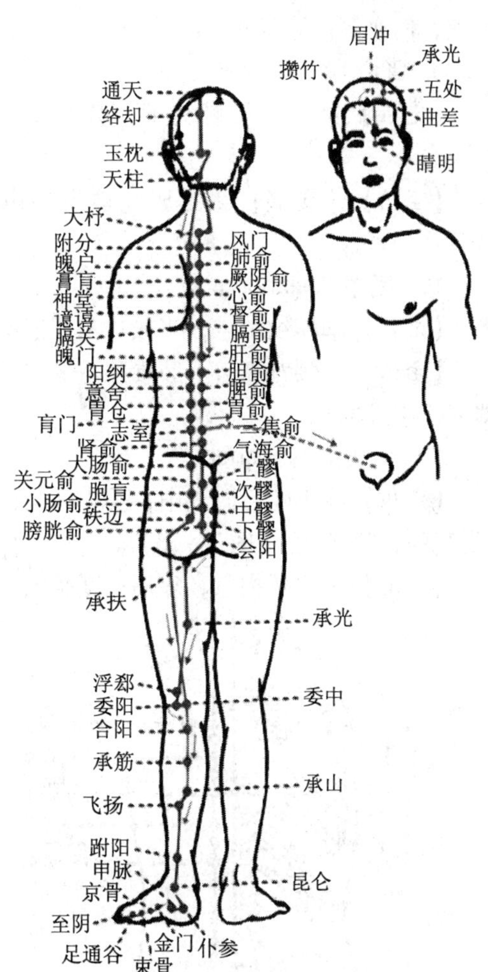

图7－30 足太阳膀胱经循行及腧穴

【主治】①心与神志病：心痛，惊悸，失眠，健忘，癫痫等；②咳嗽，吐血。

6. 膈俞 Géshū

【定位】第7胸椎棘突下，旁开1.5寸（图7－32）。

【主治】①气逆证：呕吐，呃逆，气喘等；②血证：贫血，吐血，衄血等；③皮肤病：瘾疹，皮肤瘙痒等。

7. 肝俞 Gānshū

【定位】第9胸椎棘突下，旁开1.5寸（图7－32）。

【主治】①肝胆病：黄疸，胸胁胀痛等；②目疾；③癫狂痫。

8. 脾俞 Pǐshū

【定位】第11胸椎棘突下，旁开1.5寸（图7－32）。

【主治】①脾胃肠腑病：腹胀，腹泻，呕吐，痢疾，便血等；②背痛。

9. 肾俞 Shènshū

【定位】第2腰椎棘突下，旁开1.5寸（图7－32）。

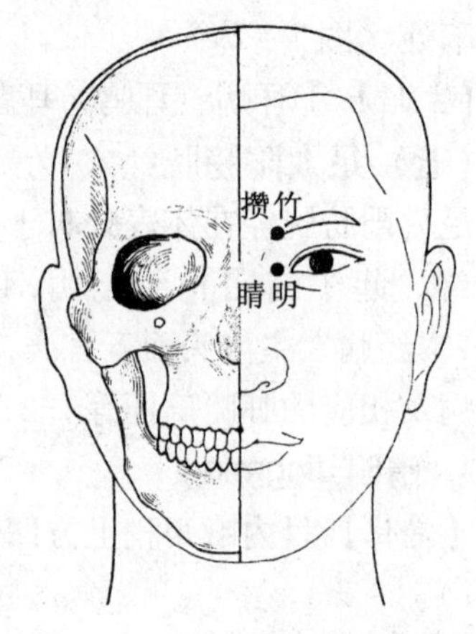

图7－31 足太阳膀胱经睛明、攒竹穴

【主治】①腰痛；②泌尿生殖系疾患：遗尿，遗精，阳痿，月经不调，带下等；③耳鸣，耳聋。

10. 委中 Wěizhōng

【定位】腘横纹中点，当股二头肌肌腱与半腱肌肌腱的中间（图7－33）。

【主治】①腰背痛，下肢痿痹等腰及下肢病证；②腹痛，急性吐泻；③小便不利，遗尿；④丹毒。

11. 承山 Chéngshān

【定位】在小腿后面正中，委中穴与昆仑穴之间，当伸直小腿和足跟上提时腓肠肌肌腹下出现凹陷处（图7－33）。

【主治】①腰腿拘急，疼痛；②痔疾，便秘。

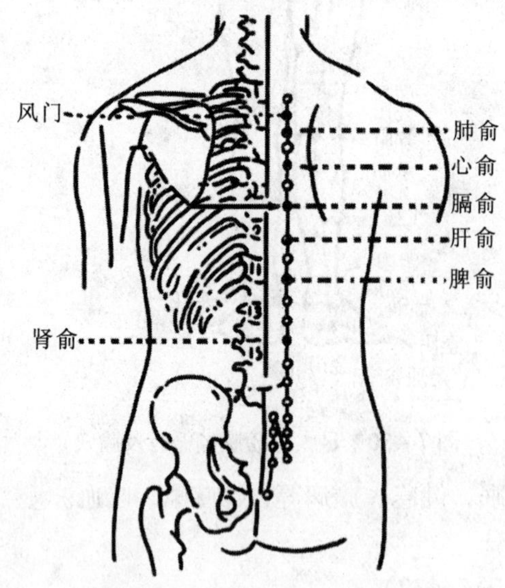

图7－32 足太阳膀胱经背俞穴

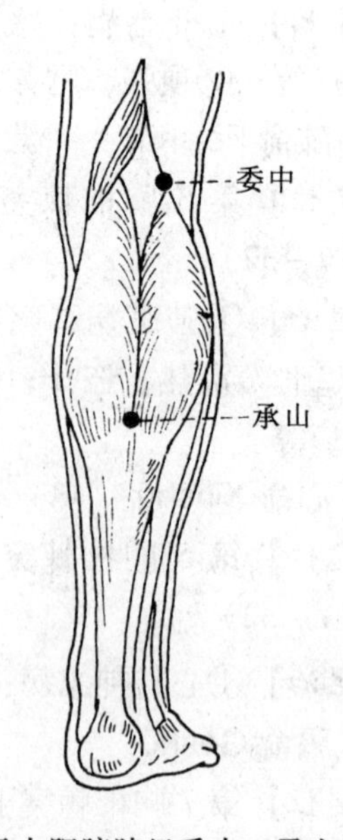

图7－33 足太阳膀胱经委中、承山穴

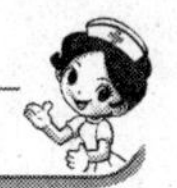

12. 昆仑 Kūnlún

【定位】在外踝后方，当外踝尖与跟腱之间的凹陷处（图7－34）。

【主治】①后头痛，项强，腰骶疼痛，足踝肿痛；②癫痫；③滞产。

13. 至阴 Zhìyīn

【定位】足小趾外侧，趾甲角旁0.1寸（图7－34）。

【主治】①胎位不正，滞产；②头痛，目痛，鼻塞，鼻衄。

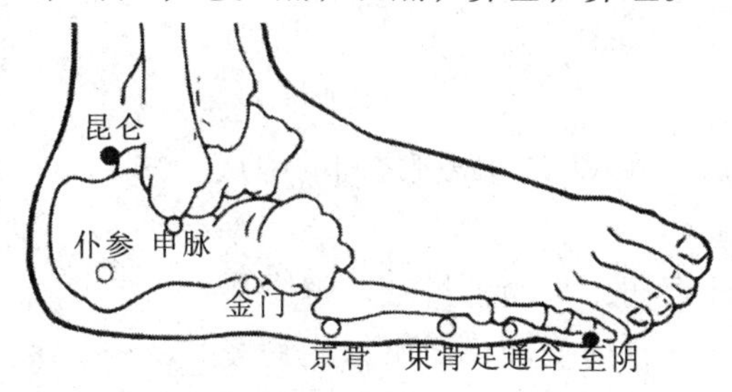

图7－34　足太阳膀胱经昆仑、至阴穴

（八）足少阴肾经穴

足少阴肾经在体表分布于下肢内侧后缘及腹胸部，起于涌泉止于俞府，共有27穴（图7－35）。本经腧穴主治妇科、前阴病和肾、肺、咽喉病，以及经脉循行部位的其他病证。

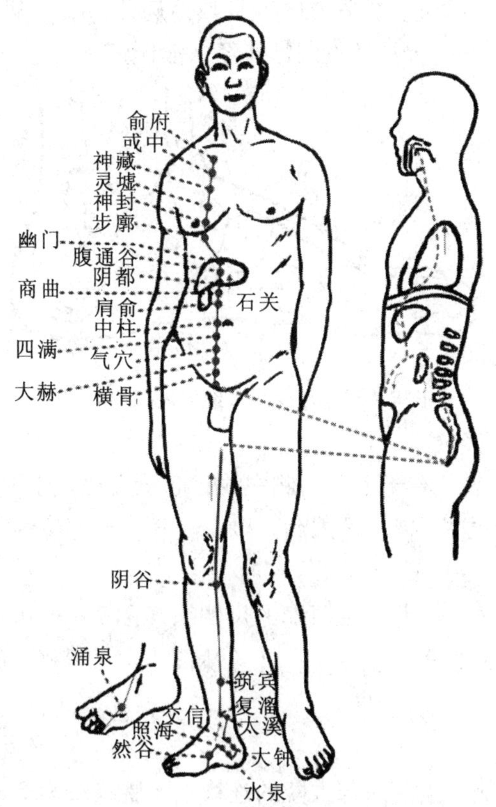

图7－35　足少阴肾经循行及腧穴

1. 涌泉 Yǒngquán

【定位】在足底部，卷足时足前部凹陷处，约当足底2、3趾趾缝纹端与足跟连线的前1/3与后2/3交点上（图7－36）。

【主治】①急救：昏厥，中暑，癫痫，小儿惊风等；②头痛，头晕；③咯血，咽喉肿痛；④小便不利，便秘；⑤足心热。

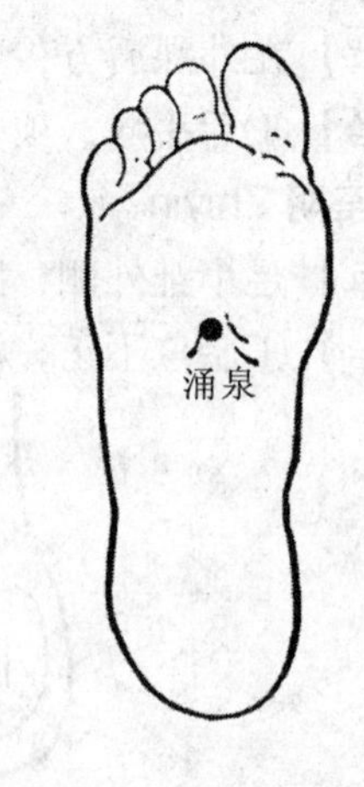

图7－36　足少阴肾经涌泉穴

2. 太溪 Tàixī

【定位】内踝后方，当内踝尖与跟腱之间的中点凹陷处（图7－37）。

【主治】①头面五官病：头痛，目眩，咽喉肿痛，齿痛，耳聋，耳鸣等肾虚病证；②泌尿生殖系疾患：月经不调，遗精，阳痿，小便频数等；③腰脊痛及下肢厥冷，内踝肿痛；④肺部疾患：气喘，胸痛，咯血等；⑤消渴；⑥肾精不足证：失眠，健忘等。

3. 照海 Zhàohǎi

【定位】内踝尖正下方凹陷处（图7－37）。

【主治】①神志病：痫证，失眠；②五官热性病证：咽干咽痛，目赤肿痛；③小便不利，小便频数；④妇科病：月经不调，痛经，赤白带下；⑤下肢痿痹。

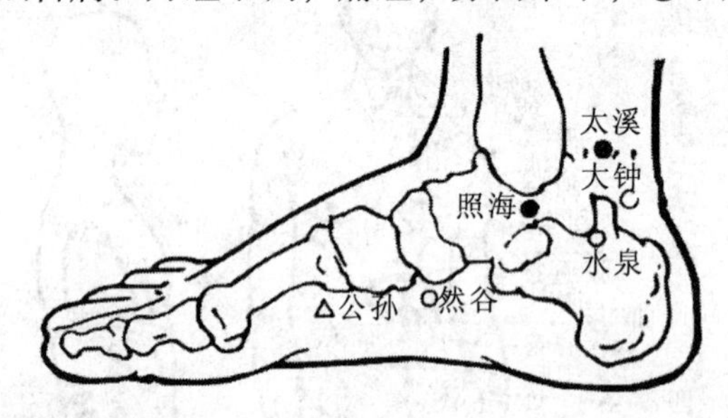

图7－37　足少阴肾经太溪、照海穴

（九）手厥阴心包经穴

手厥阴心包经在体表分布于上肢内侧中线，起于天池止于中冲，共有9穴（图7－38）。本经腧穴主治心、胸、胃、神志病，以及经脉循行部位的其他病证。

1. 曲泽 Qūzé

【定位】在肘横纹中，当肱二头肌腱的尺侧缘（图7－39）。

【主治】①心胸病：心痛，心悸等；②急性胃肠病：胃痛，呕吐，泄泻等；③肘臂挛痛；④热病。

2. 内关 Nèiguān

【定位】在前臂掌侧，当曲泽与大陵的连线上，腕横纹上2寸，掌长肌腱与桡侧腕屈肌腱之间（图7－39）。

【主治】①心胸病：心痛，心悸，胸闷，胸痛等；②胃病：胃痛，呕吐，呃逆等；

③神志病：失眠，癫狂等；④局部病：上肢臂痛，偏瘫，手指麻木等。

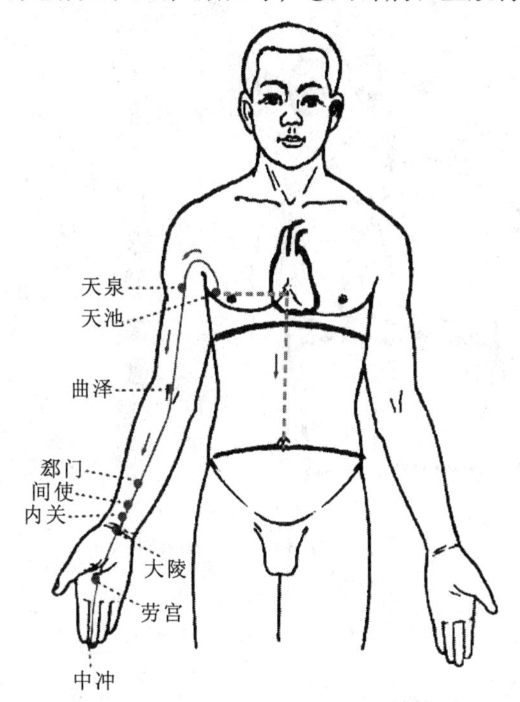

图 7－38 手厥阴心包经循行及腧穴

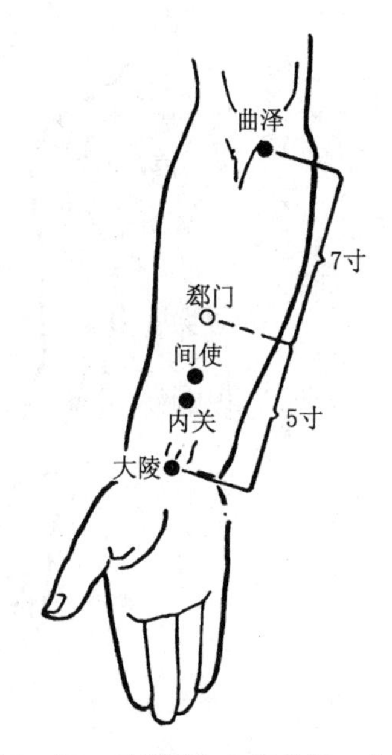

图 7－39 手厥阴心包经曲泽、内关穴

3. 劳宫 Láogōng

【定位】在手掌心，当第 2、3 掌骨之间偏于第 3 掌骨，握拳屈指中指尖处（图 7－40）。

【主治】①心痛，心悸；②癫狂痫；③口疮，口臭。

4. 中冲 Zhōngchōng

【定位】手中指末节尖端中央（图 7－40）。

【主治】①急救：昏迷，中暑，昏厥等；②心痛；③小儿夜啼。

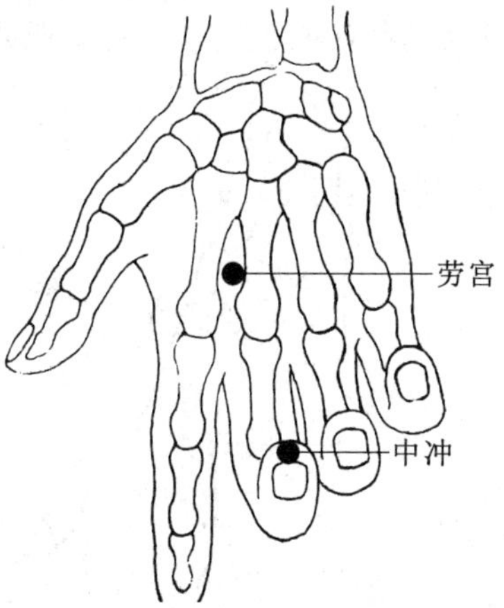

图 7－40 手厥阴心包经劳宫、中冲穴

（十）手少阳三焦经穴

手少阳三焦经在体表分布于上肢外侧中线，起于关冲止于丝竹空，共有 23 穴（图 7－41）。本经腧穴主治侧头、耳、胸胁、咽喉病和热病，以及经脉循行部位的其他病证。

1. 外关 Wàiguān

【定位】在前臂背侧，当阳池与肘尖的连线上，腕背横纹上 2 寸，尺骨与桡骨之间（图 7－42）。

【主治】①头面五官病：头痛，颊痛，目赤肿痛，耳鸣，耳聋等；②热病；③胁肋痛，上肢痹痛，落枕；④瘰疬。

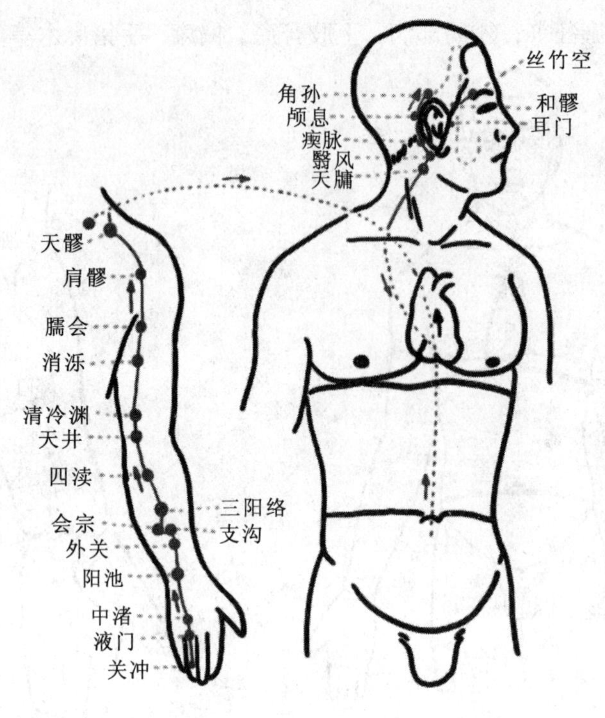

图7－41　手少阳三焦经循行及腧穴

2. 翳风 Yìfēng

【定位】在耳垂后方，当乳突与下颌角之间的凹陷处（图7－43）。

【主治】①头面五官病：口眼㖞斜，齿痛，耳鸣，耳聋等；②瘰疬。

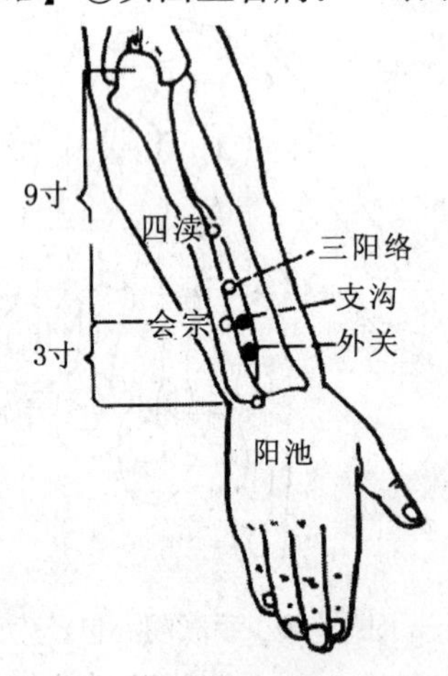

图7－42　手少阳三焦经外关穴

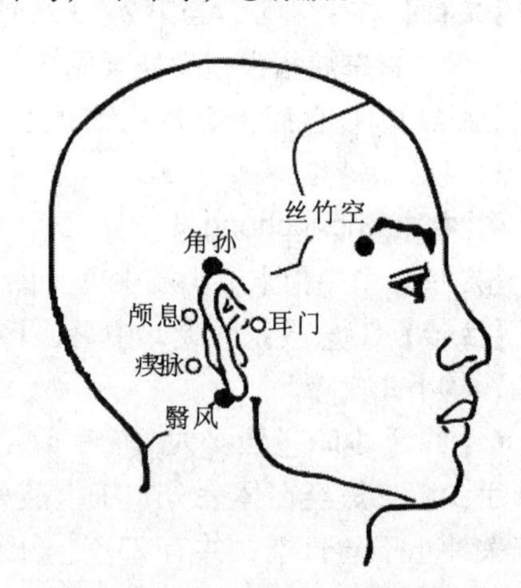

图7－43　手少阳三焦经翳风穴

（十一）足少阳胆经穴

足少阳胆经在体表分布于头侧部、胁肋及下肢外侧中线，起于瞳子髎止于足窍阴，共有44穴（图7－44）。本经腧穴主治头侧、目、耳、咽喉病，神志病，热病及经脉循行部位的其他病证。

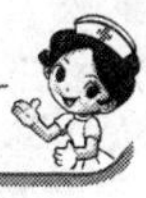

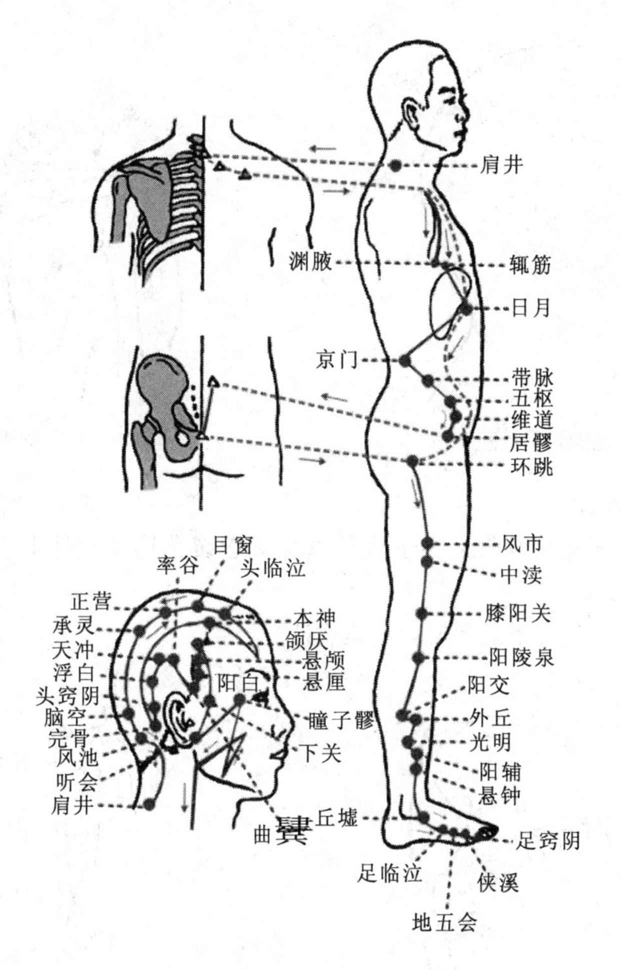

图 7－44　足少阳胆经循行及腧穴

1. 瞳子髎 Tóngzǐliáo

【定位】目外眦旁，当眶外侧缘凹陷处（图 7－45）。

【主治】①目疾：目赤，目痛，目翳等；②头痛，口眼㖞斜。

2. 风池 Fēngchí

【定位】胸锁乳突肌与斜方肌上端之间的凹陷中，平风府穴（图 7－44）。

【主治】①头面五官病：头痛，眩晕，目赤肿痛，鼻渊，耳鸣等；②神志病：中风，不寐，癫痫等；③颈项强痛。

3. 肩井 Jiānjǐng

【定位】大椎与肩峰连线的中点上，前直对乳中（图 7－46）。

【主治】①肩颈上肢病：肩背臂痛，上肢不遂，颈项强痛等；②瘰疬；③乳痈，乳汁不下；④难产，胞衣不下。

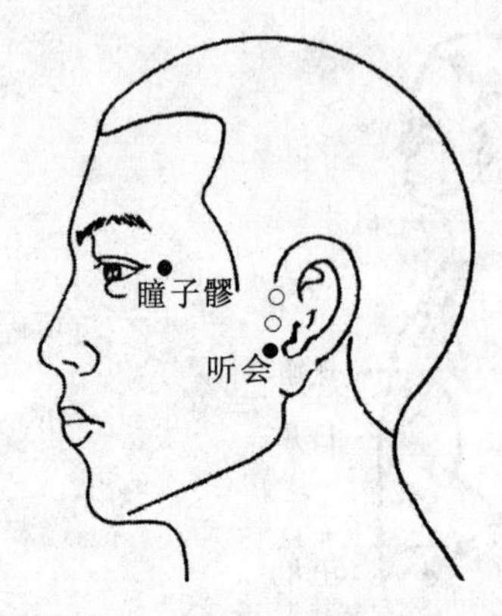

图 7－45　足少阳胆经瞳子髎穴

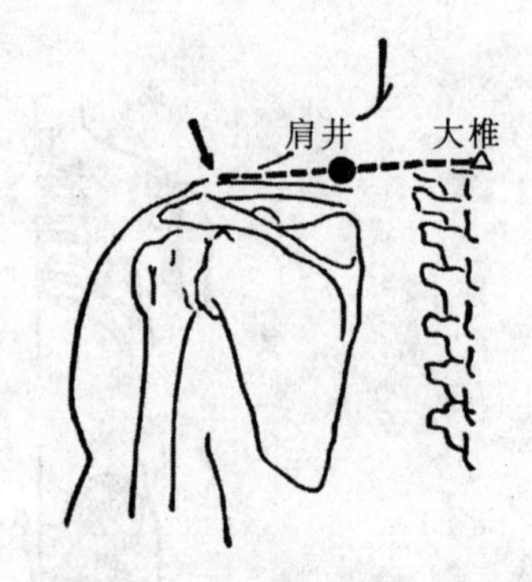

图 7－46　足少阳胆经肩井穴

4. 环跳 Huántiào

【定位】侧卧屈股。股骨大转子最凸点与骶管裂孔连线的外 1/3 与中 1/3 交点处（图 7－47）。

【主治】腰胯疼痛，下肢痿痹等腰腿病证。

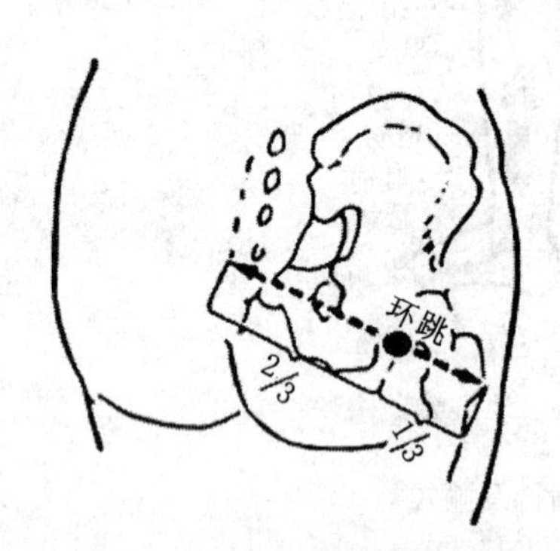

图 7－47　足少阳胆经环跳穴

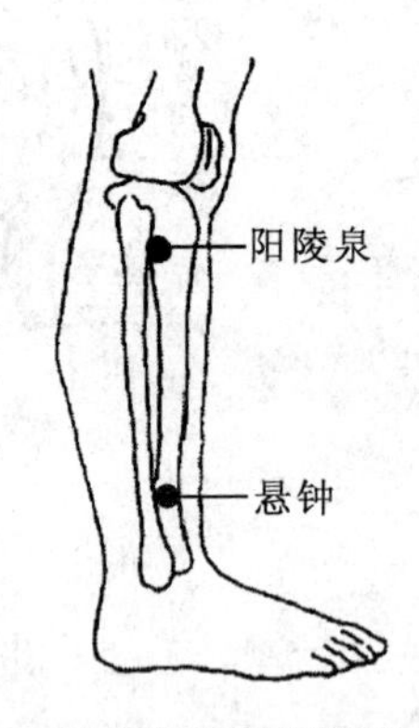

图 7－48　足少阳胆经阳陵泉、悬钟穴

5. 阳陵泉 Yánglíngquán

【定位】腓骨小头前下方凹陷处（图 7－48）。

【主治】①肝胆病：黄疸，口苦，呃逆，呕吐，胁肋疼痛等；②下肢膝关节病：下肢痿痹，膝膑肿痛等；③肩痛。

6. 悬钟 Xuánzhōng

【定位】外踝尖上 3 寸，腓骨前缘（图 7－48）。

【主治】①颈项强痛，胸胁胀痛，下肢痿痹；②痴呆，中风。

（十二）足厥阴肝经穴

足厥阴肝经在体表分布于下肢内侧中线、外生殖器及胁肋部，起于大敦止于期门，共有 14 穴（图 7－49）。本经腧穴主治肝胆、妇科、前阴病及经脉循行部位的其他病证。

1. 大敦 Dàdūn

【定位】足大趾外侧，趾甲角旁 0.1 寸（图 7－50）。

【主治】①疝气；②妇科及前阴病：经闭，崩漏，遗尿，小便不利等。

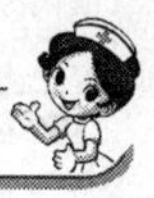

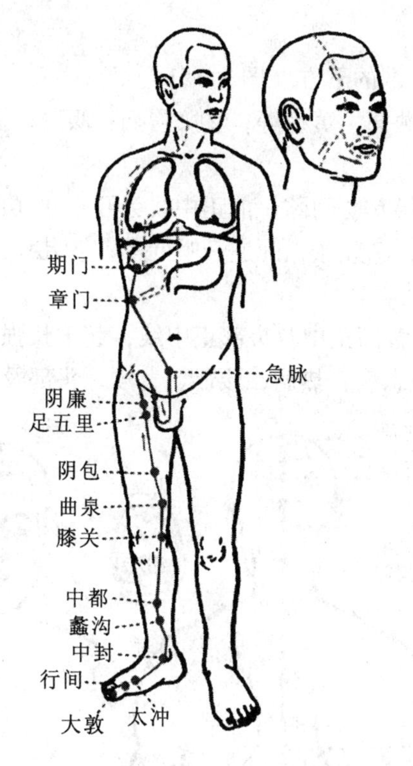

图 7－49 足厥阴肝经循行及腧穴

2. 太冲 Tàichōng

【定位】第 1、2 跖骨结合部之前凹陷处（图 7－50）。

【主治】①头面五官病：头痛，眩晕，目赤肿痛，口㖞等；②中风，癫痫，小儿惊风；③肝胆病：黄疸，胁痛，口苦，腹胀等；④妇科病：月经不调，痛经，经闭，带下等。

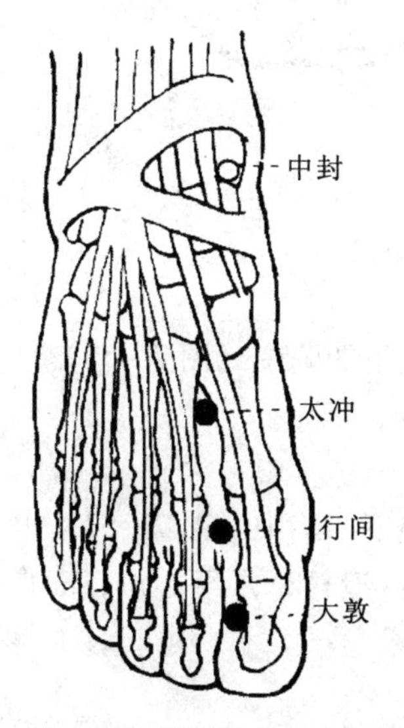

图 7－50 足厥阴肝经大敦、太冲穴

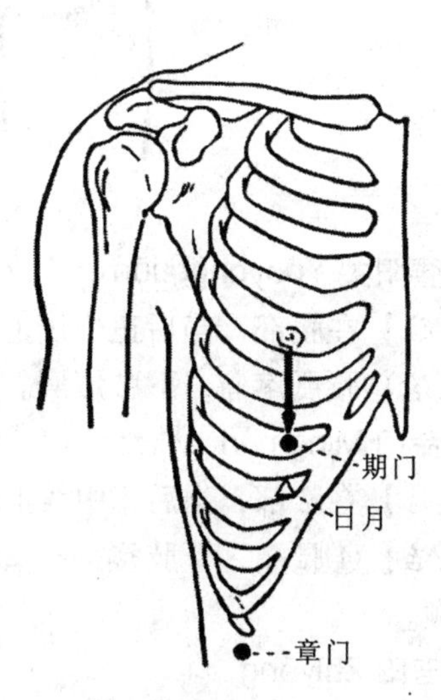

图 7－51 足厥阴肝经章门、期门穴

3. 章门 Zhāngmén

【定位】第 11 肋游离端的下方（图 7－51）。

【主治】①肝胆病：胁痛，黄疸等；②脾胃病：腹胀，泄泻，呕吐，痞块等。

4. 期门 Qīmén

【定位】乳头直下，第 6 肋间隙，前正中线旁开 4 寸（图 7－51）。

【主治】①胸胁胀痛；②腹胀，呃逆，呕吐等；③乳痈。

（十三）督脉穴

督脉在体表分布于腰背部正中及头部正中线，起于长强止于龈交，共有 28 穴（图 7－52）。本经腧穴主治神志病，热病，腰骶、背项、头部及相应脏腑病证。

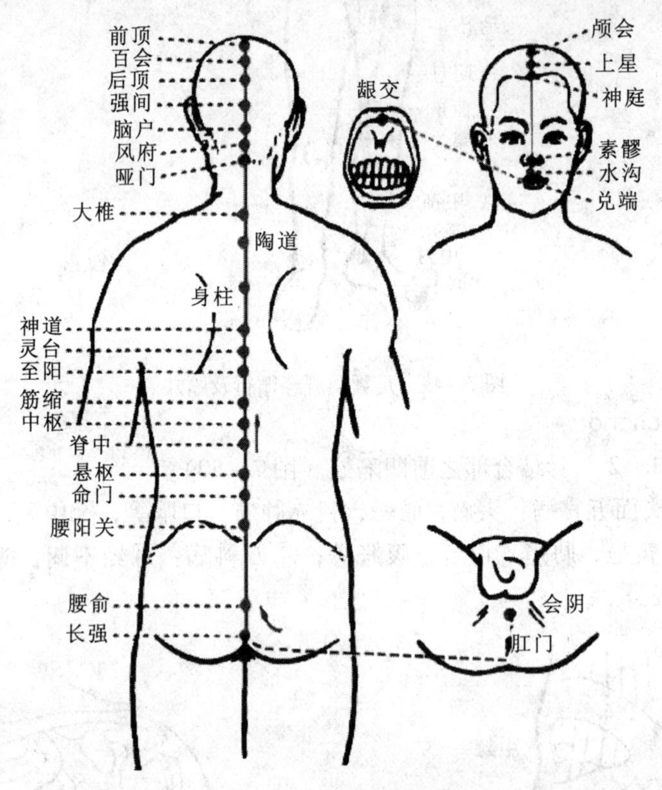

图 7－52　督脉循行及腧穴

1. 腰阳关 Yāoyángguān

【定位】在腰部，当后正中线上，第 4 腰椎棘突下凹陷中（图 7－53）。

【主治】腰骶疼痛，下肢痿痹。

2. 命门 Mìngmén

【定位】在腰部，当后正中线上，第 2 腰椎棘突下凹陷中（图 7－53）。

【主治】①腰痛，下肢痿痹；②泌尿生殖系病：遗精，月经不调，赤白带下，遗尿，尿频。

3. 至阳 Zhìyáng

【定位】在背部，当后正中线上，第 7 胸椎棘突下凹陷中（图 7－53）。

【主治】黄疸，胸胁胀痛，身热。

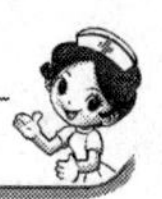

4. 大椎 Dàzhuī

【定位】在背部，当后正中线上，第7颈椎棘突下凹陷中（图7-53）。

【主治】①热病，疟疾；②感冒，咳嗽，气喘；③癫痫，小儿惊风；④头项强痛；⑤风疹，痤疮。

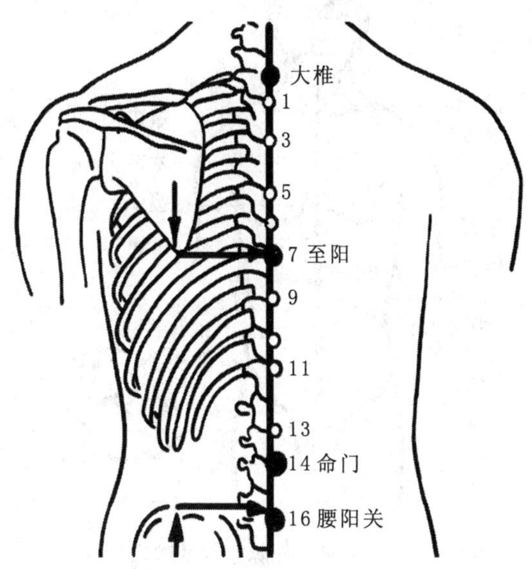

图7-53 督脉腰阳关、命门、至阳、大椎穴

5. 百会 Bǎihuì

【定位】在头部，当前发际正中直上5寸，或两耳尖连线的中点处（图7-54）。

【主治】①头痛，眩晕；②中风失语，癫狂痫；③失眠，健忘；④脱肛，阴挺，久泻。

6. 水沟 Shuǐgōu

【定位】在面部，当人中沟的上1/3与中1/3交点处（图7-55）。

【主治】①急救：昏迷，晕厥，中风，癫狂痫等；②口㖞，牙关紧闭。

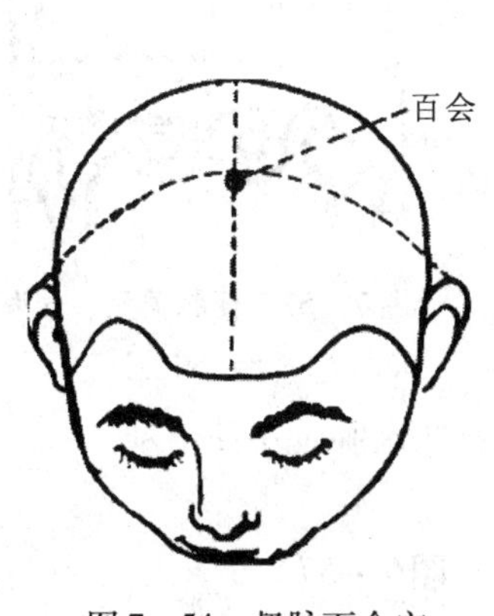

图7-54 督脉百会穴

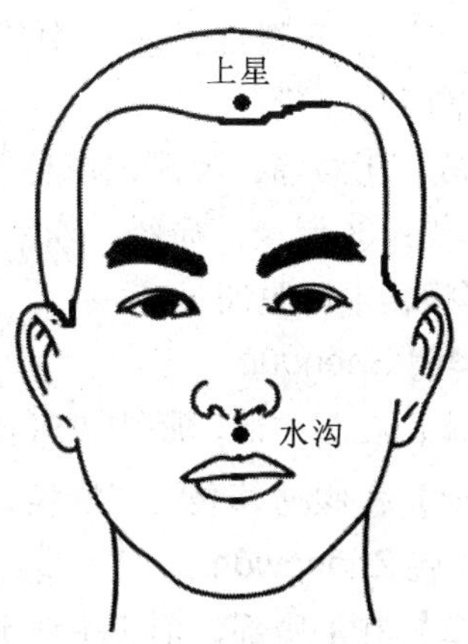

图7-55 督脉水沟穴

（十四）任脉穴

任脉在体表分布于腹胸前正中线，起于会阴止于承浆，共有24穴（图7-56）。本

经腧穴主治腹、胸、颈、头面的局部病证及相应的内脏器官病证，部分腧穴有保健作用，少数腧穴可治疗神志病。

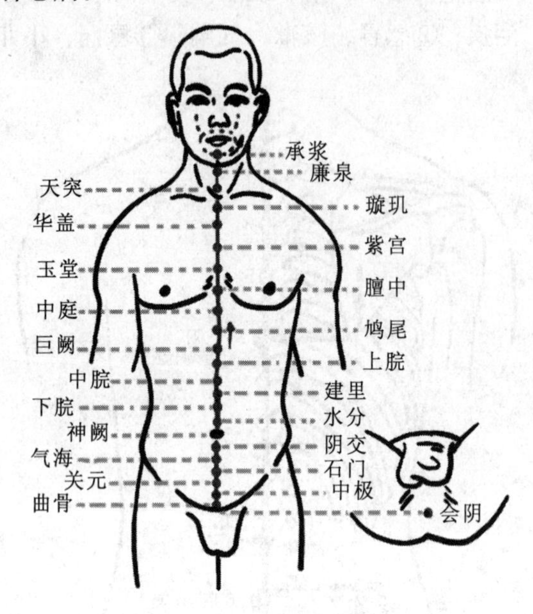

图7－56　任脉循行及腧穴

1. 关元 Guānyuán

【定位】在下腹部，前正中线上，当脐中下3寸（图7－57）。

【主治】①阳痿，遗精，遗尿，癃闭，尿频等；②月经不调，痛经，闭经，崩漏，带下，不孕等；③腹痛，泄泻，痢疾；④虚劳羸瘦，中风脱证。

2. 气海 Qìhǎi

【定位】在下腹部，前正中线上，当脐中下1.5寸（图7－57）。

【主治】①腹痛，泻泄，便秘等；②遗尿，遗精，阳痿等；③闭经，痛经，崩漏，带下，阴挺；④虚劳羸瘦，中风脱证。

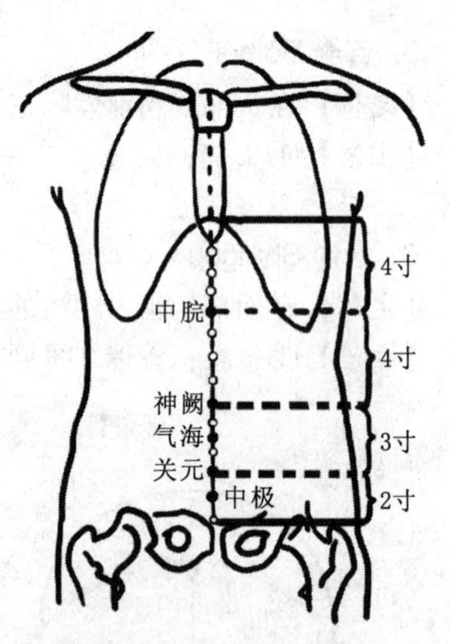

图7－57　任脉关元、气海、神阙、中脘穴

3. 神阙 Shénquè

【定位】在腹中部，脐中央（图7－57）。

【主治】①腹痛，久泻，痢疾，脱肛等；②虚脱；③水肿，小便不利。

4. 中脘 Zhōngwǎn

【定位】在上腹部，前正中线上，当脐中上4寸（图7－57）。

【主治】①胃痛，呕吐，吞酸，腹胀，泄泻，黄疸等；②癫痫，失眠；③痰多咳喘。

5. 膻中 Dànzhōng

【定位】在胸部，当前正中线上，平第4肋间，两乳头连线的中点（图7－58）。

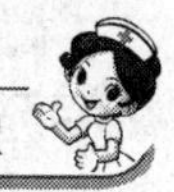

【主治】①胸闷，气短，胸痛，心悸，咳嗽，气喘等；②乳汁少，乳痛；③呕逆，呕吐。

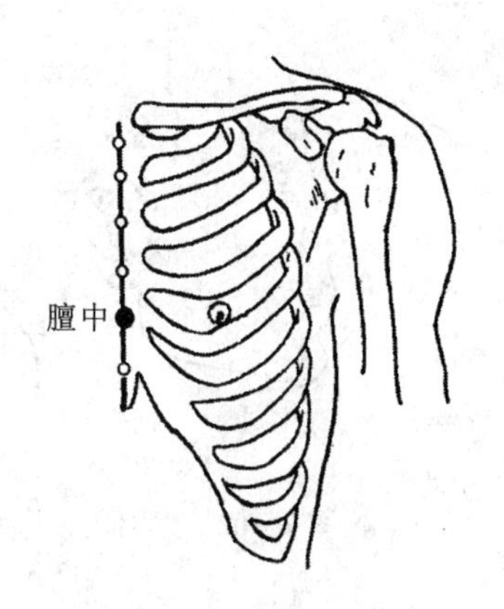

图 7－58 任脉膻中穴

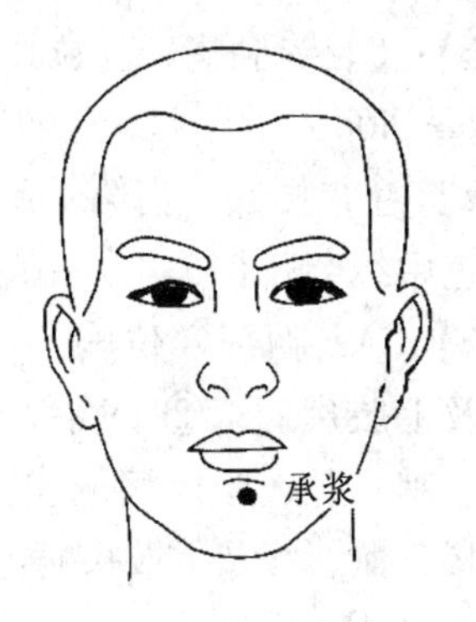

图 7－59 任脉承浆穴

6. 承浆 Chéngjiāng

【定位】在面部，当颏唇沟的正中凹陷处（图 7－59）。

【主治】口喎，流涎，面痛。

（十五）经外奇穴

1. 四神聪 Sìshéncōng

【定位】在头顶部高点，当百会前后左右各 1 寸，共 4 个穴位（图 7－60）。

【主治】①头痛，眩晕；②失眠，健忘。

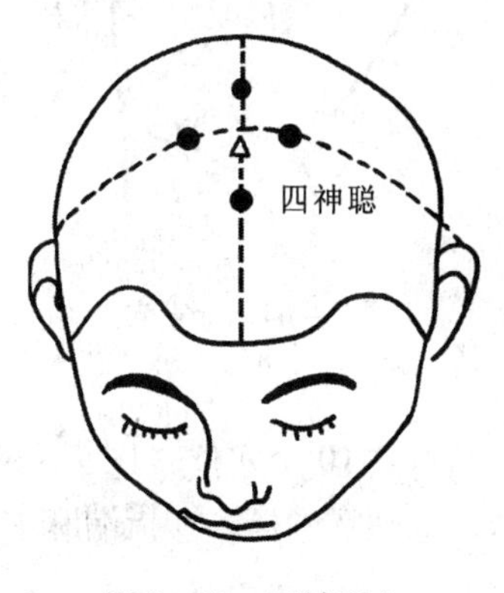

图 7－60 四神聪穴

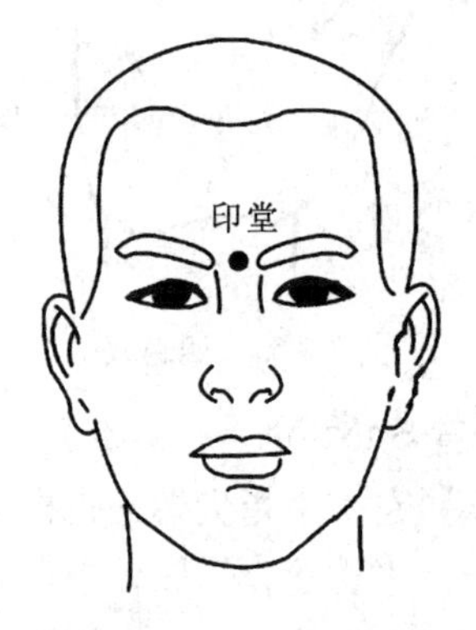

图 7－61 印堂穴

2. 印堂 Yìntáng

【定位】在额部，当两眉头连线中点（图 7－61）。

【主治】①头痛，头晕，失眠，小儿惊风；②鼻渊，鼻衄，目赤肿痛。

3. 太阳 Tàiyáng

【定位】在颞部，当眉梢与目外眦之间，向后约一横指的凹陷处（图 7－62）。

【主治】①偏正头痛，目疾；②口眼喎斜，牙痛。

4. 耳尖 ěrjiān

【定位】在耳廓的上方，折耳向前，耳郭上方的尖端处（图 7 - 62）。

【主治】①目赤肿痛，麦粒肿；②高热。

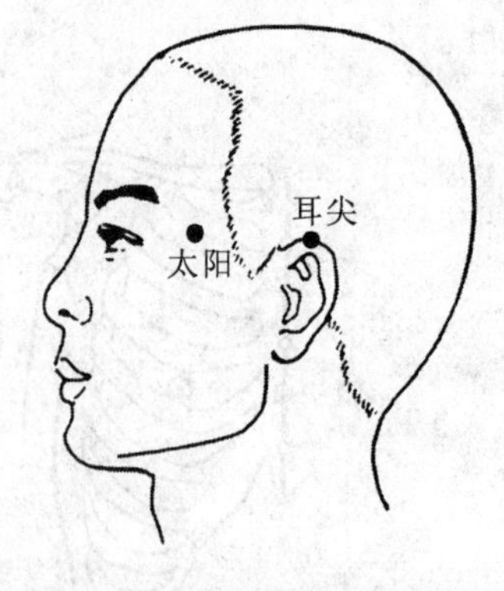

图 7 - 62　太阳穴、耳尖穴

5. 夹脊 Jiájí

【定位】在背腰部，当第 1 胸椎至第 5 腰椎棘突下两侧，后正中线旁开 0.5 寸，一侧 17 个穴位。

【主治】①上胸部穴位胸 1 ~ 5 夹脊：治疗心肺疾病、胸部及上肢疾病；②下胸部的穴位胸 6 ~ 12 夹脊：治疗胃肠、脾、肝、胆疾病；③腰部的穴位腰 1 ~ 5 夹脊：治疗腰、骶、腹及下肢疾病。

6. 四缝 Sìfèng

【定位】仰掌伸指，在第 2 ~ 5 指掌侧，近端指骨关节的横纹中央，一侧 4 个穴位（图 7 - 63）。

【主治】①小儿腹泻，疳积，肠虫症；②百日咳，咳嗽气喘。

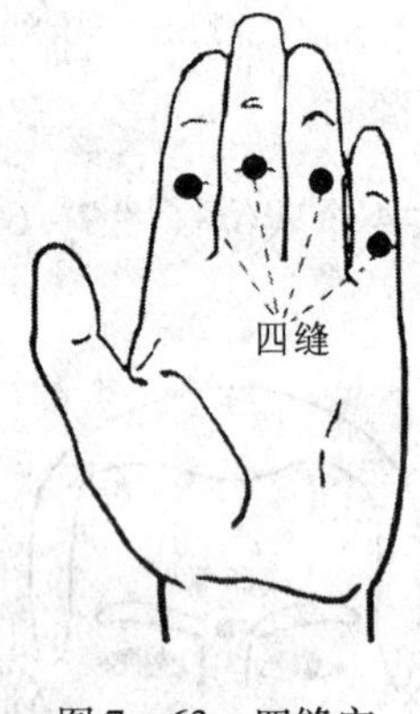

图 7 - 63　四缝穴

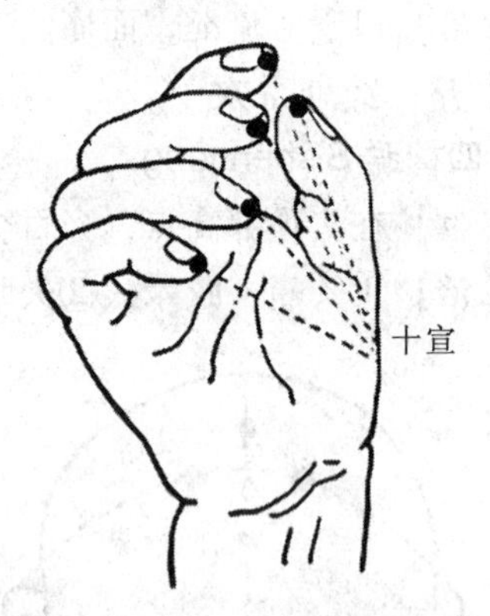

图 7 - 64　十宣穴

7. 十宣 Shíxuān

【定位】在手十指尖端，距指甲游离缘 0.1 寸，左右共 10 个穴位（图 7 - 64）。

【主治】①昏迷，晕厥，中暑，热病，小儿惊厥；②咽喉肿痛；③指端麻木。

实训二　十四经的走向及常用腧穴定位训练

（一）实训用品

1. 0.5cm 宽，40cm 长的白色松紧带每人一根。
2. 无毒彩色水笔每人 1 支。
3. 经络腧穴模型每组一个。

（二）实训目标

1. 熟悉十四经脉体表循行路线。

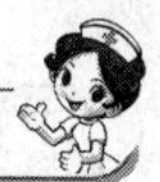

2. 掌握腧穴的定位方法，包括常用骨度分寸和体表标志。

3. 掌握十四经重点腧穴的体表定位。

（三）实训内容

1. 十四经循行路线。

2. 常用腧穴定位。

（四）实训方法

1. 视频展示十四经循行路线及腧穴定位。

2. 教师示教讲解腧穴定位方法、十四经体表划线、十四经穴定位举例。

3. 学生练习。

（1）学生2人一组，相互在身体上找出10个与常用骨度分寸相关的体表标志，并说出相应骨度分寸。

（2）学生2人一组，相互在体表或模型划出十四经循行路线。

（3）学生2人一组，相互在人体上找出上述所学十四经腧穴定位。

（五）实训总结（由学生完成）

1. 取穴常用体表标志小结。

2. 取穴常用骨度分寸小结。

3. 十四经体表循行小结。

4. 按头面、肩部、胸腹部、背腰部、上肢部（指、掌、腕、前臂、肘部）、下肢部（趾、脚掌、踝、小腿、膝部）总结十四经腧穴定位。

目标检测

【单项选择题】

1. 十二经脉中阴经与阴经的交接部位是

A. 头部　　B. 胸腹部　　C. 上肢末端
D. 下肢末端　　E. 以上都不对

2. 有“阴脉之海”之称的是

A. 任脉　　B. 督脉　　C. 阴跷脉
D. 阴维脉　　E. 冲脉

3. 有“血海”之称的是

A. 任脉　　B. 督脉　　C. 阴跷脉
D. 阴维脉　　E. 冲脉

4. 根据骨度分寸，剑胸联合至脐中之间是

A.6 寸　　B.6.5 寸　　C.7 寸
D.8 寸　　E.9 寸

5. 以下有保健作用的腧穴是

A. 合谷　　B. 内关　　C. 脾俞
D. 足三里　　E. 水沟

6. 腕掌横纹上2 寸的穴位是

A. 内关　　B. 间使　　C. 支沟
D. 郄门　　E. 列缺

7. 三阴交穴位于
A. 外踝尖上3寸，胫骨外侧缘后方　　B. 内踝尖上4寸，胫骨内侧缘前方
C. 内踝尖上3寸，胫骨内侧缘后方　　D. 外踝尖上4寸，胫骨外侧缘前方
E. 内踝尖上3寸，胫骨内侧缘前方

【填空题】

1. 经脉包括________和________两大类。
2. 水沟穴是________要穴；关元穴是________要穴。
3. 腧穴分为________、________、________三类。

【简答题】

1. 简述十二经脉的命名、走向、交接规律。
2. 十二经脉在四肢部的分布规律是怎样的?
3. 腧穴的主治作用有哪些? 试举例说明。

【实训题】

1. 老张因夜间睡觉受寒，而肩背疼痛，你认为可以取哪些腧穴进行推拿治疗，缓解症状? 怎样找到这些腧穴?

2. 小李晕车恶心呕吐，请你提供一些可以降逆止呕的腧穴并在同学身体上找到这些腧穴。

（何　征）

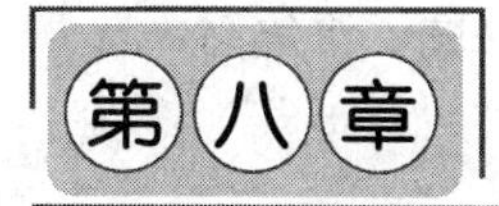

常用中医疗法及护理技术

学习目标

1. 掌握常用推拿、艾灸、拔罐、刮痧法的基本操作。
2. 熟悉推拿、艾灸、拔罐及刮痧疗法的适应证、禁忌证、护理及注意事项。
3. 了解常用中医疗法及护理技术的作用。

【引导案例】

赵某，男，28岁，工人。腰部剧痛2天。患者于昨日下午在装车时，因用力过猛而突发腰痛，活动受限，咳嗽及深吸气均觉疼痛难忍，服镇痛药后未见效，今日在家人搀扶下来院就诊。患者面色苍白，表情痛苦，强迫体位，呈弓腰状态，舌淡红、苔薄白，脉弦紧，左侧肾俞及大肠俞周围有明显压痛。

1. 患者主要症状是什么？发病的病因病机是什么？

2. 可选用什么中医传统治疗技术？具体如何操作？

中医护理技术即应用于护理工作当中的中医传统技法。本章主要介绍了推拿、艾灸、拔罐、刮痧等常用疗法的基本操作、适应证及注意事项。这些技术操作简便，适用范围广，不仅对治疗疾病有显著效果，而且还具有保健养生的作用。

第一节 推 拿 法

推拿，又称按摩，是在中医基础理论指导下，根据病情，运用各种手法作用于人体体表特定部位，以调节机体生理、病理状态，从而达到防治疾病目的的一种方法。推拿疗法具有疏通经络，滑利关节，舒筋整复，活血行气，调整脏腑功能，增强人体抗病能力等作用。

一、推拿前的准备

（1）准备物品，如按摩巾、各种按摩介质。

（2）室内既保持通风换气，又要注意保暖，室温在20℃为佳。

(3) 术者操作前应修剪指甲，取下戒指、手表等饰物，以免损伤患者皮肤。

(4) 术者穿按摩服，戴口罩，清洁双手。寒冷季节注意手的温度，避免给治疗带来不便。

二、推拿介质

推拿时，为了减少对皮肤的摩擦损伤，或者为了借助某些药物的辅助治疗作用，可在推拿治疗部位的皮肤上涂上一定的润滑剂或药物制剂，这种润滑剂或药物制剂统称为介质，也称为递质。常用的介质有滑石粉、爽身粉、葱姜汁、白酒、冬青膏、薄荷水、木香水、凉水、红花油、传导油、液体石蜡、外用药酒等。

临床上要根据病证、年龄的不同选择介质。寒证要选用有散寒作用的介质，如葱姜水、冬青膏等；热证要选用有清凉退热作用的介质，如凉水等。软组织损伤可选用有活血化瘀、消肿止痛、舒筋活络作用的介质，如传导油、红花油；小儿发热可选用清热性能较强的酒精、凉水等。成年人不论粉剂、水剂、酒剂、油剂均可应用；小儿常用的介质主要有滑石粉、爽身粉、酒精、葱姜汁、薄荷水、凉水等。

三、推拿手法的基本要求

持久：在推拿过程中，手法能够按照要求持续一定的时间。

有力：手法要有一定的力量。力量要根据患者的年龄、性别、体质、施治部位、病证虚实等情况适当灵活掌握。

均匀：手法要有节奏性。速度要均匀，不可时快时慢；动作幅度要均匀，不可忽大忽小；力量要均匀，不可忽轻忽重。通过节律性的良性刺激，才能达到更有效的效果。

柔和：手法既要有一定的力量，又要舒适自然，应做到重而不滞，轻而不浮，刚柔相济。

深透：手法的刺激不能局限于体表，而要达到组织深处的筋脉、骨肉，功力也应达于脏腑，使手法的效应能传之于内。

四、推拿常用手法

推拿手法按动作形态分为摆动类、摩擦类、挤压类、振颤类、叩击类、运动关节类。

（一）摆动类手法

通过腕关节有节奏的摆动，使手法产生的力轻重交替、持续不断地作用于所施部位的手法称为摆动类手法，主要包括一指禅推法、㨰法和揉法三种。

1. 一指禅推法

一指禅推法是以拇指指端、罗纹面或偏峰着力于人体的一定部位，以肘为支点，以前臂摆动带动腕部、拇指关节作屈伸动作的一种推拿手法。

【动作要领】

(1) 沉肩、垂肘、悬腕、指实、掌虚。

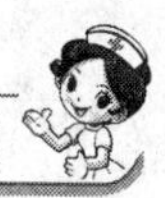

（2）吸定部位是拇指指端、罗纹面或偏峰。

（3）肘关节低于腕关节，肘为支点，前臂摆动带动腕关节和拇指关节屈伸动作，摆动时前臂尺侧要低于桡侧（图8－1）。

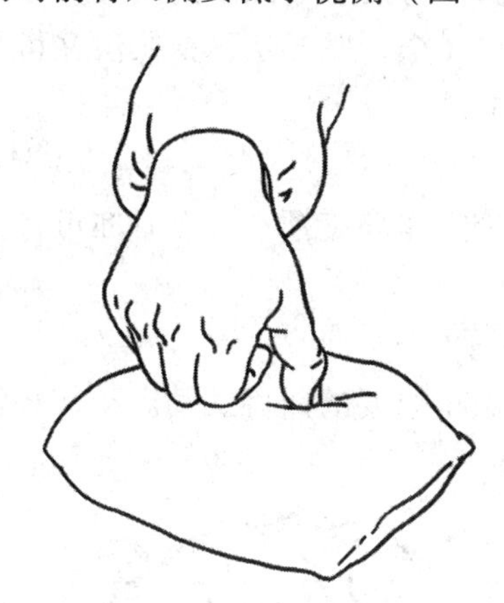

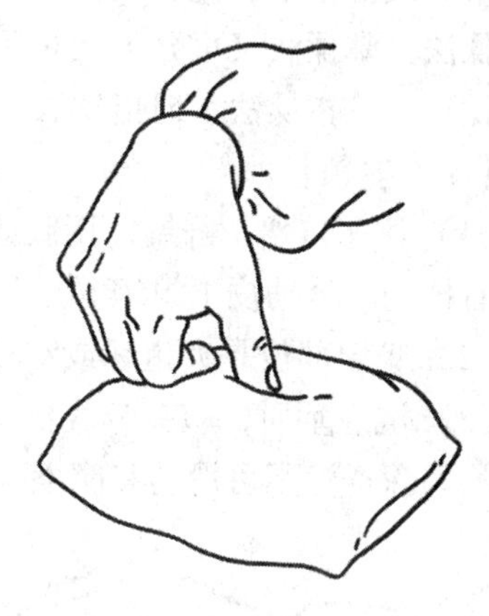

图8－1　一指禅推法

2. 㨰法

㨰法是以小鱼际侧部或第4、5掌指关节手背部尺侧附着于人体的一定部位上，通过腕关节的屈伸动作及前臂的旋转运动，连续往返活动的推拿手法。可将其分为掌背㨰、小鱼际㨰等。

【动作要领】

（1）肩臂放松，沉肩，垂肘，腕关节微屈120°，出手方向与胸前呈45°夹角，手腕要放松，五指要微屈。

（2）吸定部位是小指掌指关节背侧，即4、5掌指关节背侧或小鱼际侧面为吸定点。

（3）动作由腕关节的屈伸（直㨰）和前臂的旋转（横㨰）结合而成。术者站位，体态自然、舒展，上身前倾，肩部放松，着力后，前臂侧立位，与施力面呈一定斜角，腕关节处于侧立、伸直或微屈位，前臂主动向前外侧推旋摆动，带动腕关节作屈曲外旋－回位－屈曲外旋的反复运动，使着力部对所施部位产生㨰动性压力刺激（图8－2）。

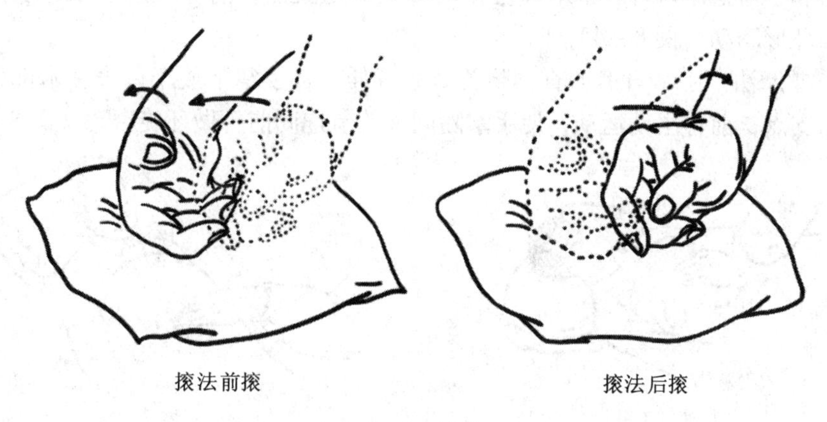

㨰法前㨰　　㨰法后㨰

图8－2　㨰法

3. 揉法

揉法是以手掌大鱼际或掌根、全掌、手指罗纹面着力，吸定于体表施术部位上，作轻柔和缓的上下、左右或环旋动作的手法。根据操作时接触面的不同可分为掌揉法和指揉法。掌揉法又可分为大鱼际揉法、掌根揉法和（全）掌揉法；指揉法又可分为中指揉法、三指揉法和拇指揉法。

【动作要领】

（1）体态自然、舒展，用肢体某部位在所施部位上作环旋揉动，有时亦可作上下或左右揉动，带动皮下组织。

（2）吸定部位是大鱼际或掌根、全掌、手指罗纹面。

（3）沉肩垂肘，腕关节放松，腕关节连同前臂做小幅度的回旋摆动。动作轻快柔和，均匀深透，不可滑动和摩擦（图 8－3）。

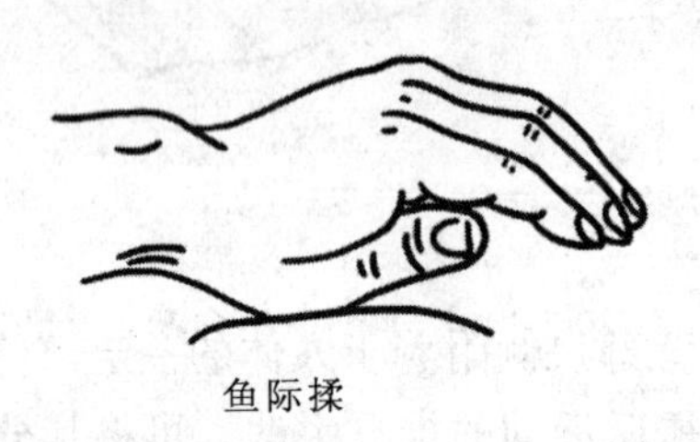

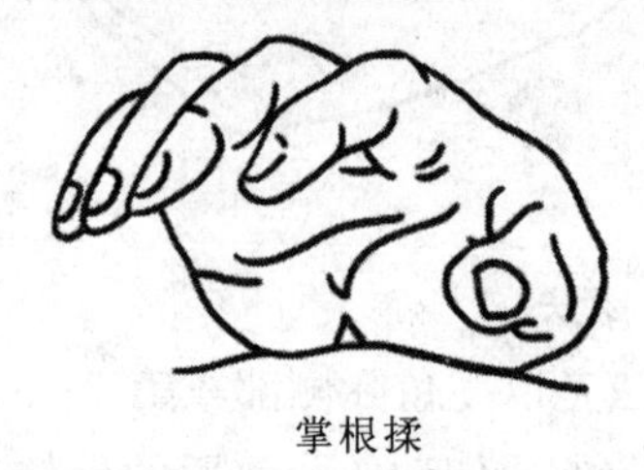

图 8－3　揉法

（二）摩擦类手法

摩擦类手法是指以手的掌面或指面及肘臂部贴附在体表，做直线或环旋移动的一类手法，包括摩法、擦法、推法、搓法、抹法等。

1. 摩法

摩法是以手掌掌面或指腹着力于一定的部位或穴位，以腕关节连同前臂做均匀而有节奏的环形摩动的一种手法，分为指摩法和掌摩法两种。

【动作要领】

（1）紧贴皮肤，轨迹要圆，力度轻，不带动皮下组织。

（2）指摩法　指掌部自然伸直，食、中、无名和小指并拢，腕关节略屈。以食、中、无名和小指指面附着于施术部位，以肘关节为支点，前臂主动运动，使指面随同腕关节做环形摩动（图 8－4）。

（3）掌摩法　手掌自然伸直，腕关节略背伸，将手掌平放于体表施术部位上。以肘关节为支点，前臂主动运动，使手掌随同腕关节连同前臂做环旋摩动（图 8－4）。

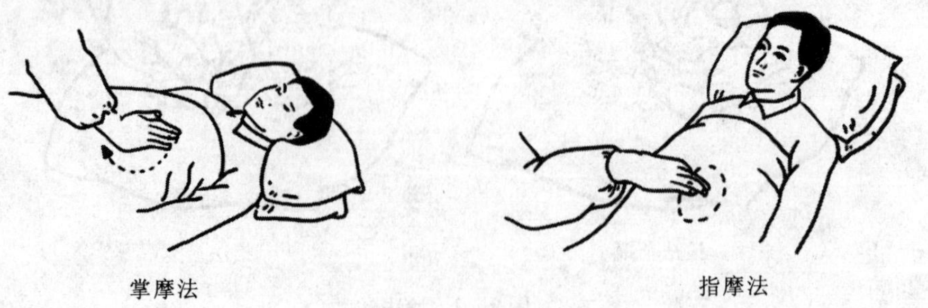

图 8－4　摩法

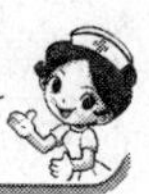

2. 擦法

擦法是用指或掌贴附于体表一定部位，作较快速的直线往返运动，使之摩擦生热的一种手法，分为指擦法、掌擦法、大鱼际擦法和小鱼际擦法。

【动作要领】

（1）肩关节宜放松，肘关节宜自然下垂并内收。

（2）操作时，患者暴露皮肤，着力部分要紧贴体表，压力要适度，须直线往返运行，往返的距离多数情况下应尽力拉长，而且动作要连续不断，有如拉锯状。腕关节和前臂要成一条直线。频率快，160 次/分钟左右。

（3）透热为度。擦法属于生热手法，应以操作者感觉手下所产生的热已进入到患者的体内，并与其体内之“热”相呼应为尺度（图 8－5）。

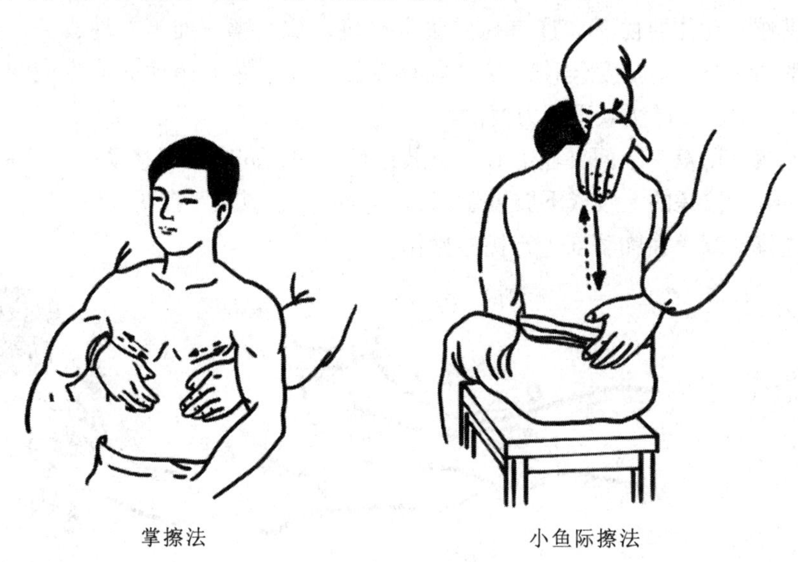

图 8－5　擦法

3. 推法

推法是以指、掌、拳或肘部着力于体表一定部位或穴位上，做单方向的直线或弧形推动的一种手法，可分为指推、掌推、拳推、肘推。

【动作要领】

（1）操作时要紧贴皮肤，用力要稳，随身体的曲线而起伏，速度要缓慢，用力要均匀，单向直线推进。拳、肘推法宜顺肌纤维走行方向推进。

（2）指推法　拇指推用指端或指面着力；食中指推用食中指指面着力；食中环三指推用食中环三指指面着力；拇指间关节推用屈曲的拇指指间关节背部着力；食指指间关节推用屈曲的食指第 1 指间关节背部着力；中指指间关节推用屈曲的中指第 1 指间关节背部着力；食中指指间关节推用屈曲的食指和中指第 1 指间关节背部着力；食指中节骨推用食指中节骨桡侧着力；八字推用拇指指面和屈曲的食指中节骨桡侧面着力。

（3）掌推法　以掌根部着力于施术部位，腕关节略背伸，肘关节伸直。以肩关节为支点，上臂部主动施力，通过肘、前臂、腕，使掌根部向前方做单方向直线推进。

（4）拳推法　手握实拳，以食、中、无名及小指四指的近侧指间关节的突起部着力于施术部位，腕关节挺劲伸直，肘关节略屈。以肘关节为支点，前臂主动施力，向前呈单方向直线推进。

（5）肘推法　屈肘，以肘关节尺骨鹰嘴突起部着力于施术部位，另一侧手臂抬起，以掌部扶握屈肘侧拳顶以固定助力。以肩关节为支点，上臂部主动施力，做较缓慢的单方向直线推进。

4. 搓法

搓法是用双手掌面夹住肢体或以单手、双手掌面着力于施术部位，做交替搓动或往返搓动的一种手法。

【动作要领】

（1）操作时动作要协调、连贯。搓法含有擦、揉、摩、推等多种成分，搓动时掌面在施术部位体表有小幅度位移，受术者有较强的疏松感。搓动的速度应快，而上下移动的速度宜慢。夹搓法双手用力要对称。

（2）夹搓　用双手掌面夹住上肢或下肢进行搓动，同时上下移动（图8－6）。

（3）掭搓　被搓的上肢或下肢置于床面上，用手掌或足掌搓掭肢体。

（4）搓擦　双手在胸胁部进行搓擦操作。

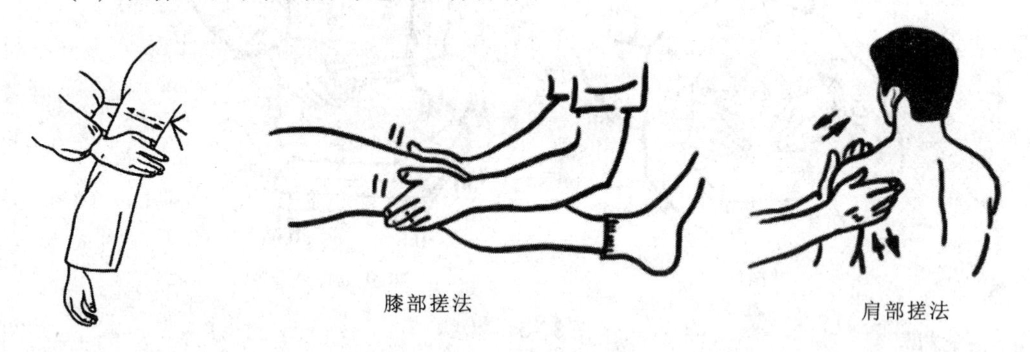

图8－6　搓法

5. 抹法

抹法是用拇指罗纹或掌面在体表做上下或左右及弧形曲线的抹动的一种手法。

【动作要领】

（1）操作时手指罗纹面或掌面要贴紧施术部位皮肤。用力要均匀适中，动作要和缓灵活。

（2）指抹法　以单手或双手拇指罗纹面置于一定的施术部位上，余指置于相应的位置以固定助力。以拇指的掌指关节为支点，拇指主动施力，做上下或左右、直线及弧形曲线的抹动（图8－7）。

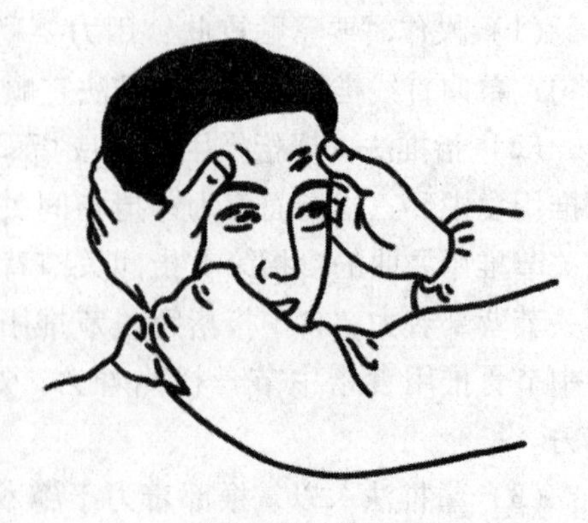

图8－7　抹法

（3）掌抹法　以单手或双手掌面置于一定的施术部位。以肘关节为支点，前臂部主动施力，腕关节放松，做上下或左右、直线及弧形曲线的抹动。

（三）挤压类手法

用指、掌或肢体其他部位在所施部位上做按压或相对挤压的手法归类为挤压类手法。挤压类手法包括按压与捏拿两类手法，按压类手法主要包括按法、点法、拨法等；捏拿类手法主要包括捏法、拿法、捻法等。

1. 按法

按法是以手指指腹、手掌、肘着力于一定的部位或穴位上，沿体表垂直方向向深部逐渐用力，按而留之的一种手法，可分为指按法、掌按法、肘按法。

【动作要领】

（1）指按法　以拇指罗纹面着力，余四指张开，固定于一侧以支撑助力，拇指主动施力，垂直下压。

（2）掌按法　以单手或双手掌面（或双手重叠），全掌或掌根着力，以肩关节为支点，借助身体上半部的重量，通过上臂、前臂传至手掌，垂直向下按压（图 8－8）。

（3）肘按法　即肘压法，以肘尖（肘关节尺骨鹰嘴突起部）着力，肘关节屈曲，手握拳，另一手按压拳背以助力，以肩关节为支点，利用身体上半部的重量，对所施部位进行垂直持续按压。

（4）操作要点　紧贴皮肤；按压方向要垂直；用力由轻到重，稳而持续，使刺激充分透达组织深部。

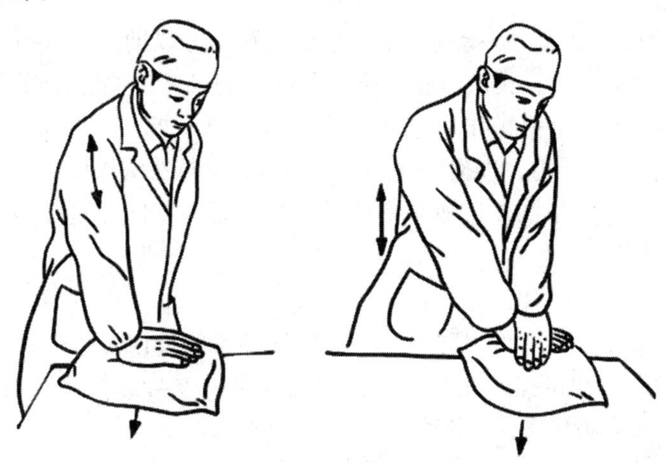

图 8－8　掌按法

2. 点法

点法是用指端或屈曲的指间关节部着力于施术部位，持续地进行点压的一种手法，包括拇指端点法、屈拇指点法和屈食指点法，临床以拇指端点法常用。

【动作要领】

（1）拇指端点　手握空拳，拇指伸直并紧靠于食指中节，或余四指置一旁以固定助力，以拇指端着力，前臂与拇指主动发力进行点压。

（2）屈拇指点　拇指屈曲，以拇指指间关节背侧着力，前臂与拇指主动施力进行点压（图 8－9）。

（3）屈食指点　食指屈曲，其他手指相握，以食指第1指间关节突起部着力，拇指末节紧压食指指甲部以助力，前臂与食指主动施力进行点压（图8－9）。

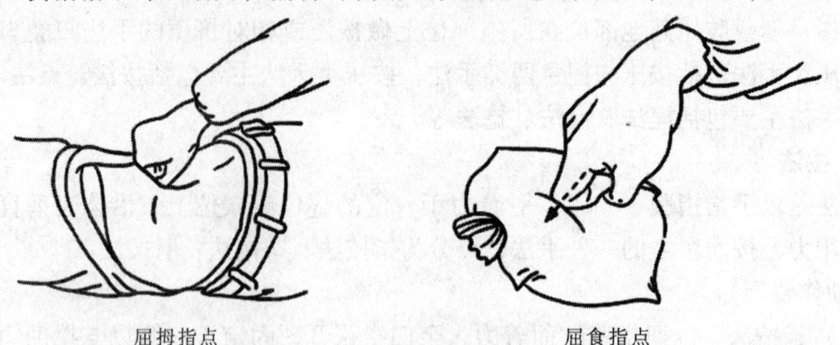

图8－9　点法

（4）操作要点　着力点固定，向下按压时不可移动；力度由轻到重，再逐渐减力；垂直用力；点而留之，要停留一定时间，使气力透达，有酸、麻、胀、痛等“得气”感，且以能忍受为度。

3. 拨法

拨法是用拇指端等部位着力，对所施部位筋腱等条索状组织进行横行拨动的一种手法，可分为一指拨法、二指拨法和三指拨法。

【动作要领】

（1）拇指伸直或微屈，以指端着力，余四指置一旁以助力，拇指适当用力点压至一定深度，待有酸胀感时，再做与肌纤维、肌腱、韧带或经络经筋成垂直方向的单向或来回拨动，可双拇指重叠操作，亦可用并拢的食中二指（二指拨法）、食中环三指（三指拨法）的指端面着力，以拇指置一旁以助力，进行拨法操作。

（2）操作要点　拨法的作用效果是使肌纤维、肌腱或韧带横行移动，着力部与皮肤表面没有摩擦移动。

4. 捏法

捏法是用拇指与其他手指相对着力，对所施部位的皮肉进行捏挤、提捻刺激的一种手法。可将其分为三指捏、五指捏及拇食指捏等。捏与揉相合而用，称为揉捏法。在脊背皮肉的捏法应用操作，又称为捏脊法。

【动作要领】

（1）用拇指和食、中指指面，或用拇指和其余四指指面夹住肢体或肌肤，相对用力挤压，随即放松，再用力挤压、放松，重复以上挤压、放松动作，并循序移动。

（2）操作要点　拇指与其余手指要以指面着力，施力时双方力量要对称；动作要连贯而有节奏性，用力要均匀而柔和（图8－10）。

（3）捏脊法　两手捏起脊柱中线两侧的皮

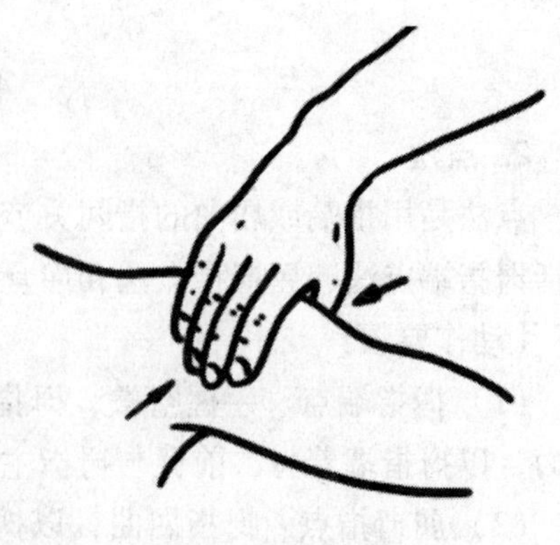

图8－10　捏法

肉。用拇指面抵住皮肉，食中指在前，将皮肉捏起，或用食指桡侧面抵住皮肉，拇指在前，捏起皮肉。两手捏提捻转，并交替向前移动。在腰部捏移时可配合提扯操作。从骶部捏至大椎为1遍，一般捏3～5遍，以皮肤发红为度。捏脊法常用于小儿消化不良。

5. 拿法

拿法是用拇指与其余四指对称用力，对所施部位进行拿捏、拿提、拿揉、或抓拿的手法。根据所使用手指的情况可分为三指拿法和五指拿法；根据操作形式可分为拿捏、拿提、拿揉、抓拿等法。拿法是临床常用手法之一，可单手操作，亦可双手同时操作。

【动作要领】

（1）以拇指和其余手指的指面相对用力，捏住施术部位肌肤并逐渐收紧、提起，腕关节放松。拇指同其他手指的对合力进行轻重交替、连续不断的提捏并施以揉动。

（2）对称捏挤所施部位筋肉，即为拿捏；在拿住所施部位筋肉的基础上提之，即为提拿；拿而揉之，即拿揉法；拿法在头部的操作，实际上做的是抓、按动作，即为抓拿。用拇指与食中指拿之，称三指拿；用拇指与余四指拿之，称五指拿。

（3）操作要点　用拇指和其余手指的指面着力，不能用指端内扣；捏提中宜含有揉动之力，实则拿法为一复合手法，含有捏、提、揉这三种成分；腕部要放松，使动作柔和灵活，连续不断，且富有节奏性，以局部酸胀、微痛或放松感觉舒适为度（图8－11）。

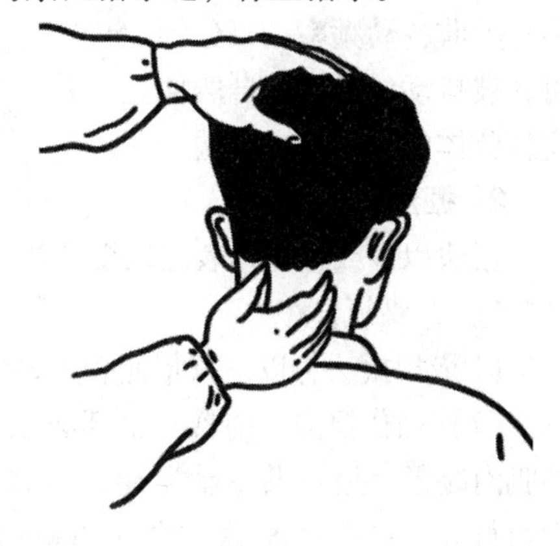

图8－11　拿法

6. 捻法

捻法是用拇、食指夹住手指或足趾，进行捏揉搓捻操作的一种手法。本法常与搓法、抖法等手法配合，作为治疗的结束手法。

【动作要领】

（1）用拇指罗纹面与食指的中、末节罗纹面或食指桡侧缘相对捏住施术部位，拇指、食指主动运动，稍用力做对称性快速捏揉搓捻动作。可边捻边移，捻动的速度宜快，移动要慢。

（2）操作要点　拇指与食指在捻动时揉劲宜多，搓劲宜少，两指捻动的方向相反，是一种相向运动；捻动的速度宜快，而在施术部位移动的速度宜慢；捻动时动作要灵活连贯，柔和有力。

（四）振颤类手法

以较高的频率进行节律性的轻重交替刺激，持续作用于人体，使受术部位产生振动、颤动或抖动等运动形式，称为振颤类手法。振颤类手法主要包括抖法、振法。

1. 抖法

抖法是用双手或单手握住受术者肢体远端，做小幅度的上下连续抖动的一种手法。抖法依据抖动部位以及姿势、体位的不同可分为多种，临床一般以抖上肢、抖下肢法常用。

【动作要领】

(1) 抖上肢　受术者站位或坐位，令上肢放松。术者双手握其腕部，两前臂微用力，做连续小幅度的上下抖动，使抖动波传递到肩部。亦可单手握其手指部，进行连续小幅度的横向抖动（图8－12）。

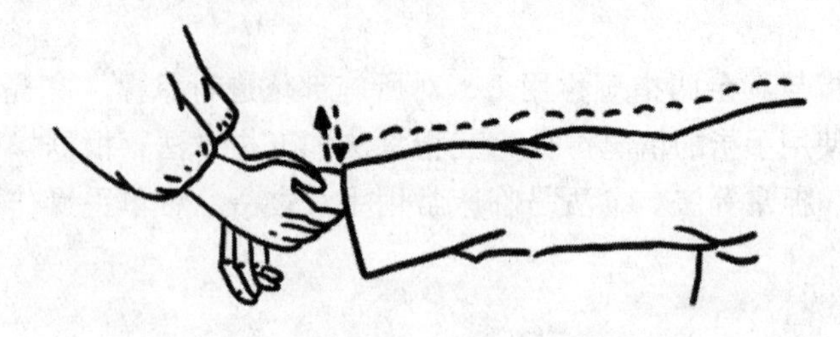

图8－12　抖上肢

(2) 抖下肢　受术者仰卧位，下肢放松。术者双手分别握住受术者一侧或两侧踝部，将下肢拎起（离开床面约30cm左右），然后用力做连续的上下抖动，使其下肢及髋部产生抖动舒松感。

(3) 操作要点　频率要快、振幅小、力度轻，抖动的幅度一般控制在2～3cm以内；上肢抖动频率，每分钟250次左右，下肢抖动频率宜稍慢，每分钟100次左右即可；被抖动的肢体要自然伸直，并应使肌肉处于最佳松驰状态；抖动所产生的抖动波应从肢体的远端传向近端。

2. 振法

振法以掌或指在体表施以振动的一种手法。振法分为指振法与掌振法两种。

【动作要领】

(1) 指振法，以中指指面着力，食指置于中指背后；掌振法，以掌面着力。

(2) 操作要点　前臂与手部必须静止性用力。所谓静止性用力，即是将前臂与手部肌肉绷紧，但不做主动运动；注意力要高度集中于掌指部；要有较高的振动频率，大约每分钟600～800次左右（图8－13）。

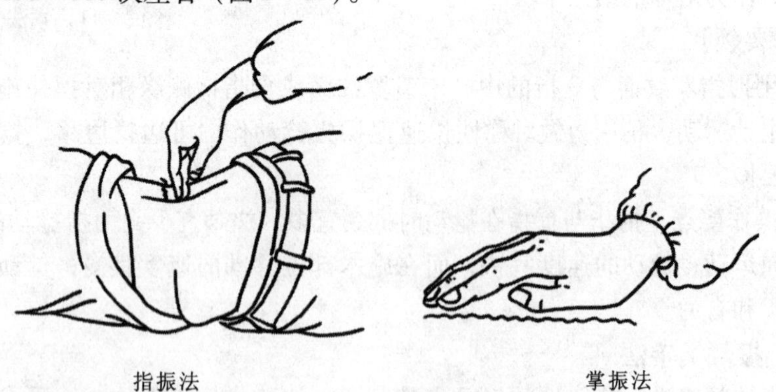

图8－13　振法

(五) 叩击类手法

扣击类手法，是指用手掌、拳背、手指或特制的器械有节奏地扣击拍打体表。本类手法操作虽简单，但技巧性较强，须做到击打劲力的收放自如、刚柔相济。扣击类手法种类较多，主要的代表手法有拍法、击法和叩法。

1. 拍法

拍法是用虚掌拍打体表的一种手法。拍法可单手操作，亦可双手同时操作。拍法常作为推拿结束手法使用，亦常用于保健按摩中。

【动作要领】

（1）五指并拢，掌指关节微屈，使掌心空虚。腕关节放松，前臂主动运动，上下挥臂平稳而有节奏地用虚掌拍击施术部位。用双掌拍打时，宜双掌交替操作。

（2）操作要点　拍击时动作要平稳，要使整个掌、指周边同时接触体表，声音清脆而无疼痛；腕部要放松；上下挥臂时，力量通过放松了的腕关节传递到掌部，使刚劲化为柔和；直接接触皮肤拍打时，以皮肤轻度充血发红为度。

2. 击法

击法是用拳背、掌根、掌侧小鱼际、指尖或桑枝棒击打体表一定部位的一种手法。击法包括拳击法、掌击法、侧击法、指尖击法和桑枝棒击法。

【动作要领】

（1）拳击法　手握空拳，腕关节伸直，前臂主动施力，用拳背节律性平击施术部位（图8－14）。

（2）掌根击法　手指略弯曲，腕关节背伸，前臂主动施力，用掌根节律性击打施术部位（图8－14）。

（3）侧击法　掌指部伸直，腕关节略背伸，前臂部主动运动，用小鱼际部节律性击打施术部位（图8－14）。侧击法可单手操作，但一般多双手同时操作，左右交替进行。

（4）指尖击法　手指半屈，腕关节放松。前臂主动运动，通过腕部使指端节律性击打施术部位（图8－14）。

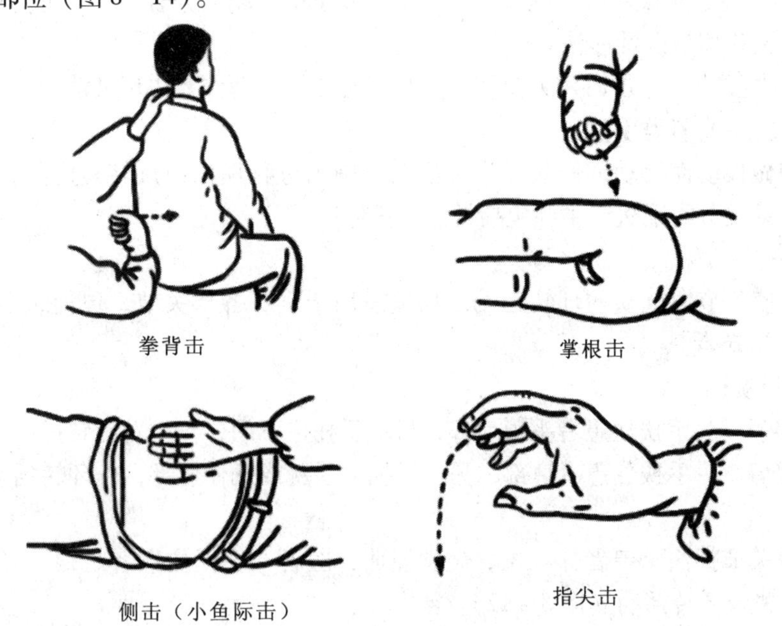

图8－14　击法

（5）棒击法　手握桑枝棒一端，前臂主动运动，用棒体节律性击打施术部位（图8－15）。

（6）操作要点　击打时用力要稳，要含力蓄劲，收发自如；击打时要有反弹感，当一触及受术部位后即迅速弹起，不要停顿或拖拉；击打动作要连续而有节奏，快慢要适中；击打的力量要适中，应因人、因病而异。

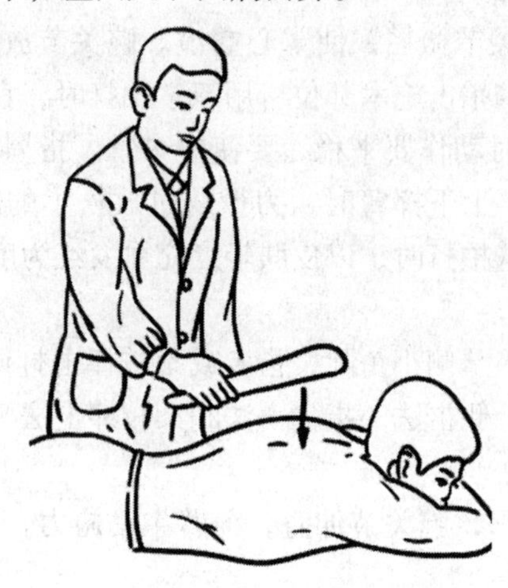

图8－15　棒击法

3. 叩法

叩法是用指端着力或握空拳状，以小指尺侧部分着力，在一定部位或穴位上，进行叩击动作的一种手法。叩法为一种辅助手法，其动作要领与击法相似，但刺激较击法为轻，有“轻击为叩”之说。

【动作要领】

（1）肩、肘、腕放松，以腕发力，以指端或小指尺侧部分着力。可分为中指叩法、三指叩法、五指叩法及拳叩法。

（2）操作要点　叩击时用力要稳，轻巧而有弹性，动作要协调灵活。

（六）运动关节类手法

对关节做被动性活动，使其在生理活动范围内进行屈伸或旋转、内收、外展等运动，称为运动关节类手法，主要包括摇法、拔伸法。

1. 摇法

摇法是使关节做被动的环转运动。摇法适用于全身各部关节，包括颈项部、腰部和全身四肢关节等。

【动作要领】

（1）摇颈　一手扶住患者头顶后部，另一手托住下颌，作左右旋转摇动。

（2）摇肩　一手扶住患者肩部，另一手握住手腕或托住肘部，作环转摇动（图8－16）。

（3）髋关节摇法　患者仰卧位，髋膝屈曲，医者一手托住患者足跟，另一手扶住膝部，作髋关节环转摇动（图8－17）。

（4）踝关节摇法　患者仰卧位，术者一手托住患者足跟，另一手握住足背部，使

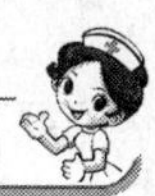

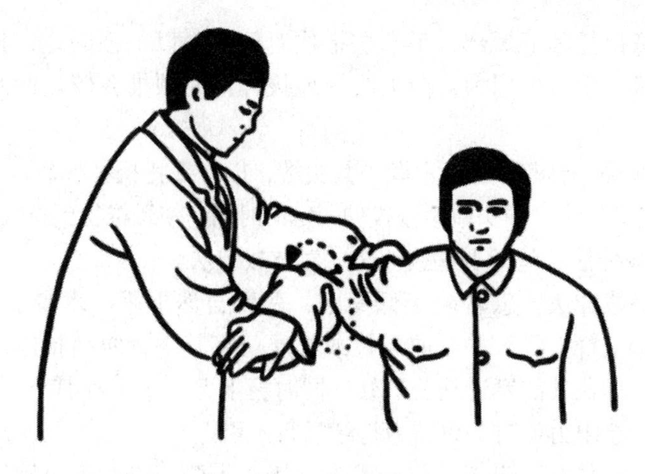

图 8－16　摇肩

踝关节做顺时针或逆时针环转摇动（图 8－17）。

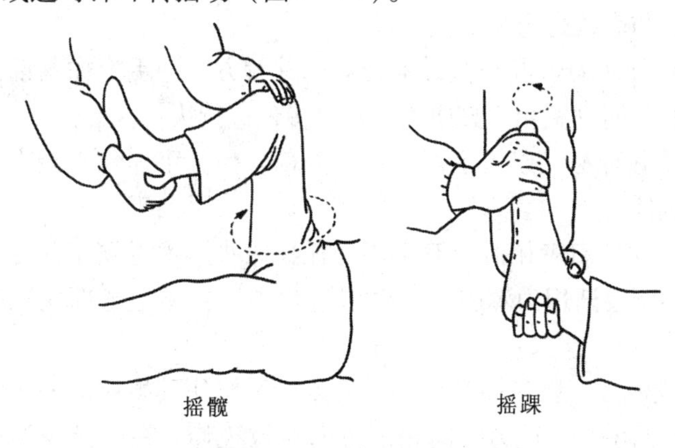

图 8－17　摇髋、摇踝

（5）摇腕法　一手握住前臂远端，另一手握掌指关节，以近端之手为定点，远端之手旋转摇动。

（6）操作要点　用一手握住或按住患者某一关节近端的肢体，另一手握住关节远端的肢体，作缓和回旋转动；动作要和缓，手力宜适度，不可用力过猛，活动范围的大小须在各关节生理功能许可的范围内进行；逐渐加大旋转范围，由小到大，由轻到重，自慢而快。

2. 拔伸法

拔伸法是固定关节或肢体的一端，牵拉另一端，应用对抗的力量使关节或半关节得到伸展的一种手法。

【动作要领】

（1）颈椎拔伸法　包括掌托拔伸法、肘托拔伸法和仰卧位拔伸法三种。

①掌托拔伸法：患者坐位，术者站于其后，以双手拇指顶按住其两则风池穴处，两掌分置于两侧下颌部，然后掌指及臂部同时协调用力，拇指上顶，双掌上托，缓慢地向上拔伸，使颈椎得到持续牵引。

②肘托拔伸法：患者坐位，术者站于其后方，以一手扶托其枕后部以固定助力，

另一侧上肢的肘弯部托其下颏部，手掌扶抱住对侧颜面以加强固定，托住其下颏部的肘臂与扶托枕后部一手协调用力，向上缓慢地拔伸，使颈椎在较短的时间内得到持续的牵引。

③仰卧位拔伸法：患者仰卧，术者坐其头端，以一手托扶其枕后，另一手托扶于其下颏部，双手臂协调施力，向头端缓慢拔伸一定的时间，使颈椎得到持续的水平位牵引。

（2）肩关节拔伸法　包括上举拔伸法、对抗拔伸法。

①肩关节上举拔伸法：患者坐于低凳上，两臂自然下垂。术者立于其身体后方，以一手托握患肩侧上臂下段，并自前屈位或外展位将其手臂缓缓抬起，至120°～140°左右时，以另一手握住其前臂近腕关节处，同时握上臂一手上移其下。两手协调施力，向上缓慢地拔伸，至阻力位时，以钝力持续进行牵引。

②肩关节对抗拔伸法：患者坐位，术者立于其患侧，以两手分别握住其腕部和肘部，于肩关节外展位逐渐用力牵拉。同时嘱患者身体向另一侧倾斜，或有助手协助固定其身体上半部，与牵拉之力相对抗。

（3）腕关节拔伸法　患者坐位，术者立于其侧方，一手握住其前臂下端，另一手握住其手掌部。双手同时做相反方向用力，缓慢地进行拔伸。

（4）指间关节拔伸法　以一手握住患者腕部，另一手捏住患指末节，两手同时施力，做相反方向拔伸。

（5）腰部拔伸法　患者俯卧，双手用力抓住床头。术者立于其足端，以两手分别握住其两踝部，向下逐渐用力牵引。在牵引过程中，身体上半部应顺势后仰，以加强牵拉拔伸的力量。

（6）踝关节拔伸法　患者仰卧位，术者以一手握住其患肢侧的小腿下段，另一手握住其足掌前部，两手协同施力，向相反方向牵拉拔伸。在牵拉拔伸过程中，可配合进行踝关节的屈伸活动。

（7）操作要点　拔伸动作要稳而缓，用力要均匀而持续；在拔伸的开始阶段，用力要由小到大，逐渐增加，拔伸到一定程度后，则需要一个稳定的持续牵引力；根据病情轻重缓急的不同和施术部位的不同，控制好拔伸的力量和方向。

五、推拿的适应证和禁忌证

（一）推拿的适应证

推拿疗法的适应证比较广泛，可用于骨伤、内、外、儿各科，尤其对以下几个方面的病证疗效显著。

（1）由肌肉、关节或神经系统病变所引起的肌肉麻木、萎缩、关节疼痛，或运动障碍等神经系统或骨伤科病证。如各种扭挫伤、慢性劳损、椎间盘突出、颈椎病、肩周炎、骨折后遗症以及各种骨质增生性疾患等。

（2）以机能障碍为主的一些内、妇科病证。如头痛、失眠、糖尿病、高血压、胃痛、胃下垂、月经不调、痛经、产后耻骨联合分离症、盆腔炎等。

（3）外科疾病　如乳痈初期、术后粘连等。

（4）儿科疾病　如腹泻、遗尿、疳积、肌性斜颈、臂丛神经损伤、桡骨头半脱

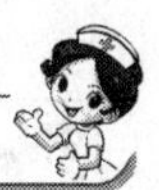

位等。

（5）五官科疾病 如咽喉痛、鼻炎、屈光不正、声门闭合不全等。

（二）推拿的禁忌证

（1）各种急性传染性疾病，如肝炎、肺结核等。

（2）某些感染性疾病，如骨髓炎、化脓性关节炎等。

（3）有血液病或出血倾向的患者，如紫癜、咯血、便血、尿血等。

（4）烫伤与皮肤破损的局部。

（5）皮肤疾病（各种癣、湿疹、脓肿等）患处。

（6）骨与关节结核、肿瘤及脓毒血症等。

（7）外伤出血，骨折早期，截瘫初期等。

（8）严重的心、脑、肺、肾等器质性疾病，禁止单独使用推拿手法。

六、推拿法的护理及注意事项

（一）推拿护理

（1）患者初到诊室，应休息片刻再接受按摩。

（2）若天气炎热，可将患者被操作的皮肤处涂抹适量滑石粉，以免损伤皮肤。

（3）保持按摩巾经常换洗，以防交叉感染。

（4）手法操作前要指导患者选择感觉舒适，自然放松，既能维持较长时间，又有利于医生手法操作的体位；医者也要选择一个手法操作方便，并有利于手法运用、力量发挥的操作体位。

（5）过于疲劳和饮酒过量者要禁用或慎用推拿；经期的女子或孕妇的腰腹部禁用推拿。

（二）力量的运用

一般而言，手法的力量与刺激性成正比关系。力量的大小，要根据患者的年龄、性别、体质、病情等情况灵活掌握。一般来讲，形体健壮者，手法的力量宜重；形体瘦弱者，手法力量宜轻。软组织损伤的初期、局部肿胀，手法用力宜轻；软组织损伤后期手法用力宜重。年老体弱，用力宜轻；初病体实，用力宜加重。对于感觉障碍者，用力要慎重。同时，在推拿过程中应随时观察受术者表情，以调整手法和力度。

（三）手法操作的顺序

手法操作要有一定的顺序，一般是从自上而下，先左后右，从前到后，由浅入深，循序渐进，并可依具体病情适当调整。

（四）时间的把握

手法操作每次治疗一般以 10～20 分钟为宜，对久症、重症可适当增加时间。另外，推拿后有出汗现象时，应注意避风，以免感冒。无论用按摩来保健或治疗慢性病，都不是一两天就有效的，须持之以恒、积以时日，才逐渐显出效果来，所以更要做好与患者之间的沟通，建立信心、保持耐心。

第二节 艾灸法

艾灸法，是将艾绒放在穴位上烧灼、熏熨的一种外治方法。它借助温热刺激与药物作用，达到温中散寒，温经通络，壮阳益气，回阳固脱以及防病保健的作用。

艾绒来自艾叶。艾叶气味芳香，一般在农历4～5月间，叶盛而花未开之时，采收新鲜肥厚的艾叶，晒干备用。艾叶做成的艾绒便于搓捏成形，芳香易燃，火力温和，穿透力强，作用广泛，价格低廉。

一、灸前准备

（1）准备物品　如艾条、艾炷、治疗盘、镊子、弯盘、火柴、棉签、消毒纱布、浴巾等。间接灸时准备姜片、蒜片、食盐、附子饼等。

（2）核对医嘱，并向患者讲解操作程序。

（3）取合理体位，暴露施灸部位，注意保暖。

二、艾灸的种类与方法

（一）艾炷灸

把艾炷放在穴位上施灸的方法称为艾炷灸。艾炷灸的施灸剂量以壮数来记，将艾炷点燃后置于施灸部位，待艾炷燃尽时，即为1壮。根据艾炷与穴位皮肤之间是否间隔药物，艾炷灸又分为直接灸和间接灸两大类。

1. 直接灸

直接灸是把艾炷直接放在穴位皮肤上施灸的方法（图8－18）。根据灸后是否化脓，分为化脓灸和非化脓灸。

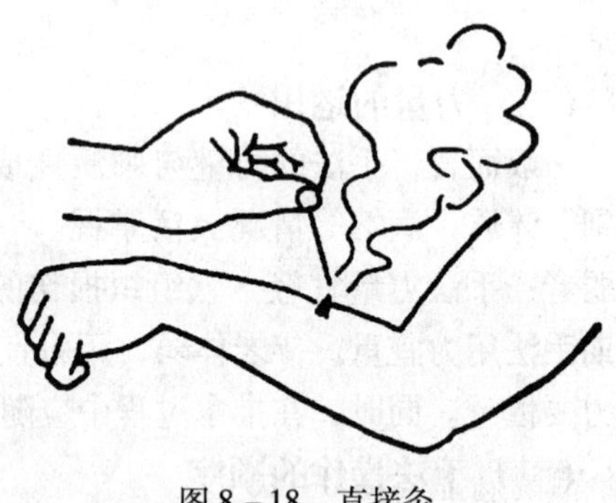

图8－18　直接灸

（1）化脓灸（瘢痕灸）　即灸后化脓，留下瘢痕的灸法。在选定的穴位上涂蒜汁，然后放置艾炷点燃。每壮须燃尽后易炷再灸，一般灸7～9壮。这种化脓现象是由于局部组织烧伤后产生的无菌性炎性分泌物引起的，古代又称为灸疮。常用于治疗哮喘、瘰疬、肺痨等疾患。

（2）非化脓灸　即灸后不化脓，不留瘢痕的灸法。在选定的穴位上涂凡士林，置艾炷点燃。当艾炷燃剩2/5，患者感到疼痛时，用镊子取走燃剩的艾炷，易炷再灸。一般连续灸3～7壮，以局部皮肤充血、红润，不起泡为度。临床常用于虚寒性的腹痛、泄泻、痛经、哮喘以及风寒痹痛等。

2. 间接灸

间接灸是指在艾炷与施灸腧穴部位的皮肤之间，隔垫上某种物品而施灸的一种方法（图8－19）。隔物灸具有艾灸和所隔药物的双重作用，且火力温和，没有灼痛，深受患者的欢迎。根据间隔药物的不同，临床常用的间接灸有四种。

（1）隔姜灸　在选定的穴位上涂凡士林，放置姜片（生姜片厚约2～3mm的薄片，中间用针刺数孔），艾炷置于姜片上，点燃施灸。一般灸5～10壮，以皮肤红晕不起泡为度。隔姜灸有散寒解表、温中止呕的作用，用于表证、寒证、虚证，如感冒、呕吐、腹泻、风寒湿痹、阳痿、遗精、面瘫等。

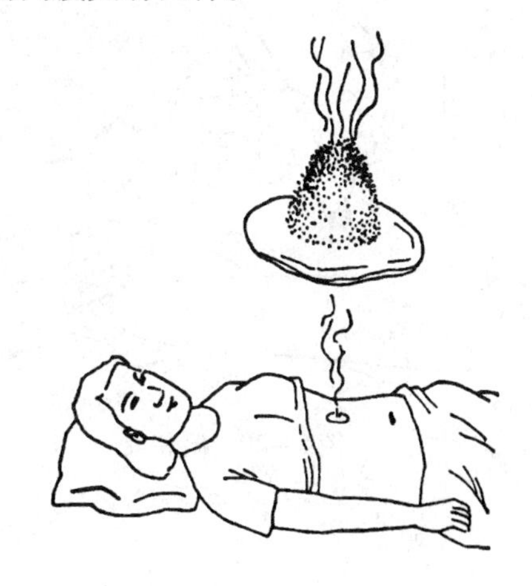
图8－19　间接灸

（2）隔蒜灸　在选定的穴位上涂凡士林，放置蒜片（将大蒜切成厚约2～3mm的薄片，中间用针刺数孔），艾炷置于蒜片上，点燃施灸。一般灸5～10壮，以皮肤红晕不起泡为度。隔蒜灸有清热解毒、消肿散结的作用，用于治疗外科痈、疽、疮、疖初起未溃，肺痨、腹中积块等病证。

（3）隔盐灸　选神阙穴，用精盐填平，或在盐上再放一片姜，艾炷置于其上，点燃施灸。一般灸3～7壮，治脱证等急症可不拘壮。隔盐灸有回阳救逆、温中散寒的作用，用于亡阳脱证、急性腹痛、吐泻、四肢厥冷等。

（4）隔附子灸　是以附子片或附子药饼为间隔而施灸的一种方法。定穴，放附子饼（附子研末，黄酒调和，制成直径为3cm，厚约8mm的附子饼，中间用粗针穿孔），艾炷置于其上，点燃施灸。一般灸5～7壮，以皮肤红晕为度。隔附子灸有温肾壮阳的作用，用于各种阳虚证，如阳痿、早泄、遗精、疮疡久溃不敛，阴性痈疮。有隔附子片灸和隔附子饼灸两种，临床上多用隔附子饼灸。

（二）艾条灸

艾条灸是用纯净的艾绒（或加入中药）卷成直径为1.5cm的圆柱形艾卷，点燃后在人体表面施灸的一种方法。其操作方式有以下三种。

1. 温和灸

温和灸是点燃艾条一端后，使燃端距穴位皮肤2～3cm熏烤，令局部温热而不灼痛，皮肤红晕为度。一般每穴灸5～10分钟。一般适用于慢性病、虚证，或一切适用于灸治的病证（图8－20）。

2. 雀啄灸

雀啄灸是点燃艾条一端后，使燃端距穴位上方2～3cm处，象鸟雀啄食一样上下移动。一般每穴灸5分钟。一般适用于急性病、实证（图8－21）。

3. 回旋灸

回旋灸是点燃艾条一端后，距穴位皮肤2～3cm处平行旋转施灸。一般适用于面积较大的风湿痹痛、麻木、瘫痪、皮肤病（图8－22）。

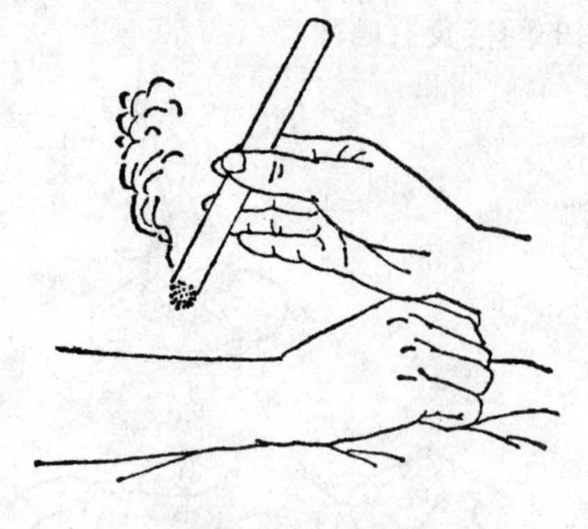

图8-20　温和灸

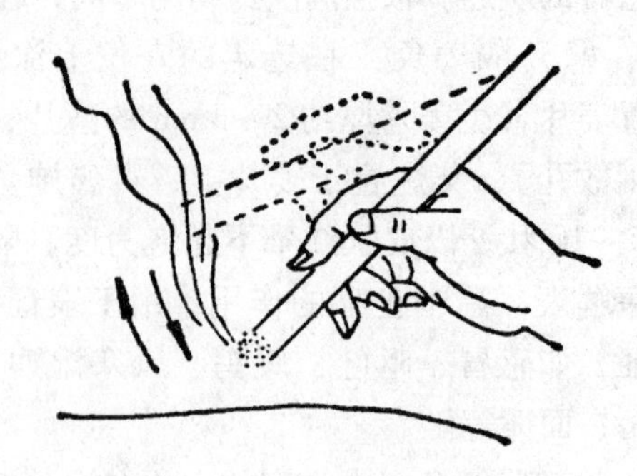

图8-21　雀啄灸

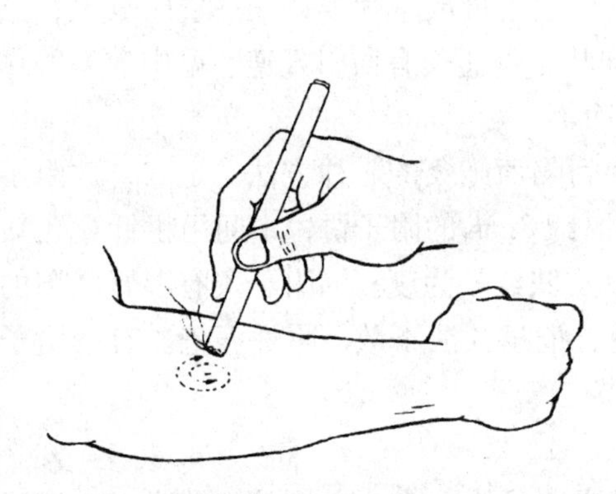

图8-22　回旋灸

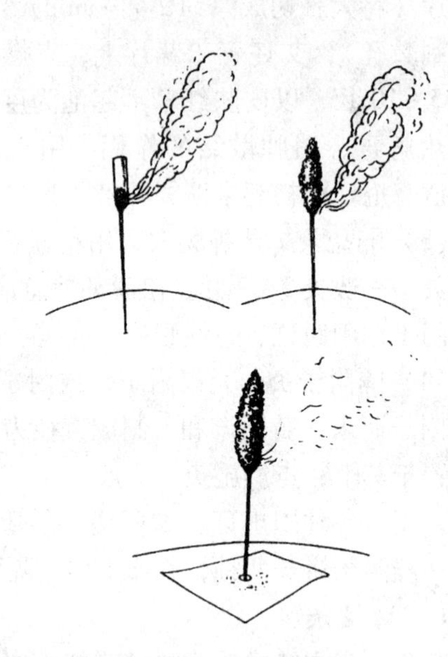

图8-23　温针灸

(三) 温针灸

温针灸是在针柄上装艾施灸，针灸结合的治疗方法。适用于既要留针，又要用灸的病证。本法具有针和灸的双重作用，治疗既需针刺留针，又适宜用艾灸的疾病。如风寒湿痹、肩凝、腰痛（图8-23）。

三、灸法的禁忌证

（1）阴虚内热证、外感热证、脉象数疾者禁灸。

（2）高热、抽搐、极度衰竭、形瘦体弱者禁灸。

（3）一般空腹、过饱、极度疲劳、对灸法恐惧者应慎灸。

（4）颜面五官、阴部、关节附近、大血管附近不宜用化脓灸。

（5）乳头、心脏虚里处、睾丸不宜灸。

（6）妊娠期妇女不宜灸下腹部、腰骶部。

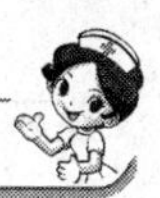

四、艾灸法的护理及注意事项

（一）施灸顺序

先灸阳经，后灸阴经；先灸上部，后灸下部。施灸的壮数，应先灸少而后灸多。先灸艾炷小者，后灸艾炷大者。

（二）用火安全

施灸过程中如有绒灰脱落床上，要清扫干净，以免复燃，烧坏被褥。艾条灸毕后，将剩下的艾条套入玻璃试管内或将燃头浸入水中，以彻底熄灭，防止再燃。

（三）意外灼伤护理

如施灸过量，时间过长，局部出现水泡，只要不擦破，可任其自然吸收；如水泡较大，可用消毒毫针刺破水泡，放出水液，再涂以龙胆紫。

（四）灸疮护理

瘢痕灸者，在灸疮化脓期间，1 个月内慎做重体力劳动，疮面局部勿用手搔，以保护痂皮，并保持清洁，防止感染。

（五）施灸过程护理

施灸过程中应注意保暖，勿吹凉风；灸毕，开窗通风，保持室内空气新鲜。

第三节　拔　罐　法

拔罐法在我国民间广为流传，古时以用牛角做为拔罐工具，故又称角法。拔罐法是以罐为工具，借助燃烧热力，排除罐内空气，形成负压，使罐吸附于腧穴或应拔部位的体表，造成局部皮肤充血、瘀血的一种操作技术。拔罐法具有疏经通络、温散寒邪、行气活血、消肿止痛等作用。

一、拔罐前的准备

（1）准备物品　如治疗盘、玻璃罐、负压吸引罐、止血钳、火柴、95% 酒精棉球、小口瓶等。必要时备毛毯、屏风，并将物品移至床旁。

（2）核对医嘱，向患者说明操作程序。

（3）取合理体位，暴露施术部位。

（4）根据所拔部位选择大小适宜的罐，罐口要光滑、无裂隙。

二、拔罐用具

1. 竹罐

竹罐用坚韧成熟的青竹制成。取材容易，制作简便，吸附力强，轻巧价廉，不易摔碎；但易干裂漏气，且不透明，不便观察罐内情况。

2. 陶罐

陶罐用陶土烧制而成。罐口平滑厚实，吸附力强，体重易碎，不透明。

3. 玻璃罐

玻璃罐用耐热透明玻璃制成。中央呈球形，罐口厚实平滑，分大、中、小等不同型号。吸附力大，透明便于观察，易于清洁消毒，但容易破碎。玻璃罐是当前应用最广泛的拔罐用具（图8－24）。

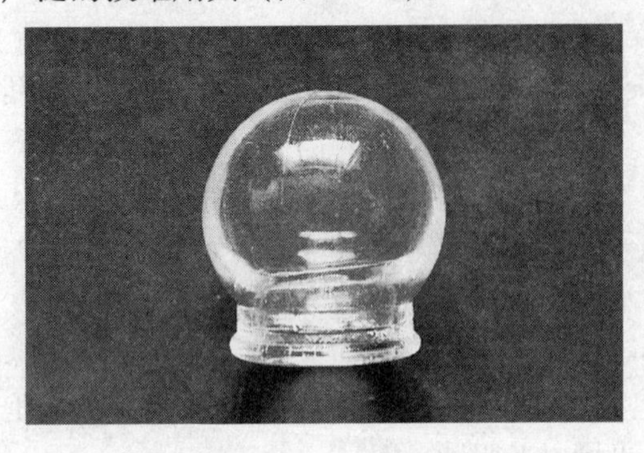

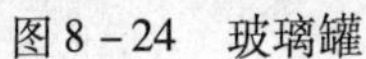
图8－24　玻璃罐

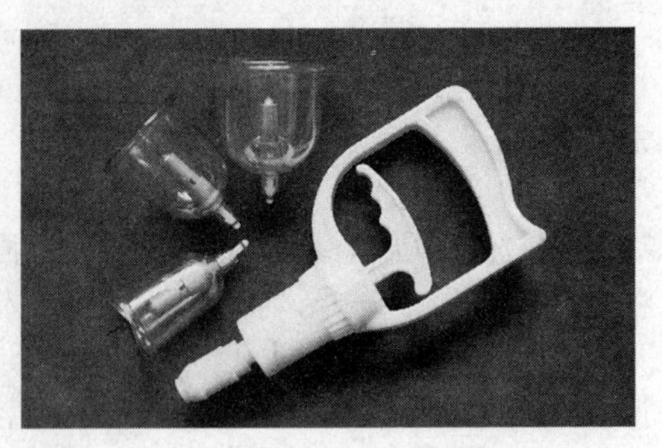

图8－25　负压吸引罐

4. 代用罐

凡是口部光滑平正、耐热的玻璃、陶瓷、竹器等器具均可以作为代用罐。如玻璃杯、玻璃罐头瓶、小口高腰碗等。

5. 负压吸引罐

负压吸引罐是以抽气或挤压排气方式形成负压的罐具（图8－25）。

三、拔罐方法

（一）火罐法

火罐法是借燃烧火力排出罐内空气，造成负压，将罐吸附于体表的吸拔方法。

1. 闪火法

（1）操作　用镊子或止血钳挟住95%酒精棉球，点燃后在罐内中段绕1～2圈（或停留片刻），迅速退出后及时将罐吸拔在施术部位（图8－26）。

（2）应用　闪火法不受体位限制，可用于全身大多部位的拔罐，以及闪罐、走罐、留罐等多种形式的拔罐。是临床上最常用的拔罐法。注意罐内燃火时间不宜太长，蘸酒精不宜太多，不宜靠近罐口燃火。

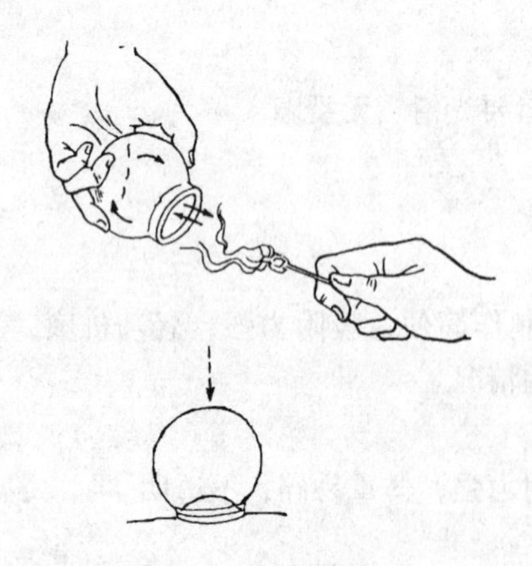

图8－26　闪火法

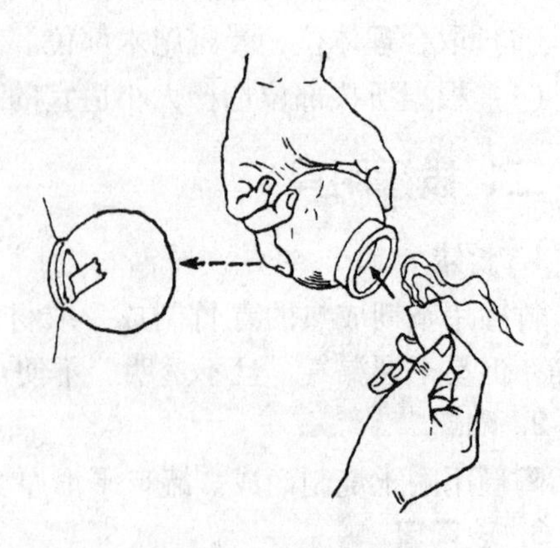

图8－27　投火法

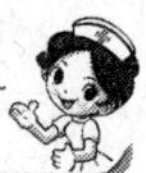

2. 投火法

（1）操作　将折叠的纸片点燃后投入罐内，趁火旺时迅速将罐扣在施术部位（图8-27）。

（2）应用　用于侧面拔罐，一般在没有酒精棉球的情况下使用，不宜用于走罐、闪罐。

3. 贴棉法

（1）操作　将直径约2cm，厚薄适中的棉片浸酒精后，贴于罐内壁中段，点燃后扣在施术部位。

（2）应用　用于侧面拔罐，注意酒精不要蘸入过多，以免烫伤。

4. 架火法

（1）操作　将小薄面饼或中药饮片放在施术部位，上面放酒精棉球，点燃后迅速将罐拔上。

（2）应用　肌肉丰厚而平坦的部位垂直拔罐，不能用作闪罐、走罐。此法吸附力较强。

5. 滴酒法

（1）操作　在罐内壁中间，滴入95%酒精1~3滴，沿罐内壁摇匀，点火燃着后，迅速将罐扣于所拔部位。

（2）应用　用于侧面拔罐，注意酒精不要滴入过多，以免烫伤。

（二）抽气法

抽气法一般使用的是负压吸引罐。在选择了拔罐部位后，扣罐于其上，使用抽气筒将罐内空气抽出，形成负压。可根据患者的体质情况和病情，以及罐内皮肤变化，灵活调整压力和拔罐时间，较之传统意义上的火罐，疗效一致，但使用更安全，无烫伤之忧，操作简便，所以既适用于医院，又更广泛地适用于家庭。

四、拔罐法的应用

（一）单罐法

单罐法适用于病位局限在较小范围内的病证。如胃痛，在中脘穴拔罐；肩痛，在肩髃穴拔罐。

（二）多罐法

多罐法适用于病变范围较大、选穴较多的病证。多罐法多用于神经肌肉疼痛，陈旧性软组织损伤及气血瘀滞病证。如背痛，在阿是穴处吸拔多个罐子。若沿某一经脉或某一肌束体表位置顺序成排拔多个罐子，又叫排罐法。

（三）留罐法

留罐法是拔罐后将罐留置一定时间，一般留5~15分钟。吸附力强的大罐、肌肉浅薄部位、夏季热天、老人与小孩、对罐反应敏感者，留罐时间不宜过长，以免起泡。留罐过程中，轻者皮肤潮红，重者皮下瘀血紫黑。临床上大多数情况下都要采用留罐法，如单罐、多罐、针罐、刺络拔罐、药罐。

（四）闪罐法

闪罐法是将罐子拔上后立即取下，反复多次，至皮肤潮红。适用于肌肉松弛、吸拔不紧，或留罐困难的部位。可治疗肌肤麻木、疼痛、功能减退的病证。

(五) 走罐法

走罐法是选平滑厚实的罐具，在罐口涂一些润滑油，将罐拔上后，手握罐底（罐前略抬起，罐后方着力），沿肌肉走向、经脉路线往返推拉，至皮肤紫红为度。应用面积较大、肌肉丰厚的部位，如背、腰、大腿（图 8－28）。

注意事项：

(1) 吸拔后立即走罐，否则吸牢后难以走罐。

(2) 动作轻柔，用力均匀、平稳、缓慢。

(3) 罐内负压大小以走罐顺利为度，负压太大则难以走罐，患者疼痛，易拉伤皮肤；负压太小则容易脱落。

(4) 必要时可在施术部位涂润滑剂。

(5) 腹部等肌肉松弛部位不宜走罐。

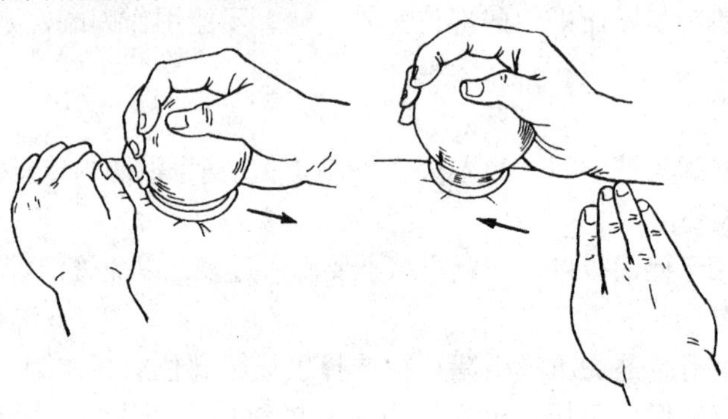

图 8－28 走罐法

(六) 针罐法

针罐法是针刺与拔罐相配合的治疗方法，此法可起到双重疗效。

1. 留针拔罐

在施术部位针刺得气、补泻后留针，再以针为中心拔罐（图 8－29）。多用于风湿痹痛，如腰痛，肾俞、大肠俞留针拔罐。胸背部不宜留针拔罐。

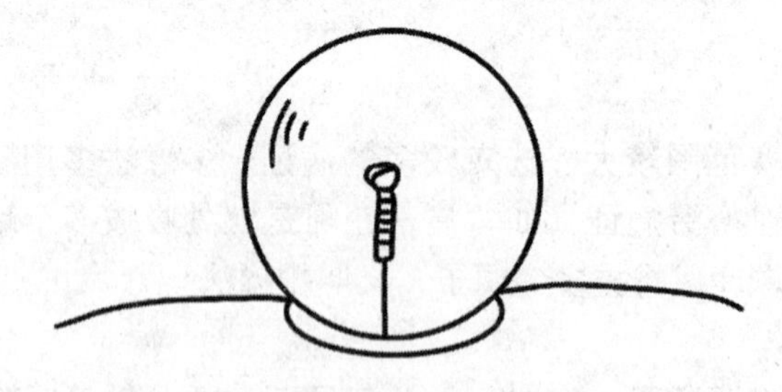

图 8－29 留针拔罐

2. 刺络拔罐

刺络拔罐是用三棱针、粗毫针等针具在施术部位一点或多点放血后拔罐；或挑断皮下纤维数根后拔罐。起罐后用消毒棉球擦净血迹，挑刺部位可用创可贴贴 1～2 天，伤口即愈。临床上用于实证、热证、瘀血证、某些皮肤病，如急慢性软组织损伤、神经性皮炎、痤疮、皮肤瘙痒症。注意不可在大血管上行刺血拔罐法，以免造成出血过多。

五、起罐方法

起罐时，一手扶住罐体，另一手的拇指或食指按压罐口皮肤，使空气进入罐内，即可取下。如果罐吸附过强，不可硬行上提或旋转提拔，应以轻缓为宜（图8－30）。

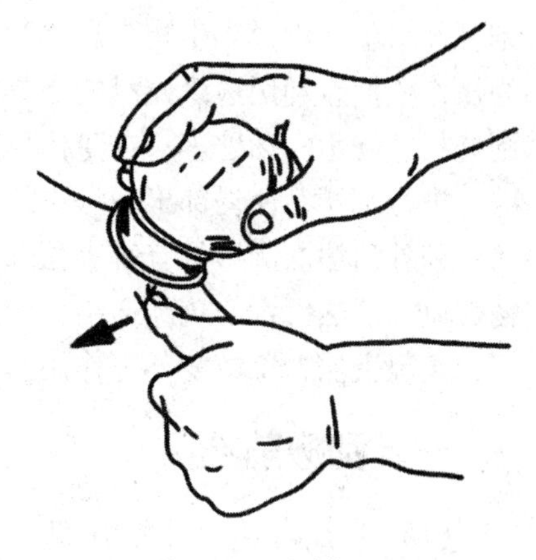

图8－30　起罐

六、拔罐法的适应证与禁忌证

（一）适应证

拔罐法适应于以内科为主的临床各科病证。尤其是对腰背痛、腰肌劳损、退行性骨关节病、肩周炎、风湿性关节炎、类风湿关节炎、软组织损伤、痤疮、荨麻疹、风寒感冒、寒性咳喘、带状疱疹等病效果较好。

（二）禁忌证

（1）出血性疾病、传染病、高热、抽搐、心衰等病证。

（2）皮肤有溃疡、水肿、肿瘤、过敏、感染处。

（3）静脉曲张、心尖博动处、大血管处、五官等部位。

（4）孕妇小腹部及腰骶部。

七、拔罐法的护理及注意事项

（一）部位选择及拔罐过程中的护理

拔罐时应选择肌肉丰满的部位和适当的体位，骨胳凸凹不平，毛发较多的部位不适用；冬季要注意保暖，留罐时，应盖好衣被。拔火罐或水罐时，应避免烧伤或烫伤。

（二）注意卫生

拔罐时应注意罐子的清洁。1人应专用1套罐具，一般每使用5次后应对罐具进行1次清洗，以防止感染。

（三）意外情况护理

若起罐后出现水泡，水泡较小时，只需外敷无菌纱布，以防止擦破；水泡较大时，可用无菌注射器抽出渗液，涂以龙胆紫药水，或用消毒纱布包敷，以防感染。

第四节 刮 痧 法

刮痧法，是以中医基础理论为基础，经络腧穴学说和生物全息诊疗学说为操作依据，利用边缘光滑的工具，如刮痧板、硬币、汤匙等，在身体局部皮肤上进行刮拭，使局部出现痧斑或痧痕的一种外治法。刮痧具有解表祛邪，调畅气血，清热泻毒，疏经通络，健脾和胃，化湿去浊，急救复苏等作用。

知识链接

"痧"，即皮肤出现红点如粟米，用手指触摸时，稍有阻碍的疹点。现代医学认为，"痧"是渗出于脉外的含有大量代谢产物的离经之血。当机体脏腑功能减退或发生严重障碍时，代谢产物不能及时排出，局部呈缺氧状态，毛细血管通透性也增强，刮痧时会使毛细血管破裂，因此有"痧"的出现。

一、刮痧前准备

（1）准备物品　如治疗盘、刮痧器具、75%酒精棉球、各种刮痧介质、棉签、卫生纸等。必要时备浴巾、屏风，并将物品移至床旁。

（2）核对医嘱，向患者说明操作程序。

（3）取合理体位，暴露施术部位，注意保暖。

（4）检查刮痧器具。

二、刮痧器具

常用的刮痧器具有水牛角、玉石及质地坚实的木材等制成刮痧板，边缘光滑、无破损的小碗、杯、汤匙、盘及硬币等。专业刮痧医生多用水牛角制成的刮痧板。水牛角制成的刮痧板具有清热解毒、活血止痛等作用，且具有不导电、不传热、表面光洁、便于持握等特点。

三、刮痧介质

为了减少刮痧时的阻力、避免皮肤损伤和增强疗效，在刮拭部位涂上适宜的润滑剂，这些润滑剂统称为介质。常用的刮痧介质可分为液体和膏体两大类。

（一）液体

液体为最常用的介质类型。主要有凉开水、植物油（如芝麻油、橄榄油）、药油（如红花油、刮痧油）等。

（二）膏体

选用质地细腻、膏状物质，如凡士林、面霜等。亦可在上述膏体中掺杂具有活血化瘀、通络止痛、芳香开窍等作用的中药粉末。

四、刮痧操作方法

（一）拿刮板法

用手握住刮板，刮板的底边横靠在手掌心部位，大拇指及另外四个手指呈弯曲状，

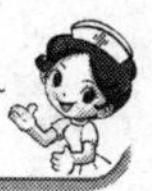

分别放在刮板两侧。若为达到治疗目的，刮板厚的一边对掌心，用薄的一边刮拭；若保健时，则薄的一边对掌心，用厚的一边刮拭。若进行穴位刮痧时，可用刮痧板的角部进行刮拭（图 8－31）。

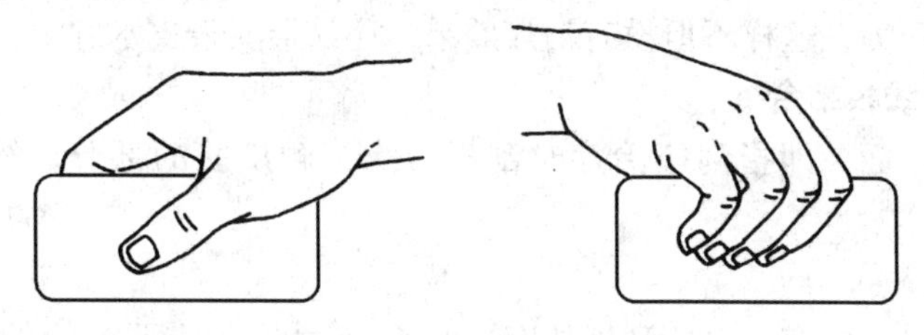

图 8－31　持板方法

（二）刮拭角度

刮痧板与刮拭方向保持 90°～45°进行（图 8－32）。

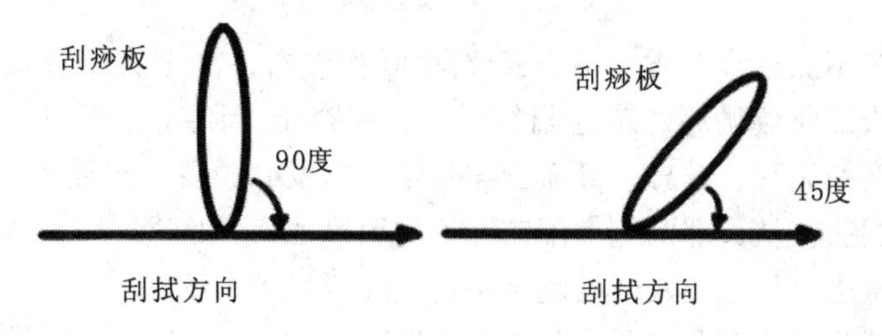

图 8－32　刮拭角度

（三）刮拭顺序、方向

一般原则是先刮头颈部、背腰部，再刮胸腹部，最后刮四肢和关节部。每个部位一般先刮阳经，后刮阴经；先刮拭身体左侧，后刮拭身体右侧。刮痧方向原则上由上而下，由内侧向外侧。面部由内侧刮向外侧，头部由头顶向周围，项部由上向下外，背腰部由上而下及由内侧向外侧，胸部由内侧向外侧，腹部由上而下，四肢由上而下。应刮完一处之后，再刮另一处（图 8－33）。

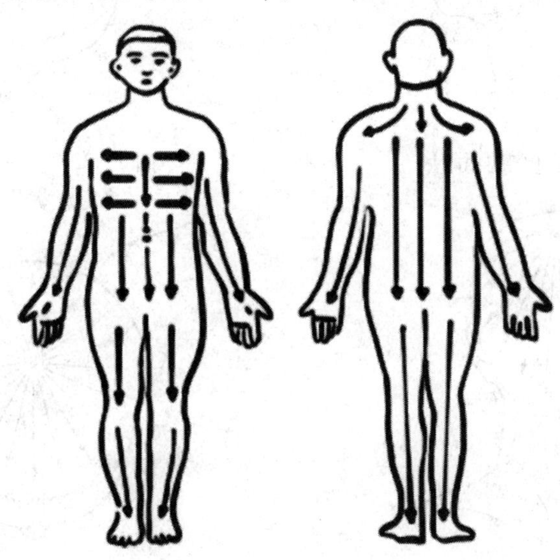

图 8－33　刮拭方向

（四）刮拭要领

1. 按压力持久，刮拭速度均匀、平稳

刮痧时刮板作用力透及的深度应达到皮下组织或肌肉。刮痧时最忌仅在皮肤表面摩擦而不使用按压力，这样不但没有治疗效果，还易形成表皮水肿。

2. 点、面、线相结合

点，即穴位；面，即指刮痧治疗时刮板边缘接触皮肤的部分，约有 1 寸宽；线，即指经脉。

3. 刮拭长度

在刮拭经络时，应有一定的刮拭长度，约 4 ~ 5 寸，如需要治疗的经脉较长，可分段刮拭。

（五）身体各部刮痧法及主治病证

1. 头部

头部刮痧时不涂刮痧介质，每个部位刮 30 次左右，刮至头皮有发热感为宜。刮拭头部具有改善头部血液循环，疏通阳经经气，振奋全身阳气等作用，可防治中风后遗证、感冒、头痛、失眠、健忘、高血压、眩晕、白发、脱发、斑秃等。

头侧部刮拭法：从头部两侧太阳穴开始刮至风池穴（图 8 – 34）。

前头部刮拭法：从百会穴开始刮至头前发际（图 8 – 35）。

后头部刮拭法：从百会穴开始刮至头后发际（图 8 – 36）。

全头部刮拭法：以百会穴为中心，呈放射状刮向头四周（图 8 – 37）。

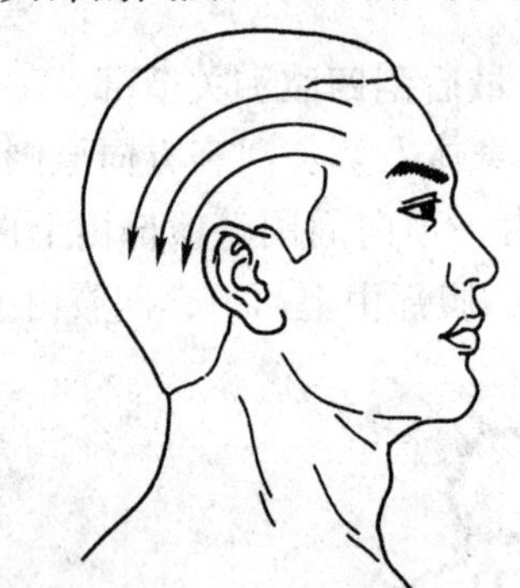

图 8 – 34　头侧部刮拭法

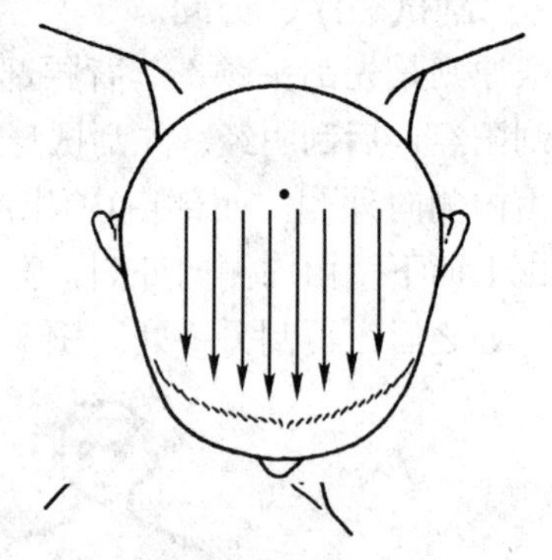

图 8 – 35　前头部刮拭法

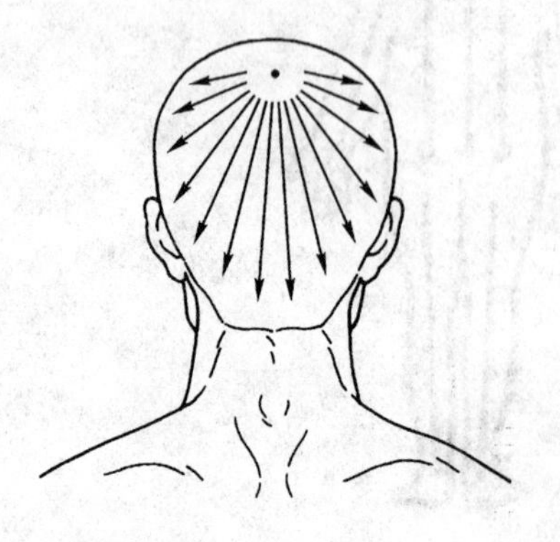

图 8 – 36　后头部刮拭法

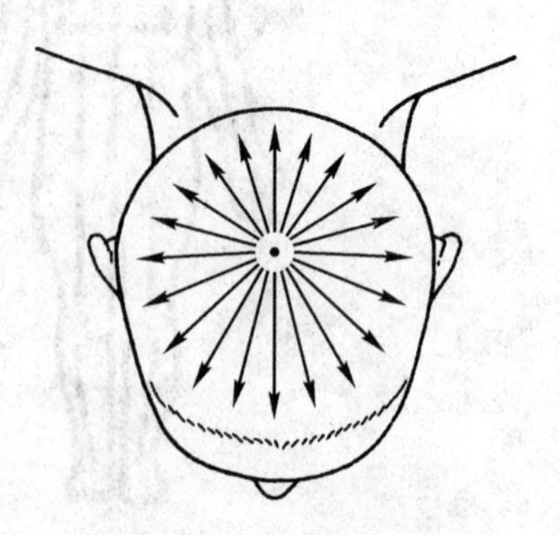

图 8 – 37　全头部刮拭法

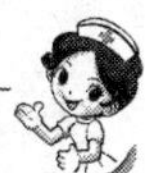

2. 面部

面部宜用温水湿润面部皮肤，面部出痧影响美观，故手法须轻柔，时间宜短、力量宜轻、次数宜少。刮拭面部具有养颜祛斑美容作用，主治颜面部五官的病证，如眼病、鼻病、耳病、面瘫、口齿病、雀斑、痤疮等（图 8－38）。

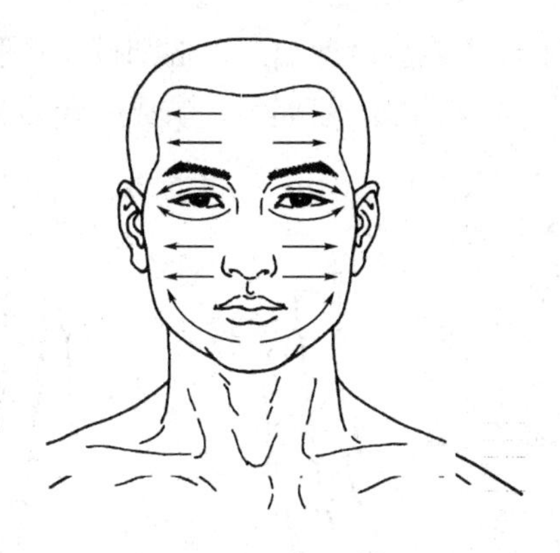

图 8－38　面部刮拭法

3. 背腰部

背腰部由上向下刮拭。一般先刮后背正中线的督脉，再刮两侧的膀胱经和夹脊穴。肩部应从颈部分别向两侧肩峰处刮拭。刮拭背腰部可治疗全身五脏六腑病证，如刮拭心俞治疗冠心病、心绞痛、心肌梗死、心律失常等心脏病证，刮拭肺俞治疗支气管哮喘、肺气肿、咳嗽等肺脏病证（图 8－39）。

4. 胸部

胸部正中线任脉天突穴至膻中穴，用刮板角部自上向下刮拭。胸部两侧以身体前正中线任脉为界，分别向左右（先左后右）用刮板整个边缘由内向外沿肋骨走向刮拭，注意隔过乳头部位。刮拭胸部主治心、肺疾病，如冠心病、心绞痛、心律失常、慢性支气管炎、支气管哮喘、肺气肿、乳腺炎、乳腺小叶增生等（图 8－40）。

5. 腹部

腹部由上向下刮拭，可用刮板的整个边缘或 1/3 边缘，自左侧依次向右侧刮。有内脏下垂者，应由下向上刮拭。刮拭腹部主治肝胆、脾胃、肾膀胱、大肠、小肠疾病，如胆囊炎、慢性肝炎、胃十二指肠溃疡、呕吐、胃痛、消化不良、慢性肾炎、前列腺炎、便秘、泄泻、月经不调、卵巢囊肿、不孕症等（图 8－40）。

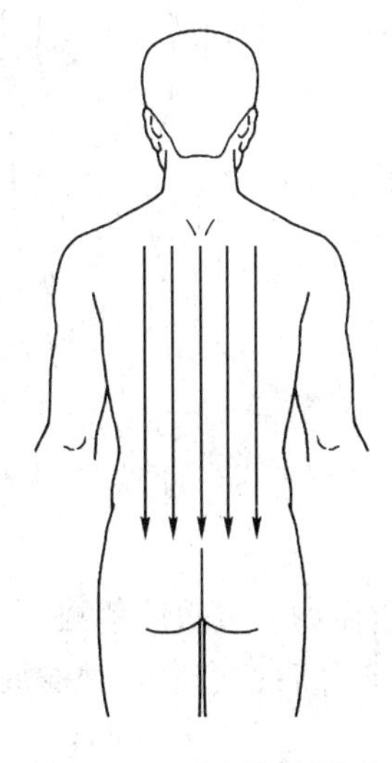

图 8－39　背腰部刮拭法

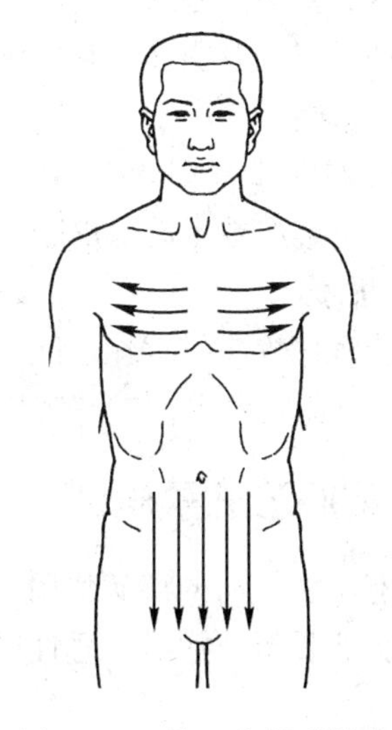

图 8－40　胸、腹部刮拭法

6. 四肢

四肢由近端向远端刮拭，下肢静脉曲张及下肢浮肿者，应从肢体末端向近端刮拭，关节骨骼凸起部位应顺势减轻力度（图 8 – 41，图 8 – 42，图 8 – 43）。

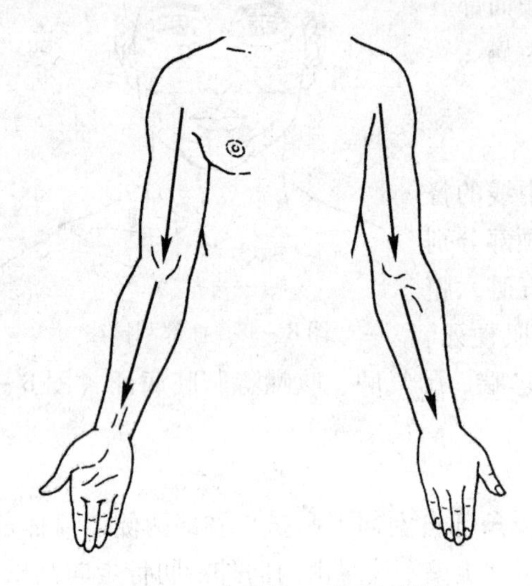

图 8 – 41　上肢前、后面刮拭法

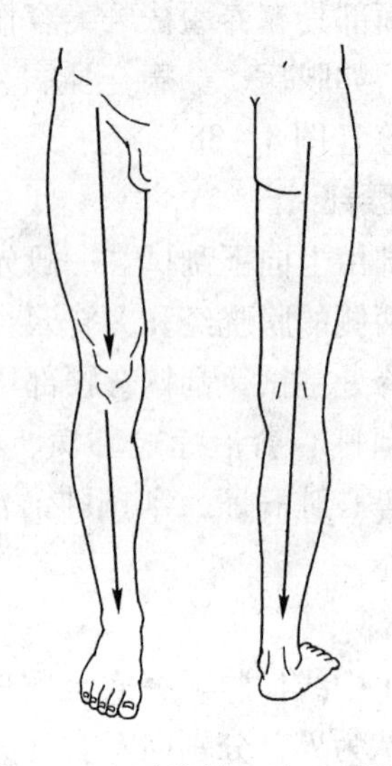

图 8 – 42　下肢前、后面刮拭法

五、刮痧后的正常表现

（一）出痧

刮痧治疗，由于病情不同，治疗局部可出现不同颜色、不同形态的痧。皮肤表面的痧有鲜红色、暗红色、紫色及青黑色。痧的形态有散在、密集或斑状或结块状，湿邪重者皮肤表面可见小疱样痧。刮痧治疗时，出痧局部皮肤有明显发热的感觉。

（二）痛感

刮痧后 24 ~48 小时内，出痧表面的皮肤在触摸时有疼痛感，出痧严重者局部皮肤表面微微发热。

（三）退痧

刮出的痧一般 5 ~7 天即可消退，痧消退的时间与出痧部位、痧的颜色和深浅有密切的关系。

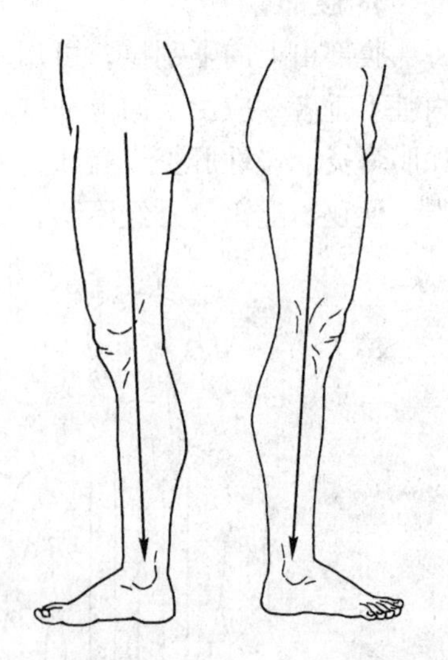

图 8 – 43　下肢内、外侧面刮拭

六、刮痧法的禁忌证

（1）有出血倾向的疾病禁用。如血小板减少症、白血病、过敏性紫癜。

（2）新病骨折、疤痕、恶性肿瘤局部禁用（骨折愈合后、疤痕和肿瘤周围其他部位可刮）。

（3）妇女月经期下腹部慎刮，妊娠期下腹部禁刮。

（4）心、肾、肝严重疾病禁用。

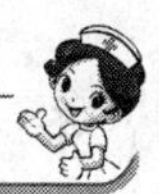

（5）皮肤过敏、外伤、溃疡处禁用。

（6）酒醉、过饱、过饥、大渴、大汗、大出血、过劳等禁用。

七、刮痧法的护理及注意事项

（1）行刮痧治疗前，应向患者解释，取得患者合作。

（2）刮痧的器具边缘必须光滑、圆钝，若有破损或毛糙，不得使用，以免刮破皮肤。

（3）操作时，应取单向刮动，用力均匀，轻重以患者能忍受为度。背部、胸腹部刮痧时应注意不要过多暴露患者，以免受凉。

（4）刮痧意外处置　在刮痧过程中出现头晕目眩、心慌、出冷汗、面色苍白等，应立即停止刮拭，平卧或头低脚高位，给一杯糖水，并重刮百会、内关、足三里、涌泉等穴，用棱角轻刮人中。

（5）刮痧后护理　刮痧后注意保暖，卧床休息，饮一杯温开水，并观察病情有无好转，作好记录。一般刮痧 3 小时后方可洗浴。本次刮痧与前次刮痧应间隔 3 ~6 天，以皮肤痧退为准。3 ~5 次为一个疗程。

【附】毫针刺法

毫针大多用不锈钢制成，其结构分五个部分：针尖、针身、针根、针柄和针尾。毫针刺法是临床应用最广泛的一种针刺技术，有疏通经络，行气活血，扶正祛邪，调整阴阳的作用，适用于内、外、妇、儿、五官诸科多种病证，尤其对缓解各种疼痛效果迅速而显著。

1. 针刺前的准备

针刺前的准备工作主要包括毫针的检修和消毒、操作者手的消毒、患者皮肤的消毒、患者体位的选择。

2. 针刺操作方法

（1）进针法　常用的进针方法有四种：指切进针法（适用于短针的进针）、挟持进针法（适用于长针的进针）、提捏进针法（适用于皮肉浅薄部位的进针）、舒张进针法（适用于皮肤松弛或有皱褶部位的进针）。

（2）角度和深度　针刺的角度有直刺、斜刺和平刺。在针刺过程中，掌握好针刺的角度和深度，是增强针感，提高疗效，防止意外事故发生的重要环节。

（3）行针与得气　“得气”是患者感到针刺部位有酸、麻、胀、重的感觉，即针感。行针是术者为了使患者产生针感而行使的手法，主要有提插法和捻转法两种基本手法。

（4）留针与出针　留针是针刺后针留置穴内一定时间，一般留针 15 ~30 分钟。针刺完毕，出针时注意用消毒干棉球按压针孔，以防出血。

实训三 推拿手法练习

（一）实训用品

沙袋（米袋）每人1只，按摩巾每人1条。

（二）实训目标

1. 熟悉推拿疗法的操作流程。

2. 能熟练进行常用推拿手法的操作。

（三）实训内容

推拿操作流程及常用手法的练习。

（四）实训方法

1. 术者衣帽整洁，修剪指甲，按摩前用肥皂水洗手。各种出血性疾病，妇女月经期，皮肤破损及瘢痕等部位禁止按摩。进行腰腹部按摩时，嘱受术者先排空膀胱。

2. 学生先在沙袋（米袋）练习各种手法。练习熟练后学生2人1组，相互操作，教师指导，遵医嘱进行穴位按摩。安排受术者合理体位，必要时协助松开衣着，注意保暖。

3. 根据治疗目的，在不同部位选择一指禅推法、㨰法、揉法、摩法、擦法、推法、搓法、按法、点法、拿法、抖法、叩法、拍法、摇法、击法等适宜手法。

4. 操作时注意观察受术者的表情，询问感受，以便及时调整推拿的频率和力度。操作完毕后要协助受术者穿好衣物，稍适休息，并整理好床铺，洗手。最后实验者在实验单上签名。

（五）实训总结

1. 推拿部位及腧穴的选择是否准确。

2. 推拿手法是否运用正确，动作是否灵活、流畅，用力是否均匀、柔和、持久。

3. 受术者及术者的体位合理与否。

4. 受术者的满意度和预期目标达标程度。

5. 结合课后实训报告，培养学生学习的条理性及总结能力。通过实训，培养学生的动手能力。

实训四 艾灸手法练习

（一）实训用品

艾条、艾炷、治疗盘、镊子、弯盘、火柴、棉签、消毒纱布、浴巾等。间接灸时准备姜片（或蒜片、食盐、附子饼等）。

（二）实训目标

1. 掌握并熟练艾炷灸、艾条灸、温针灸的操作方法及操作流程。

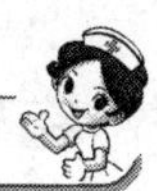

2. 耐心周到的护理受术者。

（三）实训内容

艾炷灸、艾条灸、温针灸的操作。

（四）实训方法

1. 术者衣帽整洁，仪表端正，用肥皂水洗手。

2. 向受术者讲解操作程序，以求受术者主动、积极配合治疗。

3. 取合理体位，暴露施灸部位，注意保暖。

4. 再次核对施灸腧穴，确定艾炷灸、艾条灸、温针灸等适宜的施灸方法。

5. 操作时注意观察受术者的表情，询问感受，千万不要灼伤皮肤。操作完毕后要确定艾炷完全熄灭，防止复燃引起火灾。协助受术者穿好衣物，稍适休息，并整理好床铺，洗手。最后实验者在实验单上签名。

（五）实训总结

1. 施灸部位及腧穴的选择是否准确。

2. 操作的熟练程度。

3. 受术者及术者的体位合理与否。

4. 受术者局部皮肤状况。

5. 受术者的满意度和预期目标达标程度。

6. 结合课后实训报告，培养学生学习的条理性及总结能力。通过实训，培养学生的动手能力。

实训五　拔罐手法练习

（一）实训用品

玻璃罐每组不同型号各 2 个、负压吸引罐 1 套、大镊子（或止血钳）每组 3 把、95% 酒精、打火机、纸巾、托盘、废料盘等。

（二）实训目标

1. 掌握闪火法拔罐的操作。

2. 熟练负压吸引罐的操作。

3. 耐心周到的护理受术者。

（三）实训内容

闪火法拔罐、负压吸引罐的操作程序。

（四）实训方法

1. 术者衣帽整洁，仪表端正，做好解释，核对医嘱。

2. 遵医嘱取合理体位，选择肌肉较厚的部位，骨骼凹凸不平和毛发较多处不宜拔罐。暴露拔罐部位，注意保暖。

3. 操作前一定要检查罐口周围是否光滑，有无裂痕。

4. 拔罐　由于罐内空气负压收引的作用，局部皮肤会出现与罐口相当大小的紫红色瘀斑，数日后自然消失。拔罐过程中随时检查罐的吸附情况，防止火罐脱落，适时留罐，一般不超过20分钟。

5. 起罐　起罐时，一手扶住罐体，另一手的拇指或食指按压罐口皮肤，使空气进入罐内，即可取下。如果罐吸附过强，不可硬行上提或旋转提拔，应以轻缓为宜。操作完毕，协助受术者穿好衣物，整理床单位。清理用物，做好记录并签名。使用过的火罐，均应消毒后备用。

（五）实训总结

1. 拔罐操作的熟练程度及留罐的时间。

2. 受术者局部的皮肤情况。

3. 受术者的满意度以及预期目标达标程度。

4. 结合课后实训报告，培养学生学习的条理性及总结能力。通过实训，培养学生的动手能力。

实训六　刮痧手法练习

（一）实训用品

刮痧板每人1只，刮痧油每组1瓶，纸巾，75%酒精棉球，弯盘，必要时备浴巾、屏风等物。

（二）实训目标

1. 掌握刮痧操作流程。

2. 熟悉头面部、胸腹部、背腰部、上肢部、下肢部刮痧的方法并会操作。

（三）实训内容

刮痧操作流程。

（四）实训方法

1. 备齐用物，携至床旁，做好解释，告知受术者刮痧部位可能出现红紫色痧点或瘀斑，数日后方可消失。同时告知刮痧部位的皮肤会有一定的疼痛、灼热的感觉，但都可耐受。

2. 核对医嘱，协助受术者取合理体位，暴露刮痧部位，注意保暖。

3. 遵医嘱确定刮痧部位。

4. 检查刮具边缘是否光滑、有无缺损，以免划破皮肤。

5. 刮拭用力均匀，刮擦方向单一，一般每个部位刮拭20～30次，皮肤呈现出红、紫色痧点为宜。

6. 刮拭过程中注意询问受术者有无不适，观察病情及局部皮肤颜色变化，调节手法力度。发现异常，立即停刮，报告医师，配合处理。刮痧完毕，清洁局部皮肤后，协助受术者衣着。清理用物，做好记录并签字。使用过的刮具，应消毒后备用。

（五）实训总结

1. 刮痧操作的熟练程度。

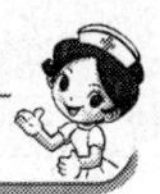

2. 受术者局部的皮肤情况。

3. 受术者的满意度以及预期目标达标程度。

4. 结合课后实训报告，培养学生学习的条理性、总结能力。通过实训，培养学生的动手能力。

目标检测

【单项选择题】

1．有关一指禅推法的论述，正确的是

A．一指禅推法接触面小　B．一指禅推法刺激偏强

C．一指禅推法以力取胜　D．着力部与施术部位可以形成摩擦移动或滑动

E．一指禅推法在施术部位上的移动较快

2．擦法运动形式是

A．单向直线　B．往返直线　C．环形

D．弧形　E．不确定

3．下列有关按法的表述，不正确的是

A．可用拇指指端按压　B．可用拇指指腹按压　C．可用掌部按压

D．按住后移动　E．常与揉法组成复合手法

4．在上肢部操作，作为推拿治疗结束手法的是

A．摩法　B．擦法　C．抹法

D．搓法　E．振法

5．下列病证中，适宜于隔蒜灸的是

A．外感表证　B．虚寒性呕吐　C．阳痿早泄

D．肺痨　E．急性吐泻

6．下列各项，哪种应慎用灸法

A．寒邪束表　B．阳虚暴脱　C．瘀血阻络

D．寒滞经络　E．阴虚发热

7．下列各项除什么之外，都是拔罐法的治疗作用

A．疏经通络　B．祛湿逐寒　C．行气活血

D．补益气血　E．消肿止痛

8．推拿时必须透热的手法为

A．摩法　B．擦法　C．抹法

D．搓法　E．振法

【填空题】

1．用拇指与其余四指对称用力，对所施部位进行拿捏、拿提、拿揉、或抓拿等刺激的一种手法，称之为________法。

2．刮痧顺序一般原则是先刮________部、________部，再刮________部，最后刮________和________部。

3．刮痧板与刮拭方向保持________角度进行。

【简答题】

1. 简要说明推拿手法的基本要求。

2. 艾灸的作用是什么？禁忌证有哪些？

3. 拔罐疗法的护理要点是什么？

4. 刮痧疗法的功效是什么？禁忌证有哪些？

【案例分析】

张某，女50岁，会计。工作繁重，长期应用电脑办公，近一个月来感觉肩部僵硬，酸胀，冷痛。在药店买几帖膏药，贴过之后，疼痛有所缓解。近日酸痛又加剧，活动不利，胳膊不能上抬，手不能提重物。工作和日常生活受到很大影响。

试根据患者病情初步诊断，给出治疗建议，提供可选择的治疗方法及不同方法的操作要点和注意事项。

【实训题】

1. 小王与同学打篮球腰扭伤了，怎么办？选择一到两种中医护理技术进行处理并模拟操作。

2. 小刘因经前过食生冷，小腹剧痛，如何处理？选择一到两种中医护理技术进行处理并模拟操作。

（何 征 赵丹丹）

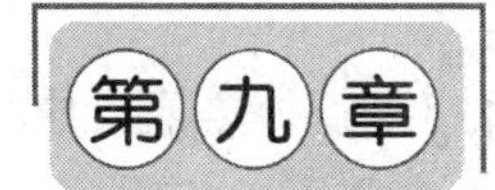

中药、方剂基本知识及用药护理

学习目标

1. 掌握中药的性能。
2. 熟悉中药的用法和用药护理。
3. 学会中药汤剂的煎法。
4. 了解中药的分类及常用剂型。

【引导案例】

王某，女，22岁。恶寒发热2天。患者2天前不慎受凉，周身寒冷，加衣被不解，体温37.6℃，头身疼痛，鼻塞声重，流清涕，轻微咳嗽，无汗，苔薄白，脉浮紧。

1. 该患者患的是什么证型的感冒？

2. 应采用的具体治法是什么？若用中药治疗，说说所选药物的性味和归经。

3. 此类中药如何煎煮？服药后如何护理？

中药是我国治疗和护理疾病的主要形式之一，掌握中药基本知识及用药护理，是护理人员必备的技能。本章主要阐述中药、方剂基本知识及用药护理。

第一节　中药、方剂基本知识

中药是指在中医理论指导下，用于防治疾病的药物。中药主要来源于天然药物及其加工品，包括植物药、动物药、矿物药及部分化学和生物制品类药物，其中以植物药为多，应用最广泛，因此古代称之为“本草”。

一、中药的性能

中药的性能，即药物的性质和功能，又称药性。药性理论是中药理论的核心，主要包括四气五味、归经、升降浮沉、毒性等。

（一）四气五味

1. 四气

四气，又称四性，是指药物的寒、热、温、凉四种药性。四性是药物作用于机体所发生的不同反应或治疗效果概括出来的药性理论，它主要反映药物在影响人体阴阳盛衰、寒热变化方面的作用倾向。

四气中，寒凉的药物具有清热、泻火、解毒等作用，多用于治疗阳证、热证，如黄芩、黄连、黄柏等。温热的药物，具有温里、散寒、助阳等作用，多用于治疗阴证、寒证，如附子、干姜、肉桂等。此外，还有一些药物，寒热不明显，性质平和，称之为“平性药”，如山药、茯苓等。

2. 五味

五味，是指药物所具有的酸、苦、甘、辛、咸五种不同的味道。五味不仅是药物味道的真实反映，也是对药物作用的高度概括。另外，药味还有淡味、涩味等。

（1）酸　能收、能涩，具有收敛、固涩等作用，常用于虚汗、久泻、久痢、遗精、滑精、遗尿及久咳等虚性病证。涩附于酸，作用基本相同，常酸涩并称。如五味子固表止汗，乌梅敛肺止咳等。

（2）苦　能泄、能燥，具有清泄火热、降泄气逆、通泄大便、燥湿等作用，用于实热证、实证咳喘、便秘及湿证等。如黄芩、栀子清热泻火，杏仁、葶苈子降气平喘，大黄泻热通便，黄连清热燥湿等。

（3）甘　能补、能和、能缓，具有补益、调和、缓急止痛等作用，常用于虚证、调和药性、拘挛疼痛等。如人参大补元气，甘草调和药性，饴糖缓急止痛等。淡附于甘，能渗、能利，具有渗湿、利水等作用，常用于水肿、小便不利等。如薏苡仁、茯苓利水渗湿等。

（4）辛　能散、能行，具有发散、行气、行血等作用，常用于表证、气滞、血瘀等。如生姜发散风寒，陈皮行气健脾，元胡活血化瘀等。

（5）咸　能软、能下，具有软坚、泻下等作用，常用于瘰疬、瘿瘤、便秘等。如芒硝泻下，海藻、昆布软坚等。

每种药物都具有气和味两个方面，二者有着密切的关系，它是论述和运用中药的主要依据。因此要将药物的气和味综合起来，才能正确地认识药性。

（二）归经

归是药物作用的归属，经是脏腑经络的概称。归经是指药物对机体脏腑经络病变部位的选择性治疗作用。归经表示药物作用部位的性能，反映药物作用对机体的选择性。

中药归经理论的形成是在中医基本理论指导下，以脏腑经络学说为基础，以药物所治疗的具体病证为依据，经过长期临床实践总结出来的用药理论。比如，临床用朱砂、远志能治疗心悸失眠，说明它们归心经；用桔梗、苏子能治疗喘咳胸闷，说明它们归肺经；而选用白芍、钩藤能治疗胁痛抽搐，则说明它们归肝经。如麻黄归肺与膀胱经，表示它既能发汗宣肺平喘，治疗外感风寒及咳喘之证；又能利尿消肿，治疗水肿之证。

掌握药物的归经，有助于增强用药的准确性，提高临床疗效。如黄芩、黄连、黄柏同属于清热药，性味均为苦寒，但黄芩入肺经，而长于清肺热；黄连入心、胃经，而善泻心火、清胃热；黄柏入肾经，而重于泻肾火、退虚热。

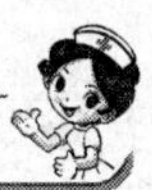

（三）升降浮沉

升降浮沉，是指药物在机体内不同的作用趋向。升即上升，表示作用趋向于上；降即下降，表示作用趋向于下；浮即向外发散，表示作用趋向于外；沉即向内收敛，表示作用趋向于内。

升浮药能向上向外，具有升阳、发表、散寒及开窍等功效，能治疗病位在表、在上，病势下陷的病证；沉降药能向下向内，具有潜阳、降逆、收敛及渗利等作用，能治疗病位在里、在下，病势上逆的病证。

药物的升降浮沉，与药物的性味、质地有着密切的关系。凡花、叶、皮及枝等质地轻，味属辛、甘及淡，性属温热，多为升浮药；果实、种子、矿物及贝壳等质地重，味苦、酸及咸，性属寒凉，多为沉降药。此外炮制和配伍也可以改变药物的升降浮沉，如酒制则升，姜制则散，醋制收敛，盐制下行等；升浮药在大量沉降药中能随之下降，沉降药在大量升浮药中能随之上升。由此可见药物的升降浮沉受多种因素的影响，它们在一定的条件下可以相互转化。

（四）毒性

毒性是药物毒副作用大小的标志。正确对待中药的毒性，是安全用药的保证。根据临床中药中毒表现的程度，将有毒中药分为大毒、有毒及小毒三类，这些药物具有一定毒性，用法不当，就可能导致中毒，造成脏腑组织损伤，功能障碍，甚至死亡。因此在护理过程中应严格控制有毒中药的用量、用法等。

二、中药的用法

（一）配伍

根据病情需要和药物性能，选择两种以上的药物合用称为配伍。药物配合应用，有的可以增强原有的疗效，有的可以相互抵消或削弱原有的功效，有的可以降低或消除毒副作用，也有的合用可以产生毒副作用。前人在长期的临床实践中，根据药物配伍使用的变化，总结为用药“七情”。

1. 单行

单行，是指用单味药物治疗疾病。如独参汤，用人参一味治疗气虚欲脱证。

2. 相须

相须，是指功效相似的药物合用，以增强疗效的配伍方法。如附子与干姜相须为用，以增强回阳救逆的功效。

3. 相使

相使，是指功效有某种共性的药物合用，以一种药物为主，另一种药物为辅，以提高主药的疗效的配伍方法。如枸杞子与菊花相使为用治目暗昏花，枸杞子为补肾益精，养肝明目的主药，菊花清肝明目，可以增强枸杞明目的作用。

4. 相畏

相畏，是指一种药物的毒性或副作用被另一种药物减轻或消除的配伍方法。如半夏的毒性可以用生姜消除，称为半夏畏生姜。

5. 相杀

相杀，是指一种药物能降低或消除另一种药物的毒性或副作用的配伍方法。如生姜能消除半夏的毒性，称为生姜杀半夏。

6. 相恶

相恶，是指一种药物的功效会被另一种药削弱或消除的配伍方法。如人参的补气作用会被莱菔子削弱，称为人参恶莱菔子。

7. 相反

相反，是指两种药物同用后，能产生剧烈毒副作用的配伍方法。详见配伍禁忌中的“十八反”。

（二）禁忌

1. 配伍禁忌

配伍禁忌，是指药物合用产生剧烈毒副作用，以及降低或消除药物疗效的配伍，应该避免配合使用。它包括“十八反”和“十九畏”。

（1）十八反　乌头反半夏、瓜蒌、贝母、白蔹、白及，甘草反海藻、大戟、甘遂、芫花，藜芦反人参、沙参、玄参、丹参、细辛、芍药。

（2）十九畏　硫黄畏朴硝，水银畏砒霜，狼毒畏密陀僧，巴豆畏牵牛，丁香畏郁金，川乌、草乌畏犀角，牙硝畏三棱，人参畏五灵脂，官桂畏赤石脂。

2. 证候禁忌

由于药物的药性不同，其作用各有专长和一定的适应范围，因此临床用药也就有所禁忌，称为证候禁忌。如麻黄性味辛温，功能发汗解表，宣肺平喘，利尿消肿，故只适宜于外感风寒表实无汗或肺气不宣的喘咳，而对表虚自汗及阴虚盗汗、肺肾虚喘则应禁止使用。所以除了药性极为平和者无须禁忌外，一般药物都有证候禁忌。

3. 妊娠用药禁忌

某些药物具有损害胎元以致堕胎的副作用，妇女在妊娠期间，应禁忌使用这些药物，这称为妊娠用药禁忌。根据药物对胎元损害的程度不同，一般将妊娠禁忌药分为禁用药和慎用药两类。禁用药多系毒性较强、药性峻猛的药物，如巴豆、牵牛、乌头、大戟、麝香、三棱、莪术及砒霜等。慎用药则是通经活血、行气破滞或辛热滑利的药物，如桃仁、红花、牛膝、大黄、枳实、附子、肉桂、干姜及木通等。

4. 服药饮食禁忌

服药饮食禁忌，是指服药期间对某些饮食物的禁忌，又称忌口。一般在服药期间，应忌食生冷、辛热、油腻、腥膻及有刺激性的饮食物。根据病情不同，饮食禁忌也有区别，如热证忌食辛辣、油腻及煎炸食物，寒证忌生冷食物、清凉饮料，胸痹患者应忌食肥肉、动物内脏及烟、酒等，肝阳上亢者应忌食胡椒、辣椒、大蒜及白酒等辛热助阳之品，脾胃虚弱者忌食生冷、油炸及黏腻之品，疮疡、皮肤病患者忌食鱼、虾、蟹等腥膻发物及辛辣刺激性食品等。

（三）剂量

剂量，即中药的用量，一般是指干燥后的药材饮片，在汤剂中单味药的成人每日用量。剂量大小的选择可以根据中药的药性和缓、作用强弱、有毒无毒、配伍剂型以及患者年龄、体质、病情轻重等因素确定。中药的计量单位，现在采用公制，除了剧毒药、峻烈药、精制药及某些贵重药外，一般中药常用内服剂量约5～10g；部分较大

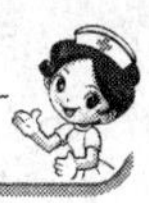

剂量为 15 ~ 30g；新鲜药物常用量为 30 ~ 60g。

三、常用中药分类

按照功效的不同，中药分为解表药、清热药、泻下药、祛风湿药、化湿药、利水渗湿药、温里药、行气药、消食药、驱虫药、止血药、活血化瘀药、化痰药、止咳平喘药、安神药、平肝熄风药、补益药及收涩药等。

（一）解表药

以发散表邪为主要功效，用以解除表证的药物称为解表药。解表药味多辛，多归肺、膀胱经，分为发散风寒药和发散风热药两类。

发散风寒药：性味多为辛温，以发散风寒为主要功效，用于治疗风寒表证。常用发散风寒药有麻黄、桂枝、生姜、紫苏、荆芥、防风、羌活、白芷、葱白、香薷及苍耳子等。

发散风热药：性味多为辛凉，以发散风热为主要功效，用于治疗风热表证或温病初起。常用发散风热药有薄荷、桑叶、菊花、蝉蜕、葛根、柴胡及淡豆豉等。

（二）清热药

以清解里热为主要功效，用于治疗里热证的药物称为清热药。清热药大多寒凉，沉降入里，分为清热泻火药、清热燥湿药、清热解毒药、清热凉血药及清虚热药五类。

清热泻火药：是以清热泻火为主要功效，用于治疗气分热盛以及脏腑实热证的药物。常用清热泻火药有石膏、知母、芦根、天花粉、淡竹叶、栀子、夏枯草及决明子等。

清热燥湿药：是以清热燥湿为主要功效，用以治疗湿热证的药物。常用清热燥湿药有黄芩、黄连、黄柏、龙胆草及苦参等。

清热解毒药：是以清解热毒为主要功效，用于治疗热毒病证的药物。常用清热解毒药有金银花、连翘、大青叶、板蓝根、蒲公英、马齿苋、紫花地丁、野菊花、白头翁及败酱草等。

清热凉血药：是以清解营分、血分邪热为主要功效，用于治疗热入营血的药物。常用清热凉血药有生地黄、犀角、玄参、牡丹皮及赤芍等。

清虚热药：是以清虚热为主要功效，用以治疗虚热证的药物。常用清虚热药有青蒿、地骨皮、银柴胡及胡黄连等。

（三）泻下药

凡能引起腹泻或润滑大肠，促进排便的药物称泻下药。泻下药主入大肠经，主要功效是通利大便，主治大便秘结。部分泻下药兼有清热泻火、泻水逐饮等作用，以清除体内实热或停聚之水饮。泻下药根据泻下力的强弱分为攻下药、润下药及峻下逐水药三类。常用的攻下药有大黄、芒硝、番泻叶及芦荟等。常用的润下药有火麻仁、郁李仁等。常用的峻下逐水药有甘遂、大戟、芫花、牵牛子及巴豆等。

（四）祛风湿药

以祛风湿、止痹痛为主要功效，用于治疗风湿痹痛的药物称为祛风湿药。本类药物多辛香祛风，味苦燥湿，性善行走，多归肝、脾及肾经，分为祛风寒湿药、祛风湿热药及祛风湿强筋骨药三类。常用的祛风寒湿药有独活、威灵仙、木瓜及蕲蛇等。常用的祛风湿热药有防己、秦艽及桑枝等。常用的祛风湿强筋骨药有五加皮、桑寄生等。

（五）化湿药

凡气味芳香，性偏温燥，具有化湿运脾作用的药物称为化湿药。本类药多归脾、胃经，适用于湿困脾胃证，证见脘腹痞满、呕吐泛酸、大便溏薄、食少体倦、舌苔白腻等。常用化湿药有苍术、厚朴、藿香、砂仁、白豆蔻及佩兰等。

（六）利水渗湿药

以利水渗湿为主要功效，用以治疗水湿内停病证的药物称为利水渗湿药。本类药物味多甘、淡，归膀胱、小肠经，分为利水消肿药、利尿通淋药及利湿退黄药三类。

利水消肿药：适用于水肿、小便不利、泄泻及痰饮等，常用的有茯苓、猪苓、泽泻、薏苡仁、冬瓜皮、玉米须及荠菜等。

利尿通淋药：适用于湿热下注膀胱的热淋、血淋及石淋等淋证，常用的有车前子、滑石、木通及海金沙等。

利湿退黄药：适用于湿热黄疸，常用的有茵陈、金钱草及虎杖等。

（七）温里药

以温里散寒为主要功效，用于治疗里寒证的药物称为温里药，又称祛寒药。本类药物多辛热，辛散温通，祛除脏腑之寒邪。温里药分别具有回阳救逆、补火助阳及散寒止痛等功效，适用于亡阳证、肾阳亏虚及脾胃虚寒等。常用温里药有附子、干姜、肉桂、吴茱萸、丁香、高良姜、胡椒及小茴香等。

（八）行气药

以行气、理气为主要功效，用以治疗气滞或气逆的药物称为行气药，又称理气药。理气药具有理气健脾、疏肝解郁、理气宽胸及行气止痛等功效。适用于脾胃气滞、肝气郁结、肺气壅滞之咳嗽气喘及气滞所致的疼痛等。常用行气药有橘皮、青皮、枳实、薤白、川楝子、木香、香附、沉香及檀香等。

（九）消食药

以消化食积为主要功效，用以治疗饮食积滞的药物称为消食药。本类药物多甘平，归脾、胃经，适用于饮食积滞之脘腹胀闷、嗳腐吞酸、恶心呕吐、不思饮食、大便失常等。常用消食药有山楂、神曲、麦芽、谷芽、莱菔子及鸡内金等。

（十）驱虫药

以驱除或杀灭人体寄生虫为主要作用的药物称为驱虫药。本类药物多具有毒性，归脾、胃及大肠经，对肠道寄生虫具有麻痹、毒杀等作用，部分药物还能促使虫体排出，适用于蛔虫、绦虫、蛲虫及钩虫等肠道寄生虫病。常用驱虫药有使君子、槟榔、南瓜子、苦楝皮及鹤草芽等。

（十一）止血药

以制止体内外出血为主要功效，用于治疗出血病证的药物称为止血药。本类药均入血分，以入心、肝及脾经为主，分凉血止血药、化瘀止血药、收敛止血药及温经止血药等四类。

凉血止血药：适用于血热妄行所致的出血，常用药有大蓟、小蓟、地榆、槐花、

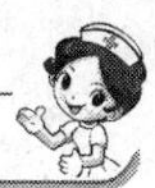

侧柏叶及白茅根等。

化瘀止血药：适用于瘀阻出血，常用药有三七、茜草、蒲黄及五灵脂等。

收敛止血药：适用于气不摄血之出血，常用药有仙鹤草、白及、棕榈炭、血余炭及藕节等。

温经止血药：多用于虚寒性出血，常用药有炮姜、艾叶及灶心土等。

（十二）活血化瘀药

以活血化瘀为主要功效，用于治疗血瘀证的药物称活血化瘀药，简称活血药，亦称化瘀药。本类药味多辛、苦，性多偏温，归心、肝经而入血分。以活血止痛为主要功效，用以治疗瘀滞疼痛证的药物称为活血止痛药，常用的有元胡、川芎、郁金、乳香及没药等。以活血调经为主要功效，用以治疗妇科经、产瘀滞证的药称活血调经药，常用的有丹参、益母草、红花、桃仁、牛膝及王不留行等。

（十三）化痰药

以化痰或祛痰为主要功效，用以治疗痰证的药物称为化痰药。化痰药入肺经，分为温化寒痰药和清化热痰药两类。

温化寒痰药：是以温肺祛痰、燥湿化痰为主要作用，用于寒痰、湿痰的药物。常用的药物有半夏、天南星、白芥子及旋覆花等。

清化热痰药：是以清化热痰、润燥化痰为主要作用，用于热痰、燥痰的药物。常用的药物有桔梗、川贝母、浙贝母、瓜蒌、竹茹、昆布及海藻等。

（十四）止咳平喘药

以止咳平喘为主要功效，用以治疗咳喘证的药物称为止咳平喘药。本类药主归肺经，常用药有杏仁、紫苏子、百部、紫菀、款冬花、桑白皮、枇杷叶及白果等。

（十五）安神药

以安定神志为主要功效，用于治疗心神不安病证的药物称为安神药。本类药多归入心、肝经，分为重镇安神药和养心安神药两类。

重镇安神药：适用于神志不安之实证，多以矿石、贝壳入药。常用的有朱砂、磁石及龙骨等。

养心安神药：适用于神志不安之虚证，多以植物种子入药。常用的有酸枣仁、柏子仁及远志等。

（十六）平肝熄风药

以平肝潜阳、熄风止痉为主要功效，用于治疗肝阳上亢或肝风内动病证的药物称为平肝熄风药。本类药皆入肝经，分为平肝潜阳药和熄风止痉药两类。

平肝潜阳药：是以平肝潜阳或平抑肝阳为主要作用，用于肝阳上亢证的药物。常用的有石决明、牡蛎、代赭石、罗布麻及刺蒺藜等。

熄风止痉药：是以熄风止痉为主要作用，用于肝风内动证的药物。常用的有羚羊角、牛黄、天麻、钩藤、地龙、全蝎、僵蚕及蜈蚣等。

（十七）补益药

以补益人体气血阴阳之不足，改善脏腑功能，增强体质为主要作用，用于治疗虚证为主的药物称为补益药，又称补虚药。补益药多具有甘味，分为补气药、补阳药、补血药及补阴药四类。

补气药：是以补益脏腑之气为主要作用，用于治疗气虚证的药物。本类药的性味以甘温或甘平为主，归脾、肺经，主要适用于脾气虚之神疲乏力、食欲不振、脘腹胀满、大便溏薄、浮肿、脱肛、脏器下垂，肺气虚之少气懒言、语音低微、甚则喘促、易出虚汗等。常用补气药有人参、西洋参、党参、黄芪、白术、山药、甘草、大枣、蜂蜜、饴糖及白扁豆等。

补阳药：是以补助人体阳气为主要作用，用以治疗阳虚病证的药物。本类药物味多甘、辛及咸，药性多温热，入肾经，主要适用于肾阳虚的畏寒肢冷、腰膝酸软、阳痿早泄、宫冷不孕、尿频遗尿等。常用补阳药有鹿茸、淫羊藿、巴戟天、补骨脂、益智仁、肉苁蓉、菟丝子、杜仲、续断、蛤蚧、冬虫夏草、紫河车、韭子及核桃仁等。

补血药：是以补血为主要作用，主要治疗血虚证的药物。补血药甘温质润，主入心、肝经，适用于心肝血虚的面色萎黄、唇甲苍白、眩晕耳鸣、心悸怔忡、失眠健忘，或月经延期、量少色淡、闭经等。常用补血药有熟地黄、当归、白芍、何首乌、阿胶及龙眼肉等。

补阴药：以补阴为主要作用，用于治疗阴虚证的药物。本类药的性味以甘寒为主，主要适用于肺阴虚的干咳少痰、痰中带血、咽痛音哑，胃阴虚的咽干口渴、舌绛苔剥、胃中嘈杂，肝阴虚的两目干涩、视物不清、头晕目眩，肾阴虚的腰膝酸痛、五心烦热、潮热盗汗、遗精等。常用补阴药有沙参、麦冬、百合、黄精、枸杞子、龟板、鳖甲、桑椹子及黑芝麻等。

（十八）收涩药

以收敛固涩为主要作用，用于治疗虚性滑脱证的药物称为收涩药。本类药味多酸涩，分为止汗药、敛肺涩肠药及固精缩尿止带药三类。以敛汗止汗为主要作用，用于自汗、盗汗的药物称止汗药，常用的有麻黄根、浮小麦等。以敛肺止咳、涩肠止泻为主要作用的药物称敛肺涩肠药，主要适用于肺气虚弱、肺肾气虚之咳嗽气喘，脾肾虚寒所致的久泻、久痢等，常用的有五味子、乌梅、罂粟壳及石榴皮等。以固精涩精、缩尿止带为主要作用的药物称固精缩尿止带药，主要适用于肾虚不固的遗精、滑精、遗尿、尿频、崩漏及带下等，常用的有山茱萸、芡实、莲子及海螵蛸等。

四、常用方剂剂型

方剂剂型，是按照方剂组成的药味、药量，通过一定的加工方法，制成供内服或外用的各种式样的总称。由于药物的性能不同以及临床上的需求各异，故有各种不同的剂型，每一种剂型都有各自的特点和适应范围。随着中医学的发展，尤其是近代吸取和利用了新制药设备和工艺等，又创造和改进了一些新剂型。

（一）汤剂

汤剂，是将药物配成方剂，按煎法要求加水煎煮后，去渣取汁应用的方法。它是临床使用最广泛的一种剂型，适用于一般病证和急性病证。汤剂既可内服、含漱，又可外用熏洗，如麻黄汤、白虎汤等。其特点是吸收快，作用强，并可根据病情加减变化。

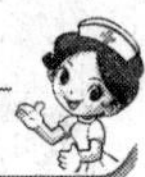

（二）散剂

散剂，是将药物碾研成均匀混合的干燥粉末，有内服和外用两种。内服散剂，末细量少者，可直接冲服，如参苓白术散；亦有研成粗末者，用时加水煮沸后取汁服用，即所谓的煮散。外用散剂，一般是将药物研成极细粉末，外敷或掺散于疮面和患病部位，如外科常用的金黄散、生肌散等。散剂亦有作点眼、吹喉等外用的，如冰硼散等。其特点是制作简便，节省药材，不易变质，方便携带等，但吸收较汤剂要慢。

（三）丸剂

丸剂，是将药物研成细末，用蜂蜜或水、米糊、面糊、酒、醋及药汁等作为赋型剂制成圆形固体剂型。某些不宜加热煎煮的，亦可制成丸剂。它是一种常用的剂型，适用于慢性和虚弱性病证，如安宫牛黄丸、六味地黄丸等。其特点是药力持久，吸收缓慢，体积小，服用、贮存及携带都很方便。

（四）膏剂

膏剂，是将药物用水或植物油煎熬浓缩而成的剂型，有内服和外用两种。内服膏剂有流浸膏、煎膏等，多用于滋补，如雪梨膏、益母草膏等。外用膏剂一般称为膏药，有软膏和硬膏之分，常用于疮疡和外感表证等。

（五）丹剂

丹剂，没有固定的剂型，可为丸、散、块状及锭状等，是指用含汞或硫黄等矿物药精炼而成，或用贵重药物制成，可内服和外用，多用于急性病证，如紫雪丹、红升丹等。

（六）酒剂

酒剂，是以酒为溶媒，一般以白酒或黄酒浸泡药物，或加温同煮，去渣取澄清浸出液，即为酒剂，通称为“药酒”。它可内服或外用，适用于体质虚弱、风湿痹痛及跌打损伤等病证，如五加皮酒、虎骨酒等。

（七）片剂

片剂，是将一种或多种药物经过粉碎加工和提炼，与辅料混合后，加压制成的圆片状的剂型。其特点是用量准确，体积小，成本低，贮运方便。片剂是现代常用剂型之一，适用于多种病证，如银翘解毒片、复方丹参片等。

（八）冲剂

冲剂，是将药物的细粉或提取物等制成干燥颗粒，服时用开水冲服的一种剂型，分为可溶性冲剂和混悬性冲剂。其特点是服用方便，作用迅速，体积小，重量轻，易于运输携带。冲剂适用于多种病证，如板蓝根冲剂、肺宁冲剂等。

（九）糖浆剂

糖浆剂，是将药物煎煮去渣取汁，再煎熬成浓缩液，然后加入适量蔗糖的药物水溶液。其特点是有甜味，易于服用，尤其是便于儿童服用，如止咳糖浆、养阴清肺糖浆等。

（十）胶囊剂

胶囊剂，是将药物制成干燥的粉末，装入胶囊内而成。其特点是能掩盖药物的异味，服用方便，体积小，便于携带与贮运。胶囊剂适用于多种病证，如西洋参胶囊、藿香正气胶囊等。

（十一）针剂

针剂，也称注射剂，是将中药经过提取、精制和配制等步骤而制成的灭菌溶液。其特点是作用迅速，剂量准确，给药方便，药物不受消化液和食物的影响，直接进入人体组织等。针剂可供皮下、肌内、静脉及穴位注射，用于多种病证及危重患者的抢救等，如丹参注射液、清开灵注射液等。现代临床因针剂疗效迅速而广泛使用，但应注意其不良反应。

【附】方剂组成原则

方剂是在辨证立法的基础上，按照一定的组方原则，选择适宜的药物，酌定恰当的用量，妥善配伍而成。方剂通过对药物的合理配伍，能够增强药物原有功效，全面治疗，并能调和偏性、制其毒性、消除或缓和不良反应，使其能发挥更好的治疗效果。方剂的组成原则概括为“君、臣、佐、使”。

1. 君药

君药，又称主药，是针对主病或主证起主要治疗作用的药物。在一首方剂中，君药是首要的、不可缺少的及起决定作用的药物。

2. 臣药

臣药，又称辅药，含义有二：一是辅佐君药加强对主病或主证治疗作用的药物；二是针对兼病或兼证起主要治疗作用的药物。

3. 佐药

佐药含义有三：一是佐助药，即协助君、臣加强治疗或直接治疗次要症状的药物；二是佐制药，即消除或减缓君、臣毒性与烈性的药物；三是反佐药，即根据病情需要，用与君药性味相反而又能在治疗中起相成作用的药物。

4. 使药

使药含义有二：一是引经药，即能引导方中它药直达病所的药物；二是调和药，即调和方中诸药的药物。

第二节　中药用药护理

一、中药的煎煮法

汤剂，是将中药配成方剂，按煎法要求加水煎煮后，去渣取汁应用的方法。其特点是吸收快，作用强，并可根据病情加减变化，是临床使用最广泛的一种剂型。汤剂的制作对煎具、用水、火候及煮法等都有一定的要求。

（一）煎药用具

砂锅是最常用的煎药容器。砂锅性质稳定，不易与中药发生化学变化，且传热性能缓和。搪瓷罐、玻璃烧杯及不锈钢锅也可采用，忌用铜锅、铁锅、铝锅。

（二）煎药用水

煎药用水以水质纯净，加水适量为原则。每剂药通常煎煮两次，有的可煎三次。

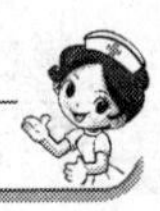

第一煎加凉水至超过药面3～5cm为宜，第二煎加温水至超过药面2～3cm为宜。煎药前，一般用凉水浸泡30～60分钟为宜。

（三）煎药火候

煎药火候有文、武火之分。文火，即小火；而武火，即大火。通常遵循“先武后文”的原则。一般为沸腾前用武火，沸后用文火，以免水分迅速蒸发，影响药物有效成分的浸出。

（四）煎药时间

煎煮的时间，要根据药物性能而定。一般药第一煎沸后煮30分钟，第二煎沸后煮25分钟；解表药第一煎沸后煮20分钟，第二煎沸后煮15分钟；滋补药第一煎沸后煮60分钟，第二煎沸后煮50分钟。药物煎好后，用纱布将药液过滤或绞渣取汁，每剂取液量成人约300～400ml，小儿减半。

（五）特殊煎法

某些药物因其质地不同，煎法比较特殊，归纳起来有先煎、后下、包煎、另煎、烊化及冲服等不同煎煮法。

1. 先煎

先煎，主要指有效成分难溶于水的一些金石、矿物及介壳类药物，应打碎先煮沸20～30分钟后，再下其他药物同煎，以使有效成分充分煎出，如磁石、代赭石、生铁落、生石膏、龙骨、牡蛎、海蛤壳、石决明、龟板及鳖甲等。此外附子、乌头等毒副作用较强的药物，宜先煎30～60分钟后再下它药，久煎可以降低其毒性。

2. 后下

后下，主要指一些气味芳香的药物，久煎会导致其有效成分过多挥发而降低药效，须在其他药物煎沸5～10分钟后放入，如薄荷、青蒿、木香、砂仁、沉香及白豆蔻等。此外有些药物虽不属芳香药，但久煎能破坏其有效成分，如钩藤、番泻叶等亦属后下之列。

3. 包煎

包煎，主要指某些黏性强、粉末状及带有绒毛的药物，宜先用纱布袋装好，再与其它药物同煎，以防止药液浑浊刺激咽喉引起呕吐，或沉于锅底加热时引起糊化，如滑石、旋覆花、车前子、蒲黄及灶心土等。

4. 另煎

另煎，主要指某些贵重药材，为了更好地煎出有效成分，不造成浪费，应单独另煎，即另炖。煎液可以另服，也可与其他煎液混合服用，如人参、西洋参及羚羊角等。

5. 烊化

烊化，主要指某些胶类药物及黏性大而易溶的药物，为避免入煎黏锅或粘附其他药物影响煎煮，可单用水或黄酒将此类药加热溶化后服用，也可将此类药放入其他药物煎好的药液中加热烊化后服用，如阿胶、鹿角胶、龟板胶、鳖甲胶及蜂蜜、饴糖等。

6. 冲服

冲服，主要指某些细料药、入水即化药及液体类的药物，应兑入煎好的药液或开水冲服，如三七粉、芒硝及竹沥等。

二、中药的服法

中药的给药方法分为口服给药、含漱给药、滴鼻给药、滴眼给药、滴耳给药、皮肤给药、肛门给药、阴道给药及注射给药等。口服给药是中药的主要给药途径，其效果除受到剂型等因素的影响外，还与服药的时间、服药的多少及服药的冷热等服药方法有关。

（一）服药时间

适时服药是合理口服给药的重要方面。具体服药时间应根据病情的需要、药物的特性和胃肠道的状况等来确定。在护理工作中能够正确指导或帮助患者服药，可以控制治疗疾病的效果。为了使药物能在人体内充分发挥药物疗效，还应根据人体的生物节律在特定的时间服用。

1. 饭前服药

饭前胃中空虚，药物可避免与食物混合，能迅速进入肠道，充分发挥药效，故多数药宜饭前服用，如补益药、驱虫药、攻下药及其他治疗胃肠道疾病的药物等。

2. 饭后服药

饭后胃中存有较多食物，可减少对胃的刺激，故对胃肠有刺激的药物都应饭后服用，如祛风湿药等。另外消食健胃药也应在饭后服，以便充分发挥药效。无论饭前还是饭后服药，均应与进食间隔 1 小时左右，以免影响药物疗效及食物的消化吸收。

3. 睡前服

常用于安神药、涩精止遗药及缓下药等。安神药于睡前服的原因是药物起效后能起到安眠的效果。涩精止遗药则由于所治疗的遗精、遗尿病证多于夜间发生。缓下药由于需要长时间在胃肠道作用，晨起后正好发挥泻下效果。

4. 定时服

常用于平喘药、截疟药及峻下逐水药等。平喘药和截疟药所治疗的喘咳和疟疾一般发作多有规律性，故宜于发作前 2 ~ 3 小时服用，恰好在疾病发作时起效。峻下逐水药宜晨起空腹时服药，可利于药物迅速入肠发挥作用，且避免晚间频频起床影响睡眠。

5. 提前服

主治月经不调的药物，尤其是治疗痛经的药物宜在月经前 3 ~ 7 天服用，以起到调经作用。

6. 季节性服药

临床上有很多疾病属于季节性疾病，故应在当季发病时正确地指导患者及时服用中药。但应注意的是服药时间与季节相反的问题，即冬病夏治，夏病冬治。其原因是有些疾病在发病季节治疗，不容易彻底去根，而在非其季节有意地调服、调护则有利于疾病的痊愈，如冬季好发的喘咳证，当冬季寒冷时发作明显，但此时病情较重，需用中医“急则治其标”的治则，以暂缓病势，待到夏季有意识地服用化湿祛痰之药，并施以适当的调护，则可祛除痰浊，使其冬季发病机会减少，即使发作，病势也不致于过急。

（二）服药剂量

剂量是指一日或一次给予患者的药物用量。一般药物剂量由医师确定，护理人员

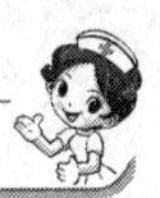

应严格按照医嘱执行，有时医嘱也提出酌情给药，这就要求护理人员灵活掌握一次或一日的剂量。

可将头煎、二煎药汁混合后分服，也可将两次所煎药汁顿服及分数次服，需要视病情不同而分别对待。一般服法为每日一剂，每剂分2～3次服用；有的也可煎汤代茶饮；呕吐患者或小儿患者宜小量频服；药力较强的发汗药、泻下药，服药应适可而止，一般以得汗、得下为度，以免汗、下太过损伤正气。

中成药根据剂型不同及要求可给予片、丸、粒、克等单位药物服用，小儿可根据要求和年龄酌情减量。

（三）服药温度

服药温度，是指中药汤剂的温度或服药时开水的温度，分为温服、热服和凉服。

1. 温服

将煎好的汤剂放温后服用，或将中成药用温开水、酒及药汁等液体送服的方法称为温服。一般中药多采用温服。值得注意的是，汤剂放凉后要温服时，应先加热煮沸，使汤剂中沉淀的有效成分重新溶解后，再放温服用。

2. 热服

将煎好的汤剂趁热服下或将中成药用热开水送服的方法称为热服。解表药必须热服以助药力发汗。寒证用热药应热服，属“寒者热之”之法。不论是汤剂还是中成药，凡理气、活血化瘀及补益剂均应热服。

3. 凉服

将煎好的汤剂放凉后服用或将中成药用凉开水送服的方法称为凉服。热证用寒药应凉服，属“热者寒之”之理。如热在胃肠，患者欲冷饮者，药可凉服。若热在其他脏腑，患者不欲冷饮者，寒药仍以温服为宜。不论是汤剂还是中成药，一般止血、收敛、清热、解毒及祛暑剂均应凉服。服药呕吐者，应先口服少许姜汁或嚼少许陈皮后再凉服，以减轻症状。

三、中药内服法的护理

（一）服药后的观察及护理

服药后患者宜休息一段时间，以利于药物更好的吸收，同时要严密观察服药后的反应，尤其是服用有毒副作用或药性峻烈的药物，更应严密观察服药后有无不良反应。

1. 观察服药后的必然反应

患者服用药物后，必然会产生一定的药理作用，否则药物就未达到预期的作用，如服解表药后，患者会汗出；服利水渗湿药后，患者排尿次数和尿量增加，这说明药物在体内已发挥疗效。

2. 观察服药后的综合反应

药物进入人体之后，必然对人体产生一定的作用，因此必须全面观察服药后的各种反应，如服用泻下药后除了要观察大便的次数以外，还要观察大便的质地、颜色、气味，以及是否伴有腹痛、腹痛的性质、发作的时间及程度等。

3. 观察服药后的毒副反应

中药具有性能平和，治疗范围广泛，效果好等优点。但由于加工炮制和使用不当等也能引起中毒反应，因此对中草药的性能及可能发生的不良反应要有清楚的认识。用药前应将用药的注意事项向患者交待清楚；严格掌握常用药物的性能和应用剂量，避免滥用；纠正认为中草药不会中毒的错误观念。

中药中毒时常见的症状有咽干、舌麻、面色及全身发红、皮肤干燥、皮肤丘疹、头晕、烦躁、呕吐、腹泻、腹痛等；中毒严重者可出现语言及肢体运动障碍、烦躁不安、呼吸急促，随即转为意识模糊、呼吸暂停等；心血管系统表现为心音低、脉细弱、心律不齐、血压下降等。如临床出现上述症状，应立即停止使用中药，并迅速报告医生进行救治。

（二）治病八法的用药护理

1. 汗法的用药护理

药宜武火急煎。服药时温度适宜，服药后卧床加盖衣被，保暖以助发汗，并且在短时间内喝下热稀粥或饮热水、热饮料、热豆浆等，以助药力，促其发汗。在一般情况下，汗出热退即停药，以遍身微微汗出最佳，忌大汗。若汗出不彻，则病邪不解，需继续用药；而汗出过多，会伤津耗液、损伤正气，可给予患者口服糖盐水或输液；若大汗不止，易致伤阴亡阳，应立即通知医师，及时采取措施。病位在表者服药后若仍无出汗而热不退时，也不可给予冷饮和冷敷，避免“闭门留寇”使邪无出路。

2. 吐法的用药护理

服药应从小量渐增，以防中毒或涌吐太过。药物采取二次分服，一服便吐者，需通知医生，决定是否继续二服。服药后不吐者，可用压舌板刺激上腭咽喉部助其呕吐。呕吐时协助患者坐起，并轻拍患者背部促使胃内容物吐出；不能坐起者，协助患者头偏向一侧，避免呕吐物吸入呼吸道，须保持患者呼吸道通畅，并注意观察病情。吐后给温开水漱口，及时清除呕吐物，撤换被污染的衣被，并整理好床单位。服药得吐者，叮嘱患者勿坐卧当风，以防吐后体虚，复感外邪。吐而不止者，一般可以服用少许姜汁或服用冷粥、冷开水解之。严重呕吐者应严密观察体温、脉搏、呼吸、血压及呕吐物的量、质、色及味等，并及时记录，必要时给予补液，纠正电解质紊乱等。

3. 下法的用药护理

（1）寒下　适用于里实热证，可见高热烦渴，大便燥结不下，腹胀疼痛，脉沉实；或高热不退，谵语发狂；或咽喉、牙龈肿痛等。代表方有大承气汤、增液承气汤等。病室温湿度要适宜，使患者感到凉爽、舒适，有利于静心养病。大承气汤中的枳实和厚朴应先煎，大黄后下，芒硝冲服，以保其泻下之功效。服药期间应严密观察病情变化及生命体征，观察排泄物质地、量、色、次数及腹痛减轻的情况，若泻下太过出现虚脱，应及时救治。里无实热者及孕妇忌用。

（2）温下　适用于因寒成结之里实证，可见脐下硬结，大便不通，腹痛喜温，手足不温，脉沉迟等。代表方有大黄附子汤、温脾汤等。宜住向阳病室，注意保暖，使患者感到温暖舒适。在饮食方面，应注意给予温热之食品。温脾汤，方中大黄应先用酒洗后再与其他药同煎，药宜饭前温服。服药后亦应观察腹部冷结疼痛减轻情况。

（3）润下　适用于热盛伤津、病后津亏未复、年老津涸、产后血枯及习惯性便秘等病证，代表方有五仁汤、麻子仁丸等。润下方药一般宜早、晚空腹服用。在服药期

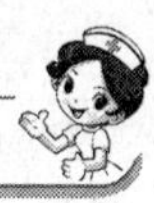

间应配合食疗以润肠通便。对习惯性便秘患者应养成定时排便习惯，也可在腹部进行按摩疗法。

4. 和法的用药护理

和解少阳法适用于少阳证、疟疾等。若患者表现为寒热往来，胸胁苦满，心烦喜呕，默默不欲饮食，口苦，咽干，目眩，脉弦等为少阳病证。服小柴胡汤治疗少阳病时忌食萝卜，因方中有人参，而萝卜可破坏人参的药效；服截疟药应在疟疾发作前2～3小时服用，并向患者交待有关事项，鼓励多饮水。调和肠胃法适用于邪犯肠胃，寒热夹杂，升降失常，致心下痞满，恶心呕吐，脘腹胀痛，肠鸣下利等，服药后应注意观察腹胀及呕吐情况，并注意排便的质和量。

5. 温法的用药护理

服药时宜温服或热服。如服药后患者汗出不止、厥冷加重、烦躁不安、脉细散无根等为病情恶化，应及时与医生联系，并积极配合抢救。方中有附子者需久煎。

6. 清法的用药护理

清热之剂，因药物不同，煎药方法亦应有区别，如白虎汤中的生石膏应打碎，用武火先煎，后入其他诸药后，改用文火，煎至粳米熟；普济消毒饮中的薄荷气味芳香，含挥发油，应后下以减少有效成分挥发。凡清热剂，均以取汁凉服或微温服。服药后需观察病情变化，如服清热药后，患者体温渐降，汗止渴减，神清脉静，为病情好转；若患者服药后壮热烦渴不减，并出现神昏谵语，舌质红绛，提示病由气分转为气营两燔；若药后壮热不退而出现四肢抽搐或惊厥者，提示热盛动风，应立即报告医师采取救治措施。对疮疡肿毒之证，在服药过程中若肿消热退，为病退之象；若已成脓，则应切开排脓；对热入营血者，要观察神志、出血及热极动风之兆。

7. 消法的用药护理

消导之剂，要根据其方药的气味清淡、重厚之别，采用不同的煎药法。如药味清淡，临床取其气者，煎药时间宜短；若药味重厚，取其质者，煎药时间宜延长。凡消导类药物，均宜在饭后服用。本类药一般不与补益药和收敛药同用，以免降低药效。

8. 补法的用药护理

补益药大多质重味厚，煎药时宜文火久煎，阿胶需烊化，贵重药品应另煎。宜空腹或饭前服下，服药温度宜热服或温服。

四、中药外治法的护理

外治法是将药物直接作用于患者体表某部位以达到治疗目的的一种方法，即将药物制成不同的剂型施于患处，并赖药物的性能使其直达病所产生作用。外治法的应用同内治法一样，要根据疾病不同的发展过程，选用不同的治疗方法；对不同的证候，采用不同的处方。临床上外治法操作简单，疗效确切，应用广泛。

（一）膏药的用法及护理

膏药是按配方用若干药物浸于植物油中煎熬去渣，存油加入黄丹再煎，利用黄丹在高温下经过物理变化，凝结而成的制剂，古代称之谓薄贴，现已制成胶布型膏药。膏药的功用是由药理作用与物理作用相结合，因其富有弹性，敷贴患处能固定患部，使患部减少活动；保护溃疡疮面，可以避免外来刺激和细菌感染；膏药使用前加温软化，趁热敷贴患部，使患部得到较长时间的热疗，改善局部血液循环，增加抗病能力。一切外科病证初起、成脓及溃后各个阶段，均可应用膏药。

1. 用法

由于膏药方剂的组成不同，运用的药物有温凉之别，所以在应用时就有各种不同的适应证。此外膏药摊制的形式有厚薄之分，在具体应用上也各有所宜。如薄型的膏药多适用于溃疡，宜于勤换；厚型的膏药多适用于肿疡，宜于少换，一般5～7天换一次。

2. 护理

凡疮疡使用膏药，有时可能引起皮肤红，或起丘疹，或发生水泡，瘙痒，甚则湿烂等，这是因为皮肤过敏，形成膏药风；或溃疡脓水过多，由于膏药不能吸收脓水，易淹疮口，浸淫皮肤，而引起湿疮。凡见此等情况，可以改用油膏或其他药物。此外膏药不可去之过早，否则疮面不慎受伤，再次感染，复致溃腐的变局，或疮面形成红色瘢痕，不易消退，有损美观。

（二）油膏的用法及护理

是将药物和油类煎熬或捣匀成膏的制剂，现称软膏。油膏的基质有黄蜡、白蜡、猪油、植物油、松脂及麻油等，目前多用凡士林调合。它与膏药的区别是不用铅丹。其优点是软、滑润及无板硬粘着不舒的感觉，尤其对病灶折缝处或大面积的溃疡，使用油膏更为适宜，故现代临床常用油膏来代替膏药。油膏适用于肿疡、溃疡及皮肤病的糜烂结痂渗液不多者，肛门疾病等也可应用。

1. 用法

由于油膏方剂组成不同，针对疾病的不同阶段和疾病的不同性质，其具体运用应分别进行选择，如金黄膏、玉露膏适用于阳证肿疡、肛门周围痈疽等病；回阳玉成膏适用于阴证；生肌白玉膏功能润肤生肌收敛，适用于溃疡腐肉已净，疮口不敛者，以及乳头皲裂、肛裂等病；红油膏功能防腐生肌，适用于一切溃疡；疯油膏功能润燥杀虫止痒，适用于牛皮癣、慢性湿疮、皲裂等；青黛散油膏功能收湿止痒，清热解毒，适用于蛇串疮、急慢性湿疮等皮肤红肿痒痛、渗液不多的情况；消痔膏功能消痔退肿止痛，适用于内痔、外痔及血栓痔等。

2. 护理

凡皮肤湿烂，疮口腐化已尽，摊贴油膏，应薄而勤换，以免脓水浸淫皮肤，不易收燥。目前调制油膏大多应用凡士林，凡士林系矿物油，也可刺激皮肤引起皮炎，见此应改用植物油或动物油；若对药物过敏，则应改用其他方法。油膏用于溃疡腐肉已脱，新肉生长之时，摊贴应宜薄，若过于厚涂则使肉芽生长过慢而影响疮口愈合。

（三）洗剂的用法及护理

洗剂是将各种不同的药物，先研成粉末，再溶解在水中的一种溶液制剂。因加入的药粉多为不溶性，故溶液呈混悬状，应用时应先振荡摇均。洗剂一般用于急性、过敏性皮肤病，酒齄鼻和粉刺等。

1. 用法

在使用洗剂时应充分振荡摇均，使药液均匀，再用棉签蘸药液涂于皮损处，每日3

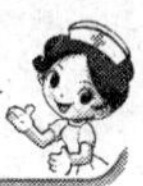

~5次。

2. 护理

凡皮损处有糜烂渗液较多者，脓液结痂者和深在性皮肤病均应禁用。在配制洗剂时，其中药物粉末应尽可能研细，以免刺激皮肤。

(四) 草药的用法及护理

草药是一种简便的外用药物疗法，使用简便，价格便宜，疗效确切，具有清热解毒、消肿止痛、收敛止血等功效，在民间有很多的治疗经验，用时可直接捣烂外敷患处或煎水洗涤患处。一切外科肿疡具有红肿热痛的阳证，浅表创伤性出血，皮肤病瘙痒及毒蛇咬伤等均可使用。

1. 用法

蒲公英、地丁草、马齿苋、野菊花叶及丝瓜叶等具有清热解毒、消肿之功，用时将鲜草药洗净，加少许食盐，捣烂敷患处，每日换1~2次。旱莲草、白茅花及丝瓜叶等具有止血之功，适用于浅表创伤性出血，用时洗净捣烂后敷在出血处并加压包扎。白茅花不用捣烂，可直接敷用。蛇床子、地肤子、徐长卿、泽漆及羊蹄根等具有止痒功效，适用于慢性皮肤病，用时洗净，凡无渗液者可煎汤熏洗，有渗液者捣汁或煎汤冷却后作湿敷。泽漆捣烂后加少许食盐用纱布包好后，涂于牛皮癣的皮损处。羊蹄根用醋浸泡后取汁，外涂治牛皮癣。半边莲汁内服，药渣外敷伤口周围治毒蛇咬伤等。

2. 护理

用鲜草药外敷时，必须洗净，再用1∶5000高锰酸钾溶液浸泡后捣烂外敷，敷后应注意干湿度，干后可用冷开水时时湿润，不致患部干绷不舒。

实训七　常用中药识别及中药煎煮练习

(一) 实训用品

1. 常用中药挂图及标本。

2. 待煎中药饮片

每组1剂，由5~10味中药组成，包括常规煎煮中药与特殊煎煮中药，每味中药独立包装，标有药名、分类和功能，尽量将功效同类或相近的药物组成1剂（教师可选择成方）。每剂汤药组成应分别包含常规煎煮和特殊煎煮中药若干味。

（1）常规煎煮药物3~10味各10g左右。

（2）先煎药物1味15g，备选药有生龙骨、生牡蛎、附子、龟甲、鳖甲、磁石、代赭石、生铁落、生石膏、海蛤壳、石决明、龟板、鳖甲等。

（3）后下药物1味10g，备选药有木香、砂仁、薄荷、沉香、青蒿、大黄、钩藤、白豆蔻、番泻叶等。

（4）包煎药物1味10g，备选药有车前子、滑石、旋覆花、辛夷、蒲黄及灶心土等。

（5）烊化药物1味10g，备选药有阿胶、鹿角胶、龟板胶、鳖甲胶、蜂蜜及饴糖等。

3. 煎药器皿

带盖砂锅、电煎药炉、生活饮用水、加盖容器、小蒸锅、搅拌棒、盛药容器、纱布、量杯、细线、药瓶、标签等。

（二）实训目标

1. 掌握常规中药汤剂煎煮法的操作。
2. 熟悉特殊煎法药物的操作。
3. 严格遵守中药汤剂煎煮法操作流程。
4. 掌握中药汤剂的服药方法。
5. 了解常用中药。

（三）实训内容

1. 参观常用中药挂图及标本。
2. 常用汤剂的煎煮法。

（四）实训方法

1. 分组、抽方药

可按8~10人为1组进行实验操作，每组抽取1剂中药。

2. 浸泡中药

将抽取中药（如白虎汤石膏、知母、粳米、甘草等）放入砂锅内，加冷水至高出药物的3~5cm处，浸泡30分钟左右。

3. 参观中药

在浸泡药物的过程中，结合所抽方药的组成，对照中药的标本及挂图了解常用中药。

4. 煎煮中药

（1）一煎　药物泡好后，先取武火煮沸，而后改用文火保持微沸状态。煎煮30分钟左右，注意特殊煎煮中药的煎法（如白虎汤中的石膏应先煎20分钟）。用纱布将煎出的汤液滤出，约计150~200ml左右，放入盛药容器内。

（2）二煎　第二煎时加温水至高过药物的2~3cm处。火候要求参照头煎。煎煮25分钟左右，滤出汤剂约计150~200ml左右，装入盛药容器，将两次煎出的汤剂混匀，倒入500ml药瓶中。

5. 标记整理

在药瓶标签上注明煎煮方药名称、剂数及煎药日期。用物整理，洗手。

6. 实训记录

记录操作过程，如药物种类、煎煮方法、煎煮次数及时间、煎出汤药剂量、服药方法等，签名。

7. 注意事项

（1）煎药忌用铁、铜、锡等金属器具。

（2）用水量应视药量、药物质地的吸水性及煎煮时间而定。用冷水把药材泡透，煎药加水应一次性加足为宜，不可在煎药过程中反复加水，更不能把药煎干再添水

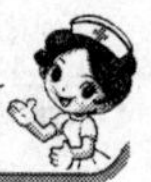

重煎。

（3）注意煎煮火候，避免全程用武火煎煮，避免药液溢出。

（4）注意用电、用火安全，过滤中药时防止烫伤等。

（五）实训总结

1. 通过中药实物标本、挂图，亲身体验煎药过程，增强感性认识，激发学习兴趣，提高学习效率。

2. 结合课后实训报告，培养学生学习的条理性、总结能力。

3. 通过实训，培养学生的动手能力。

目标检测

【单项选择题】

1. 寒凉性药物的作用不包括
   A. 清热　B. 泻火　C. 凉血
   D. 解毒　E. 温里

2. 温热性药物的作用不包括
   A. 散寒　B. 助阳　C. 温里
   D. 清热　E. 通脉

3. 补益药的最佳服药时间为
   A. 饭后　B. 饭前　C. 睡前
   D. 晨起空腹　E. 午后至夜间服用

4. 最常用的煎药容器为
   A. 铁锅　B. 铜锅　C. 铝锅
   D. 砂锅　E. 不锈钢锅

5. 临床使用最广泛的剂型为
   A. 丸剂　B. 汤剂　C. 片剂
   D. 针剂　E. 散剂

（6 ~8 题选择项）
   A. 酸　B. 苦　C. 甘
   D. 辛　E. 咸

6. 具有发汗解表作用的药物，其味多为

7. 具有清热燥湿作用的药物，其味多为

8. 具有收敛作用，可用于自汗、盗汗的的药物，其味多为

（9 ~10 题选择项）
   A.30；25　B.25；20　C.20；15
   D.60；50　E.40；30

9. 解表药第一、二煎沸后各煮多少分钟为宜

10. 补益药第一、二煎沸后各煮多少分钟为宜

（11 ~15 题选择项）

A. 鳖甲　　B. 滑石　　C. 薄荷

D. 人参　　E. 阿胶

11. 哪一味药物入汤剂需先煎

12. 哪一味药物入汤剂需后下

13. 哪一味药物入汤剂需包煎

14. 哪一味药物入汤剂需另煎

15. 哪一味药物需烊化服用

【填空题】

1. 中药四性是指药物的________、________、________、________四种药性。

2. 甘味的中药能________、能________、能________；苦味的中药能________、能________；辛味的中药能________、能________。

【简答题】

1. 在煎药时，为什么有的药物需后下、有的需先煎？请举例说明。

2. 简述中药汗法、补法的用药护理。

（何长杰）

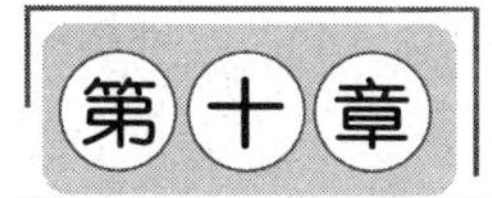

饮食调护

学习目标

1. 熟悉食物的性味。
2. 掌握饮食调护的原则、作用及主要方法。
3. 了解食物的分类。

【引导案例】

王某，男，48岁。因腹胀，纳呆2天就诊。患者2天前外出赴宴时大量饮酒并摄入大量烤肉，归来后即感腹胀，不欲饮食，偶感恶心。服用吗丁啉等西药后无明显好转。诊时：腹胀，纳呆，拒按，大便不畅，小便正常，舌质红，舌苔黄腻，脉滑。

1. 该患者患病的原因是什么？

2. 应用哪种饮食调护方法帮患者解决病患？哪些食物可用于该患者的调护？

饮食调护是从饮食的角度为患者实施调理和护理的方法。本章主要介绍了中医学理论对食物的认识和在调护疾患方面的应用。主要内容包括食物的性味、饮食调护的作用和原则、常用食物的分类和饮食调护的主要方法。通过本章的学习，可为今后的临床护理实践打下一定的基础。

饮食是人们的日常所必需，它可以为机体提供气血化生的源泉，还为人体五脏六腑、四肢百骸的活动提供能源保障。除此之外合理的饮食还能为患者提供部分治疗作用，促进疾病痊愈。在中医理论的指导之下，在护理疾病的过程中，利用食物的性能进行的调护和指导，以减轻病痛，缩短病程，这一过程即饮食调护。

第一节　饮食调护概论

合理的饮食可使人体气血协调，正气旺盛，有利于患者康复。而饮食失节则可使气血生化无源，正气不足，脏腑、四肢百骸失养，而不利于患者的康复。《黄帝内经》就指出："大毒治病十去其六……谷肉果菜，食养尽之。"认为若能合理地选择饮食，将十分有利于疾病的治疗和康复。因为中医护理学认为，药食同源，即食物与药物一样具有四气五味和升降沉浮的特性，因而许多食物具有对患者的调治作用。根据食物的气、味特点及人体阴阳盛衰的情况给予适宜的饮食，或以养精，或以补形，或以祛邪，既可补充营养，又可调整阴阳平衡，是保证机体健康，防止疾病发生，促进患者痊愈的重要措施。

一、食物的性味

食物与中药一样，具有寒、热、温、凉等偏性和酸、苦、甘、辛、咸五味以及升、降、浮、沉等作用趋向，只是其性能一般不如药物强烈。这就使得一部分食物可兼有食物和药物的双重作用。

（一）食物的偏性

1. 热性

有些食物性质偏热，具有温里祛寒、益火助阳等作用，这类食物被称为热性食物，适用于阴寒内盛的实寒证。热性食物多辛香燥烈，容易助火伤津，凡热证及阴虚证患者应忌用。如白酒、狗肉、生姜、葱、蒜、辣椒、花椒等。

2. 温性

有些食物性质偏温，具有温中、补气、通阳、散寒、暖胃等作用，这类食物被称为温性食物，适用于阳气虚弱的虚寒证或实寒证较轻者。这类食物相对于热性食物而言较为平和，但仍有一定的助火、伤津、耗液倾向，凡热证及阴虚有火者应慎用或忌用。如羊肉、鸡肉、栗子、核桃仁等。

3. 寒性

有些食物性质偏寒，具有清热、泻火、解毒等作用，这类食物被称为寒性食物，适用于发热较高，热毒深重的里实热证。寒性食物易损伤阳气，故阳气不足、脾胃虚弱患者应慎用。如苦瓜、莴苣、绿茶、绿豆等。

4. 凉性

有些食物性质偏凉，具有清热、养阴等作用，这类食物被称为凉性食物，适用于发热、痢疾、痈肿以及目赤肿痛、咽喉肿痛等里热证。凉性食物较寒性食物平和，但久服仍能损伤阳气，故阳虚、脾气虚弱患者应慎用。如李子、芒果、柠檬、梨等。

5. 平性

有些食物没有明显的寒凉或温热偏性，因而不致积热或生寒，这类食物被称为平性食物，常为人们日常所习用，也是患者饮食调养的基本食物。因其味有酸、苦、甘、辛、咸之别，因而其功效也有不同，应根据患者的病情和体质状况灵活选用。如大豆、玉米、豆浆、猪肉、花生、牛奶、粳米等。

（二）食物的五味

1. 辛味

辛味食物具有发散、行气、通经脉、健胃等作用，多归肺经，可用于外感、气血瘀滞、脾胃气滞等证。如生姜、葱、蒜、花椒等。但辛味食物多辛香走窜，多食容易助火伤律，耗散阳气。所以凡气虚自汗，或热病后期，津液亏耗，以及失血等证，均当慎食。

2. 甘味

甘味食物具有和中、缓急、补益、解痉和解毒等作用，多归脾经，可用于诸虚劳

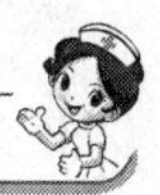

损、脏腑不和、拘挛疼痛等，如蜂蜜、饴糖、山药、大枣等。但过多食用甘味食物易引起脾胃气滞，出现胸闷、腹胀、食欲不振等。

3. 酸味

酸味食物具有收敛、固涩作用，多归肝经，可用于久泄、久痢、久咳、久喘、多汗、虚汗、尿频、遗精、滑精等，如食醋、山楂、杏等，酸味还能增进食欲，健脾开胃，但过食可导致胃酸嘈杂，脾胃功能失调。

4. 苦味

苦味食物具有清热、燥湿的作用，多归心经，可用于热证、湿热证，如苦瓜、绿茶等。少量的苦味食物还可以开胃，促进消化，但多食易于败胃，故脾胃虚弱的患者宜禁食或少食。

5. 咸味

咸味食物具有软坚、散结、润下等作用，多归肾经，可用于治疗肝肾不足，消耗性疾患（如甲状腺功能亢进、糖尿病等疾患），如甲鱼、昆布、海藻等，除盐之外，习惯上将大部分海产品也归于咸味，但过度嗜咸易损伤肾气。

正是由于食物有着类似于药物的性味和归经等性质，使得食物可以被适当调配用以治疗疾病，发挥饮食在护理过程中的积极作用。

二、饮食调护的原则

（一）饮食有节、饮食有方

饮食要有节制，不可过饥过饱，过饥则气血来源不足，过饱则易伤脾胃之气。进食要有规律，三餐应定时、定量，遵循“早吃好，午吃饱、晚吃少”的原则，切忌饥饱不调，暴饮暴食，以免伤及脾胃。

饮食还要有正确的方法。进食时宜细嚼慢咽，不可进食过快或没有嚼烂就下咽；食物应软硬恰当，冷热适宜；不要一边进食一边干其他事情，食后不可剧烈运动，应做散步等轻微活动，以帮助脾胃的运化；晚上临睡前不要进食。食物要新鲜、干净，禁食腐烂、变质、污染的食物及病死的家禽和牲畜等。

（二）谨和五味，寒热适中

酸苦甘辛咸五味虽各有所宜，亦各有所偏，只有做到五味多样，合理搭配，才能满足五脏所需，保持脏腑功能的正常发挥和相互制衡。在饮食调护过程中，应根据机体和病情的实际特点进行五味的调配，发挥以食疗病的作用，以达到促进健康的目的。此外，注意食物寒热性能的适中也很重要，如过食寒凉易损伤脾胃阳气，过食辛热则易助火伤阴。所以热性病证患者不可过食辛热食物，寒性病证患者不可过食寒凉之物。

总之，饮食性味皆不可过重，尤其应避免过度嗜咸和嗜甜。若对饮食的种类或气味过于偏嗜或偏废，易使体内阴阳失调，从而损害健康，或使本有的疾病难以痊愈甚至恶化。

（三）荤素搭配，注意宜忌

合理选择饮食，对养生和治疗护理疾病具有十分重要的意义。荤素搭配是饮食的重要原则，也是长寿健康的秘诀之一。饮食应以谷物、蔬菜、瓜果等素食为主，辅以适当的肉、蛋、鱼类，既不可过食油腻厚味，也不可一味清淡。

人的禀赋体质不同，疾病有寒热虚实和阴阳表里之分，药物和食物也各具偏性，有的食物于病有所宜，有的食物于病有所忌。特别是有些食物可诱发或加重疾病的病情，或与某些药物有拮抗作用，就更应该注意。习惯上，在因某种原因而不宜食用某些食物时，称为“忌口”。饮食宜忌应根据患者的体质、病情、服药、季节、气候和饮食习惯等诸方面的因素综合考虑，总的原则是要有利于健康和疾病的康复。只有把握住宜和忌这两个方面，才能使饮食与防病治病相配合，达到理想的治疗和保健目的。一般而论，饮食的宜与忌应掌握以下的原则和方法。

1. 辨证施食

病情有虚实寒热之分，食物也有寒热温凉补泻之别。总的来说，食物的性味应逆于疾病性质。如虚证应补益，实证宜疏利，寒证宜温热，热证宜寒凉。应注意忌食可能加重病情的食物。

（1）热证　是机体感受热邪，或阳盛阴虚所引起的一类病证。故宜清热、生津、养阴，宜食寒凉和平性食物，忌辛辣、温热之品。

（2）寒证　是机体感受寒邪，或阳虚阴盛所引起的一类病证。故宜温里、散寒，助阳，宜食温热性食物，忌寒凉、生冷之品。

（3）虚证　是指阴阳气血亏虚所引起的一类病证，宜补虚益损，食补益类食物。阳虚者宜温补，忌用寒凉；阴虚者宜清补，忌用温热；气血虚者可随病证的不同辨证施食。然而虚证患者多脾胃虚弱，进补时不宜食用滋腻、硬固之品，食物以清淡而富有营养为宜。

（4）实证　是指邪气过盛所引起的一类病证，饮食宜疏利、消导。应根据病情之表里寒热和轻重缓急辨证施食，采取急则治标，缓则治本和标本兼治的总体原则进行饮食调护，一般不宜施补。

（5）外感病证　宜饮食清淡，可食葱、姜等辛温发散之品，忌油腻厚味。

2. 辨药施食

即食物的性味应与患者所服药物的性能一致，忌与所服药物的性能拮抗，以免降低药效。如食物与所服药物的性味相同，还可增强药物的效能，促进患者的康复。

3. 因人施食

人的体质有强弱不同，年龄有老少之分，故饮食宜忌也应有区别。如体胖之人多痰湿，宜食清淡、化痰之物，忌肥甘厚腻之品，以免助湿生痰；体瘦之人多阴虚，宜多食滋阴生津、养血补血之物，忌辛辣动火之品，以免伤阴；老年人脾胃虚弱，食宜清淡，忌油腻、硬固、黏腻食物，以免伤及脾胃；妇女妊娠期和哺乳期忌辛辣温燥食品，以免助阳生火，影响胎儿；小儿脏腑娇嫩，尤应注意饮食的宜忌。

4. 因时施食

四时季节的变化，对人体的生理功能产生不同的影响。因此，饮食宜忌也有所不同。依据春夏秋冬四季阴阳消长和寒暑变化来调节人的饮食，以适应自然规律，保持人体阴阳的平衡协调。

春季宜食清润平淡食品，如百合、甘蔗、香椿、藕、萝卜、黑木耳、莲子等，忌

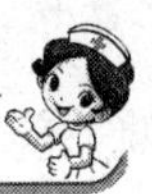

辛辣、耗气之品。夏季宜食甘寒食品，如白扁豆、绿豆、苦瓜、西瓜、甜瓜等时鲜瓜果蔬菜等，忌温热、生火、助阳之品，并应防过食生冷或不洁食物。秋季宜食滋润收敛食品，如梨、百合、莲子、藕、胡桃、银耳、芝麻等，忌辛燥温热之品。冬季宜食温补食品，如羊肉、狗肉、牛肉、胡桃、桂圆、荔枝、栗子，适量黄酒、白酒等，忌生冷寒凉之品。

5. 特殊忌口

忌口是指服用某些药物时有特别的饮食禁忌要求或某两种食物不宜共食。这些忌口的要求有些是前人医书中记载，有些是约定俗成。如生葱、韭薤不与蜂蜜共食，服人参等滋补药时忌食萝卜，服荆芥时忌吃鱼蟹等。

除了上述禁忌之外，还有一类特殊的食物，即发散类食物，习惯上称为“发物”，是中医饮食调护中应十分重视的一类食物。发散类食物多腥、膻、荤、臊，食之易于动风生痰，发毒助火助邪，诱发旧病尤其是皮肤病，或加重新病。比较典型的发物有大部分海腥类，食用菌类，禽畜类中的猪头、鸡头、公鸡、母猪、鹅肉、狗肉、驴肉、各种野味、各类病死畜肉，蔬菜类的蘑菇、芫荽、香椿、葱、蒜、生姜、辣椒，淡水产品中的鲤鱼、虾、蟹，以及紫菜、胡椒、花椒、白酒等。

三、食物的调护作用

食物的调护作用是在中医药理论指导下，研究食物的性能、食物与健康的关系，发现食物所具有的维护健康、防治疾病作用。

食物的调护作用是由它自身固有偏性如“性”、“味”、“归经”、“升降浮沉”以及“补泻”等特性决定的，主要体现在以下四个方面：

（一）预防作用

广义地来讲，所有关于饮食的保健措施都可以预防疾病、延年益寿。合理安排饮食可保证人体五脏功能旺盛，正气充实，适应自然界变化的能力和抵御外邪的力量就强，因而可避免外邪的侵袭，有利于保持身体健康。

饮食还可调整人体的阴阳平衡。根据人体阴阳的盛衰，予以适当的饮食，可调整阴阳平衡，防止疾病的发生。如用动物肝脏预防夜盲症；用海带预防甲状腺肿大等，均属此类。

此外，还可以发挥某些食物的特异性作用，直接用于某些疾病的预防。如用葱白、生姜、豆豉、芫荽等预防伤风感冒；用大蒜预防外感和腹泻；用绿豆汤预防中暑；用生山楂、红茶、燕麦降低血脂，预防动脉硬化；用薏苡粥预防癌症等。

（二）滋养作用

饮食的滋养是人体赖以生存的基础。人体所摄入食物中的水谷精微可转化成人体气血，以滋养脏腑、经脉、四肢、肌肉乃至骨骼、皮毛、九窍等。《素问·至真要大论》中指出：“五味入胃，各归所喜，故酸先入肝、苦先入心、甘先入脾、辛先入肺、咸先入肾，久而增气，物化之常也。”这段话也说明食物可因五味的不同而滋养各自所对应的脏腑。

（三）益寿抗衰作用

饮食所具有的益寿延年，抗衰防老作用是历代医家十分重视的问题。中医认为，饮食的这种作用是通过补精益气，滋肾强身而产生的。精生于先天，而养于后天，精藏于肾而养于五脏，精气足则肾气充盛，肾气充则体健神旺。此乃益寿、抗衰的关键。因此，进食宜选具有补精益气、滋肾强身作用的食品，同时，注意饮食的调配及保养，对防老抗衰是十分有意义的。特别是对于老年人，饮食的抗老防衰作用尤其重要。《养老奉亲书》云："高年之人，真气耗竭，五脏衰弱，全仰饮食为资气血。"

（四）治疗作用

中医自古就有"药食同源"的说法，认为药物和食物并无截然界限，如果饮食得当，也可达到祛邪除病的目的。且食物每人每天都要吃，比药物与人们的关系更为密切，故古有"药补不如食补"之说，将善于用饮食治病的医生称为"良工"。

饮食之所以能够治疗疾病，是因为其与中药相似，都有性、味、归经不同，不但可以营养机体、补益脏腑，而且可以调和阴阳，祛除寒热，增强体质，益寿防老。根据食物的性能，予以合理调配，可以收到治疗效果，即所谓的"食疗"。在我国医学发展史上，食疗在治疗疾病及病后康复等方面，占有十分重要的地位，为人类的健康长寿作出了巨大贡献。

四、常用食物的分类

（一）温性食物（表 10－1）

表 10－1 常用温性食物

名称	性味	功用	宜忌
糯米	甘，温	补中益气，温脾暖胃	宜：脾胃气虚，胃寒疼痛，气短多汗 忌：胃热口臭，脾不健运，食欲不振
高粱	甘，温	温中健脾，涩肠止泻	宜：脾胃虚弱，便溏腹泻 忌：湿热中满，腹胀，水肿，痢疾
饴糖	甘，温	温中健脾，涩肠止泻	宜：脘腹冷痛，乏力食少，肺虚咳喘 忌：湿热内郁，中满吐逆，痰热咳嗽
鸡肉	甘，温	益气缓急，润肺止咳	宜：气血不足，阳虚畏寒，纳呆食少 忌：身热口渴，面红目赤，素有痼疾
鹿肉	甘，温	壮阳益精，补血益气	宜：气血不足，易于外感，畏寒怕冷 忌：面红目赤，身热口渴，心烦不寐
牛肉	甘，温	补中益气，健脾养胃	宜：脾胃虚弱，气血虚亏，素体乏力 忌：疮疥痒疹，素有痼疾
羊肉	甘，温	益气补虚，温肾助阳	宜：畏寒肢冷，气血不足 忌：感冒，潮热盗汗，疮疡疖肿
牛乳	甘，微温	补虚生津，益肺养胃	宜：气血不足，潮热盗汗，体虚乏力 忌：乳糖不耐受症
鲫鱼	甘，温	健脾益气，利尿消肿	宜：下肢水肿，腹胀，腹水，缺乳 忌：便秘，皮肤瘙痒，痘疹
鲤鱼	甘，微温	健脾开胃，利水消肿	宜忌同鲫鱼
海参	甘、咸，温	养血润燥，补肾益精	宜：体虚乏力，气短懒言，阳痿遗精 忌：形肥多痰，便溏腹泻
虾	甘，温	补肾壮阳，通乳，托毒	宜：少腹冷痛，不孕，缺乳 忌：面红目赤，心烦不寐，素有痼疾

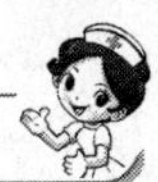

续表

名称	性味	功用	宜忌
蛇肉	甘、咸，温	祛风，活络，定惊	宜：风湿痹痛，肢体麻木
桂圆肉	甘，温	补益心脾，养血安神	宜：气血不足，心脾两虚，失眠健忘 忌：身热口渴，腹胀腹满，妊娠
大枣	甘，温	补中益气，养血安神	宜：气短乏力，面色萎黄 忌：脘腹胀满，身热面赤，疮疥痒疹
荔枝	甘、酸，微温	养血填精，益气补心	宜：久病体弱，呃逆，腹泻 忌：潮热盗汗，心烦失眠
山楂	酸、甘，微温	消食化积，散瘀行滞	宜：嗳腐吞酸，泻痢臭秽，瘀血内积 忌：食少便溏，龋齿
胡桃仁	甘，温	补肾温肺，润肠通便	宜：肾虚腰痛，肠燥便秘，喘咳气短 忌：咳痰黄稠，潮热盗汗，便溏
栗子	甘，温	健脾养胃，补肾强筋	宜：腰膝无力，食少便溏 忌：胸脘痞闷，嗳腐吞酸
杨梅	甘、酸，温	生津解渴，和胃消食	宜：伤暑口渴，腹胀，吐泻 忌：身热口渴，潮热盗汗
桃子	甘、酸，温	生津润肠，活血消积	宜：便秘，口渴 忌：痈肿疮疖
杏子	甘、酸，温	润肺定喘，生津止渴	宜：咳嗽，口渴 忌：痈疖，呃逆，口臭
大葱	辛，温	散寒解表，通阳	宜：风寒感冒，头痛鼻塞 忌：狐臭
韭菜	辛，温	温中行气，温肾	宜：脘腹冷痛，呕吐清水，便秘，阳痿 忌：潮热盗汗，五心烦热，胃脘灼热，疮疡
南瓜	甘，温	补中益气，除湿解毒	宜：消渴，肺痈，咳喘，腹水 忌：胸闷腹胀，纳差
生姜	辛，温	发散风寒，温中止呕	宜：感冒，脘腹冷痛，呕吐，鱼蟹中毒 忌：身热口渴，潮热盗汗，五心烦热
芫荽	辛，温	发表透疹，芳香开胃	宜：麻疹不透，感冒，消化不良 忌：疮疡疖肿
小茴香	辛，温	祛寒止痛，理气和胃	宜：下腹冷痛，目寒胀痛，呕吐 忌：潮热盗汗，五心烦热，胃脘灼热，牙龈肿痛，口臭
食醋	酸、苦，温	散瘀止痛，解毒，消食	宜：胃酸过少，过食鱼腥，瓜果中毒 忌：胃酸过多，感冒，筋脉拘急
红糖	甘，温	补血，活血，散寒	宜：脘腹隐痛，喜温喜暖，产后恶露未尽 忌：糖尿病，龋齿

（二）热性食物（表10－2）

表10－2　常用热性食物

名称	性味	功用	宜忌
狗肉	甘、咸，热	补中益气，温肾壮阳	宜：脘腹冷痛，五更泄泻，腰膝酸软，形寒肢冷 忌：身热口渴，潮热盗汗，五心烦热，出血性疾病，妊娠
辣椒	辛，热	温中散寒，健胃消食	宜：脘腹痛冷痛，呕吐泄泻，关节冷痛 忌：身热口渴，潮热盗汗，五心烦热，疖肿，妊娠
大蒜	辛，热	温中消食，解毒	宜：感冒，痢疾，食欲不振 忌：潮热盗汗，失眠，五心烦热，遗精
胡椒	辛，热	温中下气，消痰，解毒	宜：脘腹冷痛，咳痰色白 忌：潮热盗汗，失眠，五心烦热，出血，痔疮，妊娠

续表

名称	性味	功用	宜忌
花椒	辛，热	温中散寒，止痛，杀虫	宜：虚寒腹痛，蛔虫性腹痛 忌：身热口渴，潮热盗汗，失眠，五心烦热，妊娠
桂皮	辛、甘，热	温中补阳，散寒止痛	宜：脘腹冷痛，腹部喜暖，大便溏泄 忌：身热口渴，潮热盗汗，五心烦热，咽痛，妊娠
白酒	辛，热	通脉，御寒，行药势	宜：肌肤青紫刺痛，肢体冷痛 忌：身热口渴，潮热盗汗，五心烦热，出血性病证

（三）凉性食物（表10-3）

表10-3 常用凉性食物

名称	性味	功用	宜忌
大麦	甘，凉	和胃，消积，利水	宜：小便涩痛，消化不良 忌：哺乳妇女忌麦芽
小麦	甘，凉	养心益肾，健脾和胃	宜：心烦失眠，潮热盗汗
小米	甘，凉	和中益肾，除湿热	宜：脘腹隐痛、嘈杂，失眠，产后
蚌肉	甘，凉	清热滋阴、明目	宜：潮热盗汗，视物模糊，痔疮，崩漏 忌：妊娠，脘腹冷痛，大便溏泄
兔肉	甘，凉	补中益气，滋阴凉血	宜：体虚乏力，消渴，潮热盗汗，失眠 忌：面白形寒，四肢厥冷
柠檬	酸，凉	生津止渴，祛暑，安胎	宜：身热口渴，中暑，妊娠恶阻 忌：感冒，溃疡病
枇杷	甘、酸，凉	润肺，止渴，下气	宜：身热口渴，干咳无痰 忌：便溏，食欲不振，脘腹冷痛
芒果	甘、酸，凉	止渴生津，消食，止咳	宜：身热口渴，干咳无痰 忌：食欲不振，面白肢冷
李子	甘、酸，凉	舒肝解郁，生津止渴	宜：口渴多饮，潮热盗汗，心胸烦热 忌：食欲不振，纳呆，面黄肌瘦
罗汉果	甘，凉	清肺润肠	宜：干咳，咽喉干燥，便秘 忌：咳嗽痰多
萝卜	甘、辛，凉	消食下气，清热化痰	宜：食积胀气，咳嗽痰多，口渴，醉酒 忌：食少纳呆，脘腹冷痛，忌与人参等温补药同服
油菜	辛，凉	散血，消肿	宜：体虚乏力，吐血 忌：疮疖，目疾，狐臭
丝瓜	甘，凉	清热解毒，凉血通络	宜：胸胁疼痛，乳腺炎，筋脉挛急 忌：脾胃虚寒，脘腹冷痛，大便溏泄
菠菜	甘，凉	养血止血，润燥止渴	宜：头晕目眩，两目干涩，便秘 忌：脾虚泄泻，泌尿系结石
芹菜	甘、苦，凉	清热凉血，平肝息风	宜：面红目赤，头痛头晕，烦躁，失眠 忌：消化不良
茄子	甘，凉	清热，活血，通络	宜：疮疡肿毒，便秘，风湿性关节炎 忌：脾胃虚寒，脘腹冷痛，大便溏泄
黄花菜	甘，凉	养血平肝，利水消肿	宜：头晕，水肿，各种出血，缺乳 忌：不宜生食
豆腐	甘，凉	益气生津，清热解毒	宜：脾胃虚弱，消渴
绿茶	苦、甘，凉	清热利尿，消食	宜：小便不利，烦渴，暑热，小便短赤 忌：脾胃虚寒，脘腹冷痛，便溏
甲鱼	甘，凉	滋阴凉血，养筋填髓	宜：潮热盗汗，体虚乏力 忌：脘腹冷痛，形寒肢冷，大便溏泄

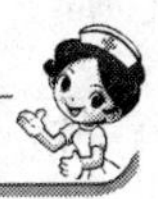

（四）寒性食物（表10－4）

表10－4　常用寒性食物

名称	性味	功用	宜忌
豇豆	甘，微寒	健脾和胃，补肾	宜：脾胃虚弱，吐泻下痢，遗精带下 忌：脘腹胀满，大便不通
梨	甘、酸，寒	清热生津，止咳消痰	宜：身热咳嗽，醉酒，口渴，便秘 忌：脾虚便溏，脘腹冷痛，呕吐
柿子	甘、涩，寒	清热润肺，止渴	宜：咳血，溃疡病出血，尿血，痔疮便血 忌：感冒，便秘
柑	甘，微寒	生津止渴，醒酒，利尿	宜：身热口渴，咳嗽多痰，便秘，醉酒
柚	甘、酸，寒	健胃消食，生津，解酒	宜：口渴，食滞，消化不良，伤酒 忌：感冒，咳喘吐痰，脾胃虚寒
橙	甘、酸，微寒	宽胸止呕，解酒，利水	宜：身热呕吐，二便不利，伤酒 忌：脘腹冷痛，大便溏泄
香蕉	甘，寒	清肺润肠，解毒	宜：身热口渴，痔疮，习惯性便秘 忌：便溏，慢性肠炎
桑葚	甘，寒	滋阴补血，生津润肠	宜：眩晕，失眠，须发早白，肠燥便秘 忌：乏力，纳差，便溏
甘蔗	甘，微寒	清热和胃，生津润燥	宜：身热口渴，大便燥结，呕吐反胃，妊娠恶阻 忌：乏力，纳差，便溏
西瓜	甘，寒	清热解暑，生津止渴	宜：中暑，高热烦渴，口舌生疮 忌：脘腹冷痛，大便溏泄
甜瓜	甘，寒	清热解暑，利尿	宜：身热口渴，燥烦，干咳，反胃呕吐 忌：腹胀，脾虚便溏，脚气病
荸荠	甘，寒	清热化痰，消积	宜：咽喉肿痛，身热腹胀，便秘，口舌生疮 忌：腹泻便溏
黄瓜	甘，微寒	清热利水，止渴	宜：热病烦渴，水肿 忌：脘腹冷痛，大便溏泄
冬瓜	甘，微寒	清热解毒，利水消痰	宜：水肿胀满，小便不利，消渴 忌：脘腹冷痛，腰膝冷痛，大便溏泄
苦瓜	苦，寒	清热解毒，祛暑	宜：伤暑发热，身热口渴，目赤肿痛 忌：脘腹冷痛，大便溏泄
竹笋	甘，寒	利膈下气，清热痰，解油腻	宜：肥胖，食滞腹胀，伤酒，麻疹初起 忌：病后，产后，素有痼疾
莲藕	甘，寒	清热生津，凉血散瘀	宜：身热烦渴，小便赤涩，出血 忌：寒证忌用，脾胃虚弱者宜熟食
番茄	甘、酸，微寒	生津止渴，健胃消食	宜：身热口渴，食欲不振 忌：泌尿系结石，脘腹冷痛，大便溏泄
海带	咸，寒	软坚散结，利水	宜：淋巴结核，甲状腺肿大，水肿 忌：脘腹冷痛，大便溏泄，口淡不渴
紫菜	甘、咸，寒	清热利尿，化痰软坚	宜：淋巴结核，肺脓疡，甲状腺肿大 忌：疮痈肿疖，化脓性炎症

（五）平性食物（表10－5）

表10－5　常用平性食物

名称	性味	功用	宜忌
大豆	甘，平	健脾宽中，润燥消水	宜：体虚乏力，便秘，消渴 忌：形体肥胖，气喘咳痰

续表

名称	性味	功用	宜忌
赤小豆	甘，平	利水消肿，解毒排脓	宜：水肿，小便不利，疮痈肿疖
黑豆	甘，平	益气止汗，利水活血	宜：水肿，多汗，肾虚腰痛，视物模糊 忌：不易消化，不可多食
扁豆	甘，平	健脾和中，消暑化湿	宜：暑天吐泻，水肿
玉米	甘，平	和中开胃，除湿利尿	宜：腹泻，水肿，小便不利，黄疸
粳米	甘，平	健脾和胃，除烦止渴	宜：脾胃虚弱，纳呆，泄泻，乏力
红薯	甘，平	补中和血，益气生津	宜：湿热黄疸，习惯性便秘 忌：腹满腹胀，胃酸过多
豆浆	甘，平	补虚润燥	宜：纳呆，五心烦热，皮肤粗糙
猪肉	甘，平	补气养血，益精填髓	宜：体质虚弱，营养不良，肌肤枯燥
鸭肉	甘、咸，平	滋阴养胃，利水消肿	宜：潮热盗汗，五心烦热，失眠多梦 忌：感冒，食欲不振，便溏泄泻
鸡蛋	甘，平	滋阴养血，安神	宜：气血不足，失眠烦躁
鹅肉	甘，平	益气补虚，和胃止渴	宜：潮热盗汗，五心烦热，胸脘胀闷 忌：头晕头胀，疮疡痈疖
马肉	甘、酸，平	强腰脊，健筋骨	宜：腰腿酸痛，体虚乏力 忌：便溏泄泻，疮疡痈疖
鹌鹑	甘，平	健脾益气	宜：气血不足，营养不良，食欲不振
燕窝	甘，平	养阴润燥，补中益气	宜：气血不足，肺虚咳喘
蜂蜜	甘，平	补脾润肺，润肠通便	宜：脾虚食少，肺虚燥咳，肠燥便秘 忌：消渴，胸腹满闷，便溏泄泻
白果	甘、苦，涩，平	收敛定喘，止带	宜：喘咳，痰多，带下过多 忌：有小毒，不可多食
橘子	甘、酸，平	开胃理气，止渴润肺	宜：食欲不振，恶心呕吐，妊娠恶阻 忌：消渴，感冒
葡萄	甘、酸，平	补益气血，健胃利尿	宜：食欲不振，小便涩痛 忌：消渴，感冒
苹果	甘、酸，平	补心益气，生津和胃	宜：便秘，慢性腹泻，食欲不振 忌：消渴，脘腹冷痛
菠萝	甘、酸，平	清暑解渴，消食利尿	宜：发热烦渴，消化不良，中暑 忌：可能导致过敏，须谨慎食用
芝麻	甘，平	补益肝肾，养血通便	宜：精血亏虚，须发早白，头晕，便秘 忌：腹泻便溏
花生	甘，平	补脾润肺，养血和胃	宜：气血亏虚，脾胃失调，便秘 忌：腹泻便溏
莲子	甘、涩，平	补脾固涩、养心益肾	宜：脾虚泄泻，遗精，带下，崩漏 忌：便秘，脘腹胀满
山药	甘，平	健脾益气，补肺益肾	宜：脾虚便溏，肺虚咳喘，肾虚带下，消渴 忌：湿盛中满，肠胃积滞，腹胀，纳呆
土豆	甘，平	健脾益气	宜：食欲不振，体质虚弱，便秘 忌：发芽、腐烂发青的土豆有毒，不可食用
蘑菇	甘，平	健脾开胃，透疹	宜：食欲不振，久病体弱，麻疹不透

续表

名称	性味	功　用	宜　　忌
香菇	甘，平	益脾气，托痘疹	宜：脾胃虚弱，神疲乏力，麻疹不透 忌：食滞胃脘，大便不爽
胡萝卜	甘，平	健脾和胃，下气消胀	宜：脘腹胀闷，小儿痘疹，便秘 忌：体虚乏力，少气懒言
白菜	甘，平	清热除烦，通便利肠	宜：口干口渴，大便秘结
香椿	苦、辛，平	燥湿杀虫，健胃涩肠	宜：久泻，遗精，带下量多，崩漏 忌：素有痼疾
木耳	甘，平	滋阴养胃，益气和血	宜：气血不调，肢体痛麻，产后虚弱 忌：纳呆，乏力，便溏腹泻
银耳	甘，平	润肺止咳，养胃生津	宜：气阴虚弱，咳端，口咽干燥，月经不调 忌：恶寒发热，便溏腹泻

第二节　食物调护的方法

饮食有其自身固有偏性（性能）如“性”、“味”、“归经”、“升降浮沉”以及“补泻”等特性，这与药物的性能都是相似的，所以可以发挥类似于药物调护的作用。所不同于药物的特点在于，食物的偏性比药物弱一些，可以每天都吃，较药物与人们的关系更为密切，所以历代医家都主张“药疗”不如“食疗”。在疾病调护过程中应先以食物调护，后以药物调护。只有食物调护不能取效时，才以药物调护。例如，如宋代《太平圣惠方》中有这样一段记载：“夫食能排邪而安脏腑，清神爽志以资气血，若能用食平疴，适情遣疾者，可谓上工矣。”饮食的调护方法主要有以下六类。

一、汗法

汗法即解表法，是用具有解表作用的饮食发汗以疏散外邪，解除表证的方法，主要适用于外感初起，病邪侵犯肌表所表现出的一系列病证。感受风寒初起，证见恶寒，发热，头痛，身痛，无汗，食欲不振，恶心，常用食物有葱、姜等；外感风热初起，可见身热，头痛，微恶风寒，有汗，咽痛，常用食物有西瓜、薄荷、芦根等。

二、下法

下法即泻下法，是用具有通便作用的食物通泻大便或祛除肠内积滞的方法。主要适用于病后、产后、年老体虚和气血不足等所致虚证便秘需用润下法者。常用食物有蜂蜜、桑葚、香蕉、植物果仁、蔬菜等。

三、温法

温法即温里法，是用温热食物振奋阳气，祛除里寒的一种方法。多用于里寒证或素体阳虚之人，可见肢体倦怠，四肢不温，腹中冷痛等。常用食物有辣椒、黄酒、白酒、花椒、姜、羊肉等。

四、清法

清法即清热法，是用寒凉性食物清除内热，泻火解毒的一种方法。多用于实热证或素体阳盛之人，可见发热，烦渴，口舌生疮，小便短赤等。常用食物有西瓜、梨、藕、黄瓜、苦瓜、绿豆、茶等。

五、消法

消食法也称消导法，是用具有消食健胃作用的食物开胃消食的一种方法。适用于脾胃升降失调，饮食不化等。可见嗳腐吞酸，脘痞腹胀，厌食呕恶，纳呆等。常用食物如山楂、萝卜、大蒜、醋等。

六、补法

补法即补益法，是用具有补益作用的食物以补气养血，滋阴助阳，强身健体的一种方法，亦称为食补。适用于气虚、血虚、阴虚和阳虚等证。根据其寒凉温热的不同，分为温补、清补、平补、峻补四类。

1. 温补

主要适用于阳虚证、寒证或久病体弱、禀赋不足需进行补养和调护者。食物一般具有温热性质，有温中、助阳、散寒的作用。证见畏寒肢冷，精神萎靡，腰膝冷痛，小便清长，阳痿，宫寒不孕等。常用食物有羊肉、狗肉、鹿茸、桂圆肉、荔枝、胡桃、干姜、茴香、胡椒等。温补之法对于热证和阴虚火旺患者应慎用或禁用。

2. 清补

主要适用于阴虚证或热性病需进行补养和调护者。食物一般具有寒凉性质，有滋阴、清热的作用。证见咽干舌燥，头晕耳鸣，视物昏花，健忘失眠，腰膝酸软，五心烦热、午后潮热、颧红盗汗等。常用食物有甲鱼、鸭肉、莲子、冰糖、豆腐、梨、桑葚、西瓜、百合、蜂蜜、燕窝等。清补之法对于寒证和素体阳虚者慎用或禁用。

3. 平补

主要适用于以气虚、血虚证为主的各类病证，尤其常用于疾病的恢复期，也适用于正常人的养生保健进补。常用食物没有明显的寒凉或温热偏性，如粳米、鸡蛋、猪肉、牛肉、鲫鱼、鸡肉、山药、花生、海参、木耳、银耳等。

4. 峻补

主要应用于阳虚、阴虚较为明显，需要显效较快的食物来进行补益的患者。使用此类食物应注意体质、季节、病情等条件，需做到既达到补益作用，而又无偏差。常用的峻补食物有鹿肉、鹿胎、甲鱼、熊掌、鳟鱼、黄花鱼等。

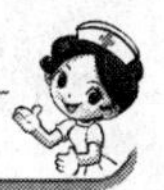

目标检测

【单项选择题】

1．如果把梨划分为补益类食物，应该属于

A．温补类　　B．清补类　　C．平补类

D．峻补类　　E．全补类

2．表现为肢体倦怠，四肢不温，腹中冷痛等症状特点的患者，应该用下列哪种饮食调护方法

A．汗法　　B．吐法　　C．温法

D．清法　　E．消法

3．根据食物相互禁忌的原则，食葱时不宜一起食用的食物是

A．蜂蜜　　B．冰糖　　C．饴糖

D．海参　　E．螃蟹

4．苦瓜属于下列哪一类食物

A．温性食物　　B．热性食物　　C．寒性食物

D．凉性食物　　E．平性食物

5．按照因人而异的原则，辣椒不适合于下列哪种人食用

A．青年人　　B．老年人　　C．妇女

D．胖人　　E．瘦人

【填空题】

1．食物的调护作用包括________、________、________、________四个方面。

2．常用的饮食调护的方法有________、________、________、________、________、________。

【简答题】

1．按照中医理论，食物是如何分类的？

2．简述饮食调护的原则。

3．请列举每种饮食调护方法常用的三种食物。

（董建栋）

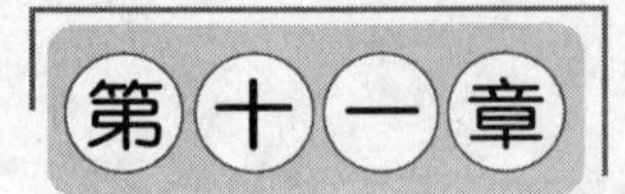

中医临床常见病证的护理

学习目标

1. 熟悉常见疾病各证型的调护措施。
2. 能对常见疾病进行正确的辨证及生活方式指导。

【引导案例】

王某，男，19岁，学生。患者昨日上午在体育课上出汗较多，回宿舍后用凉水冲澡，晚上即感浑身寒冷，加衣被不能缓解，伴头痛，周身骨节酸痛，鼻塞流清涕。今晨来诊时，恶寒较重，体温38.7℃，无汗，舌苔薄白，脉浮紧。

1. 分析病史，判断是何种病邪侵犯机体？其诱因是什么？
2. 通过患者的临床表现做出疾病与证候的诊断。
3. 对该患者应怎样进行调护？

本章主要介绍了临床常见疾病代表证型的临床表现、调护方法及生活方式指导，可使学生对于常见疾病的辨证施护有初步的认识。

第一节　内科病证护理

一、感冒

感冒是感受风邪或时行病毒，引起肺卫功能失调，表现出鼻塞，流涕，喷嚏，头痛，恶寒，发热，全身不适等临床症状的一种外感疾病。一年四季均可发病，以冬春季较多。

现代医学中的普通感冒、流行性感冒、上呼吸道感染等病，均可参考本病进行辨证施护。

【辨证施护】

1. 风寒感冒

临床表现：恶寒重，发热轻，无汗，头身痛，肢节酸疼，喷嚏，鼻塞，流清涕，咳嗽，痰稀白，口不渴，舌苔薄白，脉浮紧。

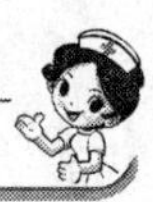

调护措施：

（1）药物护理　辛温解表，宣肺散寒。内服通宣理肺丸、感冒软胶囊等。咳嗽较重者，加服急支糖浆或复方甘草合剂等。辛温解表药应热服，服后稍加衣被，取微汗。但勿使大汗淋漓而伤阴亡阳，汗后及时用温毛巾擦干，勿使当风受凉而复感。

（2）生活护理　室温宜偏暖，宜加衣被；恶寒身痛者应多卧床休息；高热无汗者不可冷敷或酒精擦浴，以防毛窍闭塞而使邪无出路。

（3）饮食护理　宜清淡饮食，宜多食发汗解表之品，如葱、姜、蒜等调味食物。应多饮开水，亦可服用生姜红糖水热饮。忌食生冷、油腻之品。食疗方：姜葱粥、紫苏粥。咳嗽较重者，可用白萝卜1个切片，甜杏仁（去皮尖）10g捣碎，冰糖30g，共蒸热服，连用7天。

（4）常用中医护理技术　①取大蒜2枚捣汁拌面粉做成圆锥状，塞入鼻孔（两侧交替），每次留15～20分钟，每日4～5次。具有祛风散寒，宣肺通窍的功效。②可选大椎、身柱、大杼、肺俞等穴拔罐，拔罐后留罐15分钟起罐，亦可采用闪罐法。③艾灸大椎、肺俞、风门等穴，风寒咳嗽者可加天突、合谷穴，每日灸1次，每次灸10分钟。

2. 风热感冒

临床表现：发热，微恶风寒，或有汗出，鼻塞，流稠涕，头痛，咽喉疼痛，咳嗽，痰黏稠，舌苔薄黄，脉浮数。

调护措施：

（1）药物护理　辛凉解表，宣肺清热。内服板蓝根冲剂、双黄连口服液等。咳嗽较重者，加服止咳枇杷露等。辛凉解表药宜偏凉服用，服药后观察出汗、体温、伴随症状的变化。若汗出热退身凉脉静则为正胜邪退，可停服解表药。

（2）生活护理　室内宜通风凉爽，但应避免直接吹风；发热身痛者应卧床休息；高热患者可以温水擦浴。

（3）饮食护理　宜食清淡凉润，以助清热之品，如秋梨、枇杷、藕、甘蔗等。发热口渴可饮用温开水或清凉饮料以补充津液，可食多汁水果，如西瓜、葡萄、荔枝等。忌辛辣、油煎、肥厚食品，戒酒戒烟。食疗方：银花饮，双花、连翘、芦根各15g，水煎去渣取汁与粳米同煮服食。咳嗽甚者，可用枇杷叶15g或鲜芦根30g，加水煎煮去渣后入粳米适量，煮粥服食。

（4）常用中医护理技术　按揉风池、合谷、曲池、列缺等穴。鼻塞不通配迎香穴；咽痛配尺泽穴；头痛配百会、太阳、印堂穴。

【生活方式指导】

1. 平时要注意加强体育锻炼，适当进行室外活动，增强机体适应气候变化的调节能力从而提高抗病能力。

2. 注意天气变化，防寒保暖，避免淋雨及过度疲劳，适时增减衣服，尽量不接触感冒患者以免时邪入侵。

3. 感冒时适当休息，多饮水，饮食以素食流质为宜，慎食油腻难消化之物。

二、咳嗽

咳嗽是指肺失宣降，肺气上逆，发出咳声，或咳吐痰液的一种肺系病证。咳嗽既是肺系疾病的一个常见症状，又是具有独立性的一种疾患。咳嗽的常见病因有外感、内伤两大类，外感咳嗽为六淫外邪犯肺，内伤咳嗽多为脏腑功能失调引起肺失宣降、肺气上逆所致。

现代医学中呼吸道感染、急慢性支气管炎、肺炎、支气管扩张、慢性咽炎等病，均可参考本病进行辨证施护。

【辨证施护】

风寒袭肺和风热犯肺型咳嗽的调护方法分别参见风寒感冒和风热感冒。

1. 风燥伤肺

临床表现：干咳，喉痒，咽喉干痛，口干，唇鼻干燥，无痰或痰少而黏，不易咯出，或痰中带有血丝，初起或伴鼻塞，头痛，微寒，身热等表证，舌质红干而少津，苔薄白或薄黄，脉浮数。

调护措施：

（1）药物护理　疏风清肺，润燥止咳。内服蜜炼川贝枇杷膏、罗汉果玉竹冲剂等。汤剂煎煮时宜轻煎，少量频服。

（2）生活护理　居室宜湿润，可常在地面洒水，空气流通凉爽，但要避免患者直接吹风。

（3）饮食护理　宜食梨、荸荠等清凉润肺之食品，亦可用川贝、桑叶、冰糖研末开水冲服。如干咳无痰或痰中带血，可服用蜂蜜炖梨。食疗方：梨子汁，梨子（洗净去核，切片）100g，川贝母（捣烂）5g，桔梗8g，一起入锅，水煎约10分钟，再加入菊花10g，再煮5分钟，去渣取汁，加入冰糖适量，即可温服。

2. 痰湿蕴肺

临床表现：咳嗽反复发作，咳声重浊，痰多，痰黏腻或稠厚成块，色白或带灰色。每于早晨或食后咳甚痰多，进食甘甜油腻食物则加重，胸闷，脘痞，呕恶，食少，体倦，大便时溏，舌苔白腻，脉濡滑。

调护措施：

（1）药物护理　燥湿化痰，理气止咳。内服橘红痰咳煎膏、止咳枇杷冲剂等。汤药宜饭后服用。

（2）生活护理　痰多者应尽量鼓励其将痰排出。咳而无力者，可翻身拍背等以助痰排出，必要时吸痰，吸痰时要避免刺激或损伤咽部。

（3）饮食护理　宜食莱菔子、山药、赤小豆、柑橘、梨、枇杷等健脾燥湿、降气化痰之品；忌烟酒、辛辣、生冷、油腻食物。食疗方：橘红茶，橘红1片，绿茶4～5g，一起放入杯中，用沸水冲泡服用；或白萝卜1个，甜杏仁（去皮尖）10g，冰糖30g，炖熟趁热服食。

（4）常用中医护理技术　大椎、膻中穴拔罐。痰多者加丰隆穴；食欲不振者加足三里穴。

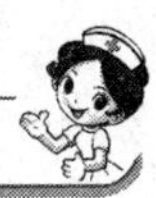

3. 肺阴亏耗

临床表现：干咳，咳声短促，痰少黏白，或痰中带血丝，或声音逐渐嘶哑，口干咽燥，或午后潮热，颧红，盗汗，日渐消瘦，舌红少苔，脉细数。

调护措施：

（1）药物护理　滋阴润肺，化痰止咳。内服金水宝胶囊、养阴清肺胶囊丸。汤药宜饭前稍凉服用。

（2）生活护理　内伤咳嗽多呈慢性反复发作，尤其应当注意起居饮食调护，注意劳逸结合。缓解期应坚持“缓则治本”的原则，补虚固本以图根治。平素易于感冒者，应积极预防。

（3）饮食护理　宜食桑椹、黑芝麻、甲鱼、银耳、罗汉果、蜂蜜等清凉滋润、富有营养之品。食疗方：银耳百合沙参汤，银耳10g，百合15g，北沙参10g，冰糖适量，共同煲汤服食。

【生活方式指导】

（1）饮食宜清淡，多食用易消化及富有营养的食物，鼓励患者多饮水。忌食用辛辣刺激、过咸、过甜、油腻的食物。

（2）坚持锻炼，如散步、慢跑、太极拳等，以增强体质，改善卫外功能，提高皮毛腠理御寒抗病能力。

（3）戒烟戒酒，居室保持空气新鲜，慎起居，避风寒，防止外感时邪。

（4）指导患者进行正确的自我调护，特别是久病体虚的患者要帮助其树立治疗信心。

（5）对于持续时间大于2周的咳嗽，干咳无痰、痰中带血的患者，宜尽早就诊，明确诊断，以防贻误病情。

三、胸痹

胸痹是指以胸部闷痛，甚则胸痛彻背，喘息不得卧为主证的一种疾病。轻者仅感胸闷如室，呼吸欠畅，重者则有胸痛，严重者心痛彻背，背痛彻心。胸痹的发生多与寒邪内侵、饮食失调、情志失节、劳倦内伤、年迈体虚等因素有关。

现代医学中的冠状动脉粥样硬化性心脏病及心肌梗死等引起的心绞痛，均可参考本病进行辨证施护。

【辨证施护】

1. 心血瘀阻

临床表现：心胸疼痛剧烈，如刺如绞，痛有定处，甚则心痛彻背，背痛彻心，或痛引肩背，伴有胸闷，心悸，舌质紫暗或有瘀斑，舌下瘀筋，苔薄，脉弦涩或结代。

调护措施：

（1）药物护理　活血化瘀，通脉止痛。内服速效救心丸、丹参滴丸等，注意速效救心丸必须舌下含服。活血类中成药不宜多种联合使用或大剂量使用，以免造成出血。

（2）情志护理　心血瘀阻证的患者多因情志不遂而诱发，故情志护理非常重要。尤其对年老患者应注意态度和蔼，耐心解释病情，解除患者忧虑和恐惧心理。同时做好家属思想工作，共同为患者创造一个温馨和谐、宁静舒畅的环境，以使患者情绪稳定，利于气血条达。

（3）饮食护理　患者应少食多餐。饮食宜温热，宜食木耳、山楂等食品；忌生冷、油腻之物，忌饮食过饱。食疗方：三七6g、土鸡1只、红枣6枚，共同煲汤服食。

（4）常用中医护理技术　选取膻中和内关，巨阙和间使两组穴位，轮换按揉，每日1次，每次15分钟左右，10天为1个疗程，2个疗程间隔5～7日。

2. 寒凝心脉

临床表现：突发心痛如绞，形寒，手足不温，心悸气短，或心痛彻背，背痛彻心。多因气候骤冷或骤遇风寒而发病或加重症状，苔薄白，脉沉紧或促。

调护措施：

（1）药物护理　辛温散寒，宣痹通阳。内服苏合香丸、冠心苏合丸等，此类药物不宜长期服用，孕妇忌服。中药汤剂应热服。

（2）生活护理　居室温暖向阳，患者应注意保暖御寒。

（3）饮食护理　宜食生姜、大葱、核桃、山药等温热之品，可饮少量米酒；忌食生冷瓜果。食疗方：二姜葱白粥，干姜6g，高良姜6g，葱白10g，粳米若干，上述材料共同煮粥服食。

（4）常用中医护理技术　同心血瘀阻证。

【生活方式指导】

（1）预防本病必须高度重视精神调摄，避免大喜大怒，忧思无度，保持心情平静愉快。

（2）患者居处必须保持安静、通风，还要注意冷暖适宜。

（3）饮食宜清淡，低盐低脂饮食，多吃水果及富含纤维的食物，保持大便通畅；不宜过食肥甘厚味，食勿过饱，戒烟，少饮酒。

（4）发作期患者应立即卧床休息，注意观察患者的脉搏、呼吸、血压及精神状况的变化；缓解期应坚持力所能及的活动，但要注意休息，做到动中有静，保证充足的睡眠。

（5）患者家中及身边必须随身携带急救药物，若患者遵医嘱服用药物后疼痛仍未缓解，必须及时呼叫120寻求帮助。

四、心悸

心悸是指患者自觉心中悸动，惊惕不安，甚则不能自主为主要表现的一种病证，常伴胸闷、气短、失眠、健忘、眩晕、耳鸣等症状。常因情志波动或劳累过度而发作。心悸包括惊悸和怔忡两类病证，病情较轻者为惊悸，病情较重者为怔忡，可呈持续性。

现代医学中各种原因引起的心律失常，如心动过速、心动过缓、早搏、心功能不全、神经官能症等，以心悸为主要表现的，均可参考本病进行辨证施护。

【辨证施护】

1. 心虚胆怯

临床表现：心悸不宁，善惊易恐，坐卧不安，少寐多梦而易惊醒，恶闻声响，苔

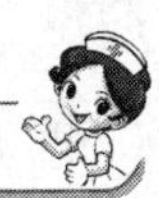

薄白，脉细略数或细弦。

调护措施：

（1）药物护理　镇惊定志，养心安神。内服安神定志丸、黄芪颗粒等；亦可用酸枣仁30g，水煎，睡前服。

（2）情志护理　避免在患者面前议论与其病情有关的问题，防止患者出现情绪激动。嘱咐患者保持心情舒畅，劳逸适度，忌过度思虑，避免愤怒、抑郁等不良情绪。

（3）饮食护理　饮食宜清淡，宜食黄花菜、百合、桂圆、大枣、小麦、莲子等；避免刺激性食物，戒烟酒、浓茶、咖啡。食疗方：桂圆枸杞粥，桂圆肉15g，枸杞20g，百合30g，红枣10枚，大米60g，以上材料共同煮粥，晨起空腹、晚睡前各服1次。

（4）常用中医护理技术　按揉内关、神门、心俞、胆俞等穴。亦可取心、肾、副交感等耳穴，用王不留行籽压穴。

2. 心血不足

临床表现：心悸气短，头晕目眩，面色无华，神疲乏力，少寐多梦，健忘，舌淡，脉细弱。

调护措施：

（1）药物护理　补血养心，益气安神。内服柏子养心丸、归脾丸等。

（2）生活护理　居室环境温湿度应适宜，避免突然的高声、噪音的干扰。重者卧床休息，轻者适当活动。

（3）饮食护理　宜食牛肉、桑葚、山药、枸杞子、龙眼肉、阿胶枣等养血、补益心脾类食物；忌浓茶、咖啡、辛辣等兴奋之品。食疗方：龙眼莲子粥，龙眼肉10g，莲子15g，糯米60g，上述三种材料共同煮粥服食。

（4）常用中医护理技术　按揉内关、神门、足三里等穴。

3. 阴虚火旺

临床表现：心悸易惊，失眠多梦，五心烦热，口干，盗汗，耳鸣，腰酸，头晕目眩，舌红少津，苔少或无苔，脉细数。

调护措施：

（1）药物护理　滋阴清火，养心安神。可服用天王补心丹、朱砂安神丸。

（2）情志护理　加强情志护理，避免情志刺激造成郁怒伤肝，从而导致阴虚阳亢。

（3）饮食护理　饮食宜清淡，富含营养，宜食莲子、银耳、桑葚、百合等。食疗方：百合莲子麦冬汤，莲子（带心）15g，百合30g，麦冬12g，加水煎服。

【生活方式指导】

（1）坚持治疗，获效后应巩固疗效，并积极治疗原发病。

（2）平时注意气候的变化，及时增减衣被，避免外邪侵袭，防止感受风、寒、湿、热等邪气。

（3）发作时应卧床休息，症状改善后适当下床活动，鼓励和指导患者适当锻炼以增强体质。

（4）养成良好的排便习惯，临厕切忌努责；平时应多吃新鲜蔬菜、水果，适当进食麻油、蜂蜜，以保持大便通畅。

（5）做到生活有规律，起居有时，保证一定的休息和充足的睡眠。尤其是老年人的睡眠时间不宜过短，以8小时为宜，更不可以以夜代昼。

（6）调摄精神。做好自我情绪调节，培养心胸宽广、积极乐观的心态。避免七情刺激，减少烦恼，保持心气平和、心情愉悦。

（7）遵循低盐低脂饮食，多食新鲜蔬菜和水果，适当增加营养。切勿进食过饱，少食动物脂肪及高胆固醇食物，忌烟酒、浓茶、咖啡及辛辣之品。

五、不寐

不寐是以经常不能获得正常睡眠为特征的一种病证，亦称失眠。轻者入睡困难，或寐而易醒，或醒后不能再寐，亦有时寐时醒等，严重者则整夜不寐。由于睡眠时间的不足或睡眠不熟，醒后常见神疲乏力，头晕头痛，心悸健忘及心神不宁等。

现代医学中的神经官能症、更年期综合征、高血压、甲状腺功能亢进、贫血、脑动脉硬化，凡以失眠为主要临床表现者，均可参考本病进行辨证施护。

【辨证施护】

1. 肝郁化火

临床表现：不寐，严重者彻夜不寐，急躁易怒，胸闷胁痛，口渴喜饮，口苦而干，目赤耳鸣，小便黄赤，或头晕目眩，头痛欲裂，大便秘结，舌质红，苔黄，或苔黄燥，脉弦数或弦滑数。

调护措施：

（1）药物护理　清肝泻火，佐以安神。内服龙胆泻肝丸、泻肝安神丸等。服药时注意中病即止，不宜长期服用。

（2）情志护理　肝郁化火证的患者多情绪急躁易怒，应做好情志护理，避免情志刺激，使之心情舒畅，情绪稳定。

（3）饮食护理　适当食用柑、橘、香橼、金桔及萝卜等疏肝理气食物。

（4）常用中医护理技术　睡前按揉神门、内关、三阴交、合谷穴，各穴位每次按摩50～100次。

2. 痰热内扰

临床表现：不寐，头重，痰多胸闷，心烦，呕恶嗳气，口苦，目眩，或大便秘结，彻夜不寐，舌质红，苔黄腻，脉滑数。

调护措施：

（1）药物护理　清化痰热，宁心安神。内服牛黄清心丸、礞石滚痰丸等。中药汤剂宜温服，观察药后的效果及反应。

（2）饮食护理　养成良好的饮食习惯，适当选用消食导滞化痰食品，如山楂、萝卜、杏子等；忌暴饮暴食，晚餐忌进食过饱，寝前不进食。食疗方：杏仁糊，杏仁10g，面粉100g，杏仁去皮尖，研成粉状入锅，加水适量煮熬10分钟左右，再将面粉用凉水调成糊状，倒入锅内，煮开即可服食。

（3）常用中医护理技术　睡前按揉中脘、合谷、足三里穴，各穴位每次按揉50～100次。

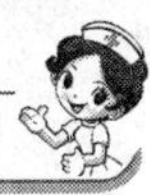

3. 心脾两虚

临床表现：多梦易醒，心悸健忘，头晕目眩，肢倦神疲，饮食无味，面色少华，或脘闷纳呆，舌质淡，苔薄白，或苔滑腻，脉细弱，或濡滑。

调护措施：

（1）药物护理　补养心脾，养血安神。内服人参归脾丸、养血安神片；还可用酸枣仁30g，水煎，睡前服。

（2）生活护理　创造安静舒适的睡眠环境。睡前用热水泡脚，或热水浴。

（3）饮食护理　选用营养丰富的食品适当进补，可多食用红枣、桂圆、茯苓、山药等。食疗方：小米枣仁粥，小米100g，酸枣仁15g，蜂蜜30g，小米与酸枣仁共同煮粥，食用时，加蜂蜜，日服2次。

（4）常用中医护理技术　睡前按揉神门、内关、三阴交穴50～100次；或用手掌心在心窝下做环形按摩20次；或按摩左、右脚涌泉穴各20次。

【生活方式指导】

（1）重视精神调摄，避免过度紧张、兴奋、焦虑、抑郁、惊恐、愤怒等不良情绪刺激。做到喜怒有节，保持情绪稳定，精神舒畅，以放松的、顺其自然的心态对待睡眠。

（2）讲究睡眠卫生，建立有规律的作息制度，养成良好的睡眠习惯。定时就寝，睡前不做剧烈的运动，避免从事紧张和兴奋的活动。

（3）睡眠环境要安静，卧室光线要柔和，卧具要舒适。尽量避免各种影响睡眠的不利因素，以保证睡眠质量。

（4）加强饮食调养，宜进清淡、易消化的食物，晚餐不宜过饥、过饱。睡前不饮浓茶、咖啡等兴奋性饮料。

（5）进行适当体育活动，以增强体质。

六、胃痛

胃痛，又称胃脘痛，是由于胃气阻滞，胃络瘀阻，胃失所养导致的以上腹胃脘部发生疼痛为主症的一种病证。本病在消化系统病证中最为多见，人群中发病率较高。

现代医学中的急慢性胃炎、消化性溃疡、胃痉挛、胃下垂、胃神经官能症等疾病，当以上腹部胃脘疼痛为主要临床表现时，均可参考本病进行辨证施护。

【辨证施护】

1. 寒邪客胃

临床表现：胃痛暴作，甚则拘急作痛，得热痛减，遇寒痛增，口淡不渴，或喜热饮，苔薄白，脉弦紧。

调护措施：

（1）药物护理　温胃散寒，理气止痛。内服良附丸、温胃舒等。尽量用热水服用药物。

（2）生活护理　居室应温暖向阳，注意脘腹部保暖防寒。

（3）饮食护理　宜食用温热性食物，忌食生冷瓜果。食疗方：鲜姜3～5片，红糖适量，以滚开水沏泡，趁热饮服，服后取微汗。

（4）常用中医护理技术　①按摩上脘、中脘、梁门、足三里、内关穴；②艾灸中脘、足三里穴；③盐炒热，布包熨胃脘部。

2. 饮食停滞

临床表现：暴饮暴食后，胃脘胀满疼痛拒按，嗳腐吞酸，或呕吐不消化食物，其味腐臭，吐后痛减，不思饮食或厌食，大便不爽，得矢气及便后稍舒，舌苔厚腻，脉滑有力。

调护措施：

（1）药物护理　消食导滞，和胃止痛。内服枳实导滞丸、健胃消食片等，服药后可少量饮温水，使药物消食作用强度增加；或焦麦芽、焦山楂、焦神曲各6g，煎服，每日1次。

（2）饮食护理　严格控制饮食，必要时暂禁食，待症状缓解后，先给予清淡流食、半流食，逐渐过渡到正常饮食。指导患者多食萝卜、金桔、苹果、山楂等有宽中理气作用的食品，有助于消化；控制油腻厚味食物。食疗方：曲末粥，将神曲30g打碎煎煮，去渣取汁，入粳米100g煮粥服食。

（3）常用中医护理技术　按揉中脘、气海、天枢、足三里、内关、胃俞穴。或顺时针方向摩腹。

3. 肝气犯胃

临床表现：胃脘胀满，攻撑作痛，胃痛连胁，胸闷嗳气，喜长叹息，大便不畅，得嗳气、矢气则舒，每因情志不遂而发作或加重，苔薄白，脉弦。

调护措施：

（1）药物护理　疏肝理气，和胃止痛。内服柴胡疏肝散、疏肝和胃丸等；亦可用玫瑰花10g，香附15g，代茶饮。

（2）情志护理　重视精神调摄，避免忧思恼怒及情绪紧张，保持心情舒畅。

（3）饮食护理　宜清淡饮食，多饮水，避免过饱；忌食南瓜、芋头、红薯、土豆等淀粉类阻滞气机的食物及辛辣、燥热之品，忌食煎炸、肥厚甘腻之物。食疗方：砂仁2g，木香1g，在砂锅内炒干并研磨成面后，与适量的藕粉和白糖一起放入碗中，冲入沸腾的开水即可服食。

（4）常用中医护理技术　按揉中脘、气海、天枢、足三里、肝俞、脾俞、胃俞、膻中等穴。

4. 脾胃虚寒

临床表现：胃痛隐隐，绵绵不休，冷痛不适，喜温喜按，受寒、劳累或饥饿时疼痛发作或加重，泛吐清水，食少，神疲乏力，手足不温，大便溏薄，舌淡苔白，脉虚弱。

调护措施：

（1）药物护理　温中健脾，和胃止痛。内服香砂养胃丸、温胃舒颗粒等。中药汤剂宜热服，服药后忌食生冷。

（2）生活护理　居室应光线充足，室温可略偏高（20℃～22℃），衣被适当，注意

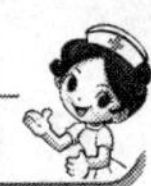

患者的防寒保暖。

（3）饮食护理　应多食有补中益气温胃作用的食品，如桂圆、莲子、大枣、南瓜、牛奶、鸡蛋、瘦肉等，并适当用有温胃散寒作用的葱、姜、芥末、胡椒、大蒜、韭菜作调料。食疗方：猪肚一只，砂仁3g，黑胡椒2g，陈皮3g，上三味药纳入猪肚内，密封一端，注入白酒6～7成，密封另一端，中度火力炖2～3小时至猪肚熟烂，隔日服食1次。

（4）常用中医护理技术　①按揉中脘、气海、天枢、足三里、脾俞、胃俞等穴；②选用干姜10g，小茴香20g，桂枝10g，陈皮10g，研末，用清水调置后外敷于胃脘部，每日2次。

5. 胃阴亏虚

临床表现：胃脘隐隐灼痛，嘈杂似饥，饥不欲食，口燥咽干，口渴思饮，消瘦乏力，大便干结，舌红少津或光剥无苔，脉细数。

调护措施：

（1）药物护理　养阴益胃，和中止痛。内服阴虚胃痛颗粒、胃安胶囊等。

（2）生活护理　居室应在阴面，环境要清静，避免噪音和强烈阳光的刺激。

（3）饮食护理　多食润燥生津之品，如雪梨、莲藕、荸荠、甘蔗、菠萝、百合、银耳、甲鱼、花生、蜂蜜等；忌食煎炸、烟酒、浓茶及咖啡等刺激之品。食疗方：麦门冬30g，粳米100g，共同煮粥服食。

（4）常用中医护理技术　按揉中脘、足三里、三阴交、合谷、内关穴，每穴按揉50次，每日1次。

【生活方式指导】

（1）加强卫生宣教工作，使患者养成饮食有节、定时定量的好习惯，改正暴饮暴食的习惯。

（2）注意生活起居，避免风、寒、暑、湿等外邪犯胃，保证充足睡眠。

（3）注意劳逸结合，避免过度劳累。患者病情较重时，需适当休息，这样可减轻胃痛和减少胃痛发作，进而达到预防胃痛的目的。

七、泄泻

泄泻是以大便次数增多，粪质稀薄，甚至泻出如水为临床特征的一种病证。本病是一种常见的消化系统病证，一年四季均可发生，但以夏秋两季较为多见。

现代医学中的急慢性肠炎、肠结核、肠易激综合征、吸收不良综合征等，出现以泄泻为主的临床表现时，均可参考本病进行辨证施护。

【辨证施护】

1. 寒湿泄泻

临床表现：泄泻清稀，甚则如水样，腹痛肠鸣，脘闷食少，苔白腻，脉濡缓。若兼外感风寒，则恶寒发热，头痛，肢体酸痛，苔薄白，脉浮。

调护措施：

（1）药物护理　芳香化湿，解表散寒。内服藿香正气水等。药物宜偏热服。

（2）生活护理　居室宜清洁整齐，温暖干燥，衣被适度。注意观察患者体温变化。患者出现腹痛时，可做腹部热敷。

（3）饮食护理　饮食宜细软、少渣、少油腻之流食或半流食，待泄泻缓解后再给予软食，并可食用炒米粉、炒面粉等制品，有助于燥湿止泻；忌食生冷。食疗方：山药羊肉粥，羊肉250g，鲜山药500g，煮烂后，加入糯米500g，加水适量煮成粥，调味，早晚服食。

2. 湿热泄泻

临床表现：腹痛即泻，泻下急迫，或泻而不爽，粪色黄褐，气味臭秽，肛门灼热，或伴有身热口渴，小便短黄，苔黄腻，脉滑数或濡数。

调护措施：

（1）药物护理　清热利湿。内服芩连片、枫蓼肠胃康等；亦可用马齿苋50g，洗干净后切碎，煎水饮用。不宜使用固涩药止泻。

（2）生活护理　居室宜凉爽干燥，空气新鲜，定时通风换气，及时更换被污染的衣被，妥善处理排泄物。如出现便中带脓血，排便不爽，或里急后重，需及时留取标本送化验检查，鉴别是否痢疾，并应做好消化道隔离，防止交叉感染。

（3）饮食护理　饮食以清淡为主。重症患者可鼓励多饮淡盐水或糖盐水，以补充津液。津脱阴伤者可多食梨汁、荸荠汁、西瓜汁、藕汁，以增补津液，清热利湿。食疗方：绿豆粥，绿豆50g，粳米100g，共同煮粥服食。

3. 脾虚泄泻

临床表现：大便时溏时溏，稍进油腻食物或饮食稍多，即大便次数增多，泄泻迁延反复，伴有饮食减少，食后脘闷不舒，面色萎黄，神疲倦怠，舌淡苔白，脉细弱。

调护措施：

（1）药物护理　健脾益气，和胃渗湿。内服参苓白术散、枫蓼肠胃康等。若泄泻量次增多，需预防津脱阴伤的情况发生。

（2）生活护理　要注意生活规律，不可劳倦过度。要适当运动，慢跑、游泳、散步等中等强度的运动都是比较适合的运动项目。

（3）饮食护理　饮食以营养丰富、易消化为原则，适当多食鲫鱼、牛羊肉、瘦猪肉、牛奶、鸡蛋、扁豆、栗子、桂圆等有补中健脾作用的食品，多食胡椒、姜等调味品。食疗方：山药饭，山药、莲肉、扁豆各30g，共同与粳米一起煮饭服食。

（4）常用中医护理技术　①用双手掌重叠紧贴于中脘、气海、关元、天枢穴上，先以顺时针方向旋转按揉1～2分钟，再逆时针方向旋转按揉1～2分钟。推揉足三里穴1～2分钟；②盐炒热，布包熨神阙穴。

4. 肾虚泄泻

临床表现：黎明之前脐腹作痛，肠鸣即泻，泻下完谷，泻后即安，小腹冷痛，形寒肢冷，腰膝酸软，舌淡苔白，脉细弱。

调护措施：

（1）药物护理　温补脾肾，固涩止泻。内服四神丸合金匮肾气丸或附子理中丸。汤药宜热服，服药后忌食生冷。

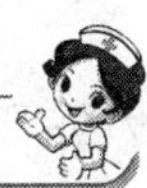

（2）生活护理　患者喜暖恶寒，居室应温暖向阳，冬天多晒太阳，多加衣被，必要时以热水袋保暖，以使阳气振奋，驱除寒邪。根据病情和患者的体力，适当锻炼活动。

（3）饮食护理　多选用有补脾温肾之食品，如胡桃、山药、狗肉、动物肾脏等，并可加胡椒、肉桂等调味。食疗方：芡实百合粳米粥，芡实、百合、粳米各50g，加水适量煮粥服食。

（4）常用中医护理技术　①患者取仰卧位，医生位于其右侧，先用右手在患者全腹施以逆时针方向摩法2～3分钟，再以食、中两指分别置于天枢穴作双指揉3～5分钟。然后分别对中脘及气海、关元穴施掌摩法3～5分钟。最后指揉双侧足三里穴各1～2分钟。②艾灸神阙、天枢、足三里、肾俞、命门穴。③耳穴选大肠、胃、脾、肝、肾、交感，每次以3～4穴，用王不留行籽贴压，中等刺激。

【生活方式指导】

（1）平时要养成良好的卫生习惯。不饮生水，忌食腐馊变质饮食，少食生冷瓜果，并可结合食疗健脾益胃。居处冷暖适宜。

（2）一些急性泄泻患者可暂禁食；对重度泄泻者，应注意防止津液亏损，及时补充体液。一般情况下可给予流质或半流质饮食。

（3）适当锻炼。如餐后散步，参加跳舞健身，专业健身训练等，以增强自身体质。

八、便秘

便秘是大肠传导失常，导致大便秘结，排便周期延长；或周期不长，粪质干结，排出艰难；或粪质不硬，虽有便意，便而不畅的病证。

现代医学中的习惯性便秘，肠易激综合征、肠道炎症恢复期、直肠及肛门疾病所致之便秘，体质虚弱致排便动力减弱所致的便秘等，均可参考本病进行辨证施护。

【辨证施护】

1. 肠胃积热

临床表现：大便干结，腹胀腹痛，面红身热，口干口臭，心烦不安，小便短赤，舌红苔黄燥，脉滑数。

调护措施：

（1）药物护理　泻热导滞，润肠通便。选用麻子仁丸口服；可用番泻叶6～10g，开水泡服；生大黄6g开水泡服。服药后应注意患者排便的次数及大便量，观察有无腹痛和泻下不止的情况。

（2）生活护理　患者居室应安静，凉爽通风，光线柔和，避免强光和噪音的刺激。

（3）饮食护理　饮食宜清淡，偏凉润为主，如蜂蜜、雪梨、番茄、西瓜、苦瓜、芝麻、核桃、松子、香蕉等以润肠通便；禁忌辛辣厚味，烟酒油腻。食疗方：鲜笋拌芹菜，鲜嫩竹笋100g，芹菜100g，将竹笋煮熟切片，芹菜切段用开水略焯，控尽水分与竹笋片相合，适当调味即可服食。

（4）常用中医护理技术　按揉天枢、大横、大肠俞、足三里等穴，每次按揉15分钟，每天1次。

2. 气机郁滞

临床表现：大便干结或不甚干结，欲便不得出，或便而不畅，肠鸣矢气，腹中胀痛，胸胁满闷，嗳气频作，饮食减少，舌苔薄腻，脉弦。

调护措施：

（1）药物护理　顺气导滞。口服麻子仁丸；用番泻叶6g开水泡服；或生大黄6g开水泡服；亦可用萝卜子（炒）6g，皂荚末1.5g，共研细末开水送服。服药后的观察同肠胃积热型。

（2）情志护理　要关心体贴患者，避免恶性刺激，让患者保持心情舒畅。

（3）饮食护理　宜多食新鲜水果蔬菜和有通便作用的食品，如香菇、洋葱、芦根、竹笋、萝卜等；忌食甜粘、生冷、油腻及不易消化之品。食疗方：郁李仁粥，郁李仁（捣碎）10～15g，粳米100g，加适量水煮粥，代早餐服食。

（4）常用中医护理技术　按揉中脘、天枢、大横、大肠俞、足三里等穴，每次按揉15分钟，每天1次。

3. 气虚便秘

临床表现：粪质并不干硬，虽有便意，但临厕排便困难，需努挣方出，挣得汗出短气，便后乏力，体质虚弱，面白神疲，肢倦懒言，舌淡苔白，脉弱。

调护措施：

（1）药物护理　补气润肠。内服补中益气丸合五仁丸。中药宜热服。

（2）饮食护理　多选用有补益中气之食品，如红枣、蜂蜜等；忌食生冷。食疗方：核桃仁、芝麻各30g，共捣如泥，开水冲服，每日1次，空腹服食。

（3）常用中医护理技术　按揉中脘、天枢、大横、大肠俞、足三里等穴。排便无力时可按摩腹部，在腹壁由右下腹顺结肠方向，向上、向下推，反复按摩10～15分钟。

【生活方式指导】

（1）指导患者正确选择食谱，提倡多吃粗粮、蔬菜、水果等；改变既往不良饮食习惯，避免食用辛辣厚味，煎炸之品。

（2）指导患者增加运动，加强腹肌锻炼，避免久坐少动；养成定时排便的习惯，即使无便意，亦坚持定时蹲厕。

（3）保持心情舒畅，戒忧思恼怒。

（4）便秘时切忌滥用泻药。

九、眩晕

眩晕，以自觉头晕眼花，视物旋转动摇为主症的一类病证。其轻者闭目可止；重者如坐车船，旋转不定，不能站立，或伴有恶心、呕吐、汗出、面色苍白等症状；严重者可突然仆倒。

现代医学中的脑血管疾病、低血压、梅尼埃综合征、神经衰弱等出现眩晕征象者，均可参考本病进行辨证施护。

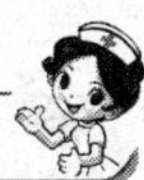

【辨证施护】

1. 肝阳上亢

临床表现：眩晕，耳鸣，头痛且胀，面红目赤，急躁易怒，或肢麻震颤，腰膝酸软，心悸健忘，失眠多梦，遇劳累、恼怒加重，舌质红，苔薄黄，脉弦细数。

调护措施：

（1）药物护理　平肝潜阳，滋养肝肾。内服天麻钩藤颗粒、半夏白术天麻丸等。

（2）生活护理　居室宜安静、整洁，空气新鲜，光线宜暗。注意观察血压、脉搏变化，若患者突然出现血压升高，头痛头晕加剧，伴肢体麻木、口眼歪斜等中风现象时，应立即让患者卧床，及时报告医生。

（3）情志护理　避免忧郁恼怒，保持心情舒畅，以免肝阳妄动。

（4）饮食护理　饮食宜清淡，多食蔬菜水果，保持大便通畅；少食油腻厚味及辛辣动火之品，如葱、蒜、辣椒、酒等。食疗方：麦冬6g，菊花6g，煎水代茶饮。

2. 痰浊中阻

临床表现：视物旋转，头重如蒙，胸闷恶心，呕吐痰涎，脘腹痞满，纳少神疲，苔白腻，脉弦滑。

调护措施：

（1）药物护理　燥湿祛痰，健脾和胃。内服温胆丸、半夏白术天麻丸等。

（2）生活护理　居室宜安静，空气新鲜，光线柔和。眩晕如坐舟中的患者宜静卧休息。

（3）饮食护理　饮食以清淡、素食为主，如萝卜、山楂、薏苡仁等；少吃黏腻、油荤食物，如动物油、鱼子、蛋黄、动物内脏等，忌食生冷，忌烟酒。食疗方：陈皮茶，陈皮10g，泡水代茶饮。

3. 气血亏虚

临床表现：眩晕动则加剧，遇劳则发，神疲懒言，乏力自汗，面色无华，唇甲淡白，心悸少寐，舌质淡，苔薄白，脉细弱。

调护措施：

（1）药物护理　补养气血，健运脾胃。内服归脾丸、八珍颗粒等。

（2）生活护理　患者平时起卧时动作宜缓，勿突然站立或坐起，防止跌伤。发病时宜卧床休息。

（3）饮食护理　加强饮食调补，宜选营养丰富的高蛋白之品，如鱼、瘦肉、鸡蛋、豆腐、黑木耳、红枣、黑芝麻等；忌咖啡、浓茶等刺激之品。食疗方：天麻20g，母鸡1只（1kg），共同煲汤服食。

【生活方式指导】

（1）保持居室安静，避免噪音和强光刺激。

（2）保持心情舒畅、情绪稳定，避免忧思恼怒。

（3）了解本病发作的诱因，避免和消除能导致眩晕发生和加重的各种因素。

（4）饮食应有节制，防止暴食暴饮、过食肥甘，提倡戒烟、戒酒。久病体虚者可进易消化、营养丰富的食物。

（5）劳逸结合，坚持适当体育锻炼，避免劳累过度。

（6）眩晕发作时，应卧床休息，闭目养神，起坐下床动作要缓慢，严重者需要有人搀扶。眩晕伴有恶心呕吐；或伴有头痛、肢体发麻、语言不利；或伴有胸闷、胸痛、心悸、全身乏力等症状时，应立即报告医护人员，以防并发症或中风等危重症发生。

（7）为避免强光刺激，外出时佩戴变色眼镜。不宜从事高空作业。

（8）有高血压病史者要坚持服药，定期测量血压。

十、消渴

消渴是以多尿、多饮、多食、乏力、消瘦，或尿有甜味为典型临床表现的一种疾病。基本病机为阴虚燥热，多由于先天禀赋不足，复因情志失调、饮食不节等原因所致。消渴是一种发病率高、病程长、并发症多，严重危害人类健康的疾病。

现代医学中的糖尿病可参考本病进行辨证施护。

【辨证施护】

1. 上消（肺热津伤）

临床表现：烦渴多饮，口干舌燥，尿频量多，舌边尖红，苔薄黄，脉洪数。

调护措施：

（1）药物护理　清热润肺，生津止渴。内服玉泉丸、降糖舒胶囊等。

（2）生活护理　居室宜安静，光线柔和，空气新鲜，室温宜偏低。可适当活动，以不感疲劳为度。

（3）饮食护理　严格按病情定时、定量的控制饮食，以蔬菜、瘦肉、蛋类、豆制品为主食，宜多食山药、茭白、洋葱、西红柿、菠菜根等食物；少食煎炸食物，禁食肥甘厚味之品，忌烟酒。食疗方：菠菜银耳汤，菠菜根 100g，银耳 10g，共同煎汤服食。

2. 中消（胃热炽盛）

临床表现：多食易饥，口渴，尿多，形体消瘦，大便干燥，苔黄，脉滑实有力。

调护措施：

（1）药物护理　清胃泻火，养阴增液。内服消渴丸、参芪降糖颗粒等。

（2）生活护理　患者应注意休息，可适当活动，不能过度疲劳。

（3）饮食护理　饮食按医嘱严加控制。当饥饿难忍时，可添加白菜、菠菜、油菜、冬瓜、豆芽、茄子等。口渴甚者可用山药、麦冬煎水代茶饮。大便干结者，可多食萝卜、青笋、黄瓜等以清胃热，亦可服用麻仁丸或蜂蜜水以润肠通便。

3. 下消（肾阴亏虚）

临床表现：尿频量多，混浊如脂膏，或尿甜，腰膝酸软，乏力，头晕耳鸣，口干唇燥，皮肤干燥、瘙痒，舌红苔少，脉细数。

调护措施：

（1）药物护理　滋阴补肾，润燥止渴。内服知柏地黄丸。

（2）生活护理　皮肤干燥发痒者避免抓破；注意皮肤清洁，勤洗澡；内衣柔和平贴，有汗液时勤换洗；发生疖疮及时处理。尤其要观察有无并发症的发生。

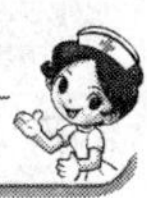

（3）饮食护理　要严格遵照医嘱进食。有饥饿者可适当进食一些具有降糖止渴作用的食物，如苦瓜、豇豆、豌豆等。食疗方：山药玉竹鸽肉汤，乳鸽1只，淮山药30g，玉竹20g，共同煲汤服食。

【生活方式指导】

（1）宣传消渴病知识，使患者及其家属对本病有基本的认识，解除心理负担，配合医生对消渴病进行合理、全面的治疗。

（2）本病除药物治疗外，还要注意生活调摄，尤其是节制饮食，具有基础治疗的重要作用。饮食宜以适量米、麦、杂粮，配以蔬菜、豆类、瘦肉、鸡蛋等，定时定量进餐。在保证机体合理需要的情况下，应限制粮食、油脂的摄入，忌食糖类，戒烟酒、浓茶及咖啡等。

（3）关注患者的心理健康，以解除患者由于长期患病，出现的焦虑、抑郁等情绪，保持心情舒畅，增强治病信心。

（4）适当体育锻炼，增强抗病能力。

（5）鉴于消渴病难以根治，应坚持终生治疗，注意监测病情，切忌随意中断治疗。

十一、淋证

淋证是以小便频数短涩，淋沥刺痛，小腹拘急痛引腰腹，或尿有砂石为主要临床表现的一类病证。常因饮食劳倦、湿热侵袭引起的以肾虚，膀胱湿热，气化失司所致。

现代医学中的急、慢性尿路感染，尿路结石，急、慢性前列腺炎等当出现上述症状时，均可参考本病进行辨证施护。

【辨证施护】

1. 热淋

临床表现：小便频急短涩，尿道灼热刺痛，尿色黄赤，少腹拘急胀痛，或有发热，口苦，呕恶，或腰痛拒按，或有大便秘结，苔黄腻，脉滑数。

调护措施：

（1）药物护理　清热解毒，利湿通淋。内服三金片、八正合剂等。服药后嘱患者多饮水，多排尿。

（2）生活护理　居室宜干燥、凉爽、安静、舒适。

（3）情志护理　消除患者的紧张情绪，让患者在排尿时精神放松，可用其他方法分散其注意力，减轻病痛，增加治愈信心。

（4）饮食护理　饮食宜偏凉，多食用蔬菜如菠菜、空心菜、芹菜、黄花菜、慈菇、茭白、冬瓜、莲藕等，亦可多食用荸荠、菱角、雪梨、西瓜等水果；忌烟酒、辛辣刺激食品及肥甘厚味。食疗方：赤小豆30g，绿豆30g，煮汤代茶饮。

2. 石淋

临床表现：尿中时夹砂石，小便艰涩，或排尿时突然中断，尿道窘迫疼痛，少腹拘急，或腰腹绞痛难忍，痛引少腹连及外阴，尿中带血，舌红，苔薄黄，脉滑数。

调护措施：

（1）药物护理　清热利尿，通淋排石。内服排石颗粒、复方金钱草冲剂等；用金钱草60g，水煎服，每日1剂。服药后注意观察排尿的次数、尿量、尿色及有无砂石排出。

（2）生活护理　鼓励患者多饮水，每日饮水量至少应保持1500~2000ml左右，以达清热利湿之效。石淋绞痛发作，患者发生虚脱时，应立即让患者取头低平卧位，测血压，加强保暖措施，并通知医生。如绞痛部位下移，绞痛突然消失，可判断结石进入膀胱。若有尿痛、小腹疼痛、尿中断时，应鼓励患者用力排尿，促使结石排出，并做好结石过滤和留标本送检工作。鼓励患者做适当的跳跃运动，可促进砂石的排出。

（3）饮食护理　宜多食用蔬菜及水果，多饮水；少食或不食含钙和磷较高的食物，如菠菜、土豆、动物内脏、草莓、蛋类等。有条件可做结石成分分析，针对结石性质给予相宜饮食。食疗方：鸡内金60g，粳米适量，煮粥服食。

【生活方式指导】

（1）增强体质，防止情志内伤，消除各种外邪入侵和湿热内生的因素。

（2）避免不必要的导尿及泌尿道器械操作，如导尿、膀胱镜、膀胱逆行造影，以防外邪侵入膀胱。

（3）多饮水，不憋尿。淋证患者应多饮水，每2~3小时排尿1次，保持尿液对泌尿道的冲洗。

（4）注意外阴部的清洁卫生。特别是妇女在月经期、妊娠期、产后更应注意外阴部卫生。

（5）饮食宜清淡，忌肥腻香燥、辛辣之品。

（6）注意适当休息，淋证急性发作期间应禁房事。

十二、水肿

水肿是以头面、眼睑、四肢、腹背，甚至全身浮肿为临床特征的一类病证。常因感受外邪，饮食失调，或劳倦过度等，使肺失通调，脾失健运，肾失开合，膀胱气化失常，导致体内水液潴留，泛滥肌肤所致。

现代医学中的急慢性肾小球肾炎，肾病综合征，充血性心力衰竭，内分泌失调，以及营养障碍等疾病出现的水肿，均可参考本病进行辨证施护。

【辨证施护】

1. 风水相搏（阳水）

临床表现：浮肿起于眼睑，继则四肢及全身皆肿，来势迅速，多有恶寒发热，肢节酸痛，小便短少等症。偏于风热者，伴咽喉红肿疼痛，口渴，舌质红，脉浮滑数；偏于风寒者，兼恶寒无汗，头痛，鼻塞，咳喘，舌苔薄白，脉浮滑或浮紧。

调护措施：

（1）药物护理　疏风解表，宣肺行水。内服肾炎解热片等；可用白茅根30g，或玉米须15g，煎水代茶饮。中药宜热服，可酌量饮热粥或姜糖水，以助汗出。

（2）生活护理　水肿严重者，经常变换体位；眼睑及面部水肿时，可垫高枕头。准确记录24小时出入量，定期测量体重和血压。

（3）饮食护理　饮食宜清淡、易消化；忌食辛辣、肥腻之品。水肿初期遵医嘱给

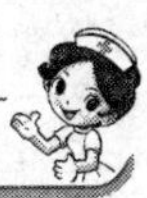

予无盐饮食，肿势消退后可改低盐饮食。食疗方：鲜白茅根100g，加水适量煎煮取汁去渣，加入赤小豆、粳米适量煮粥服食。

2. 肾阳虚衰（阴水）

临床表现：水肿反复消长不已，面浮身肿，腰以下甚，按之凹陷不起，尿量减少或反多，腰酸冷痛，四肢厥冷，怯寒神疲，面色㿠白或灰滞；甚者心悸胸闷，喘促难卧，腹大胀满，舌质淡胖苔白，脉沉细或沉迟无力。

调护措施：

（1）药物护理　温肾助阳，化气行水。内服济生肾气丸、金水宝胶囊等。中药宜温服。若伴恶心呕吐者，在服药前生姜擦舌，或少量频服。

（2）生活护理　重症患者绝对卧床休息。对水肿而致胸闷憋气者，可取半卧位；下肢水肿者，适当抬高患肢。

（3）饮食护理　饮食宜富于营养。兼脾虚湿困者，可给予补脾利湿之品；兼腹胀者，少食各种产气的食物。食疗方：鲤鱼500g，赤小豆50g，桑白皮15g，白术50g，共同煲汤服食。

【生活方式指导】

（1）避免感受风邪，注意保暖；参加适度体育锻炼，宜做轻缓运动，以提高机体抗病能力。

（2）避免居住在潮湿处所，避免淋雨涉水。

（3）注意调摄饮食，饮食应富含蛋白质，清淡易消化。水肿患者应忌盐，肿势重者应予无盐饮食，轻者予低盐饮食（每日食盐量3～4g）。肿退之后，亦应注意饮食不可过咸。忌食辛辣肥甘之品。对肾脏有损害的药物慎重使用。

（4）保持皮肤清洁，避免搔抓皮肤或擦伤皮肤。

（5）水肿期间，应严格记录水分的出入量，每日测量体重及腹围，以了解水肿的进退消长。

（6）避免过度劳累，避免不良的精神刺激。

（7）坚持治疗，定期随访。

十三、痹证

痹证是以肌肉、筋骨及关节发生疼痛、麻木、重着、屈伸不利，甚至关节肿大灼热为主要临床表现的病证。常因正气不足，风、寒、湿、热等外邪侵袭人体，痹阻经络，气血运行不畅所致。

现代医学的风湿性关节炎、类风湿性关节炎、强直性脊柱炎、骨性关节炎、坐骨神经痛、痛风等以肢体痹痛为临床特征者，均可参考本病进行辨证施护。

【辨证施护】

1. 行痹

临床表现：肢体关节、肌肉酸痛，上下左右关节游走不定，但以上肢为多见，以冷痛为多，亦可轻微热痛，初起或见恶风寒，舌苔薄白或薄腻，脉多浮或浮缓。

调护措施：

（1）药物护理　祛风通络，散寒除湿。内服小活络丸、追风透骨片等。中药宜温热服，或加少许黄酒趁热服用，并严密观察服药后的反应。

（2）生活护理　患者应居住在避风的房间，注意保暖，不宜在寒冷季节或阴雨天气到室外活动，预防因复感风寒而加重病情。可于疼痛剧烈的部位加用护套，鼓励患者多晒太阳。

（3）饮食护理　宜多食温热性的食物，亦可常食桑葚、木瓜等养血祛风类食品，饭菜中可多加姜片、胡椒粉等祛风散寒之品；忌食生冷瓜果、饮料等。食疗方：羊肉700g，酒制豨莶草50g，白萝卜100g，生姜15g，花椒5g，葱25g，共同煲汤服食。

（4）常用中医护理技术　①艾叶200g，煎汤热浴，忌风；②石菖蒲200g，小茴香10g，盐500g，炒热布包外敷患处。

2. 痛痹

临床表现：肢体关节疼痛较剧，痛有定处，得热痛缓，遇寒痛重，关节屈伸不利，局部皮色不红，常有冷感，苔薄白，脉弦紧。

调护措施：

（1）药物护理　温经散寒，祛风除湿。内服寒湿痹冲剂、复方南星止痛膏等。

（2）生活护理　居室宜温暖向阳，并应注意局部保暖，多加衣被。慢性患者长期卧床，应注意定时更换体位，将罹患关节保持功能位置，在疼痛缓解后，协助患者进行功能锻炼，以免肌肉萎缩或关节畸形。注意皮肤护理，预防发生褥疮。

（3）饮食护理　饮食宜温热，可多食生姜、胡椒等温热性调料，以助热散寒；忌生冷之物。酒类性热，又能通经活络，可酌情选用，但不宜过量。食疗方：薏苡仁50g，冬瓜500g，生姜片少许，加水熬汤后服食。

（4）常用中医护理技术　选用川乌、草乌、牛膝、威灵仙、苏木、姜黄、乳香、没药、当归、红花各10g，伸筋草、透骨草各15g，白芷20g，装入布袋中，加水煎沸，先熏蒸后烫熨患处，每次40～60分钟，每天2次，每剂药用2天，6剂为1个疗程。

3. 着痹

临床表现：肢体关节、肌肉痠楚重着、疼痛固定，肿胀散漫，关节活动不利，肌肤麻木不仁，舌质淡，舌苔白腻，脉濡缓。

调护措施：

（1）药物护理　除湿通络，祛风散寒。内服龙胆风湿胶囊、风湿镇痛膏等。

（2）生活护理　居室宜温暖干燥，衣被多暴晒，避免居处湿冷。若居住地为潮湿气候，要提高室温以驱散潮气。

（3）饮食护理　饮食宜温热，忌生冷。可多食用燥湿之品，如薏苡仁、鳝鱼、白扁豆、赤小豆等。食疗方：木瓜汤，木瓜4个，蒸熟去皮，研烂如泥，白蜜1kg炼净，将两物调匀，放入净瓷器内盛之。每日晨起用开水冲调1～2匙服食。

（4）常用中医护理技术　同寒痹。

【生活方式指导】

（1）注意防寒防湿，特别是久处潮湿环境者，应注意预防外邪侵袭，一旦感受邪气应及时治疗，以避免病情进一步发展。居住的房间应当通风、干燥、向阳，保持空

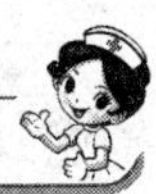

气新鲜。

(2) 要饮食有常，劳逸结合，起居作息要有规律，并注意加强体育锻炼，以增强机体对外邪的抗御能力。

(3) 加强肢体功能锻炼，避免关节僵直挛缩，防止肌肉萎缩。疼痛剧烈的部位加用护套。鼓励患者多晒太阳。

(4) 痹阻日久可出现关节肿大，畸形，屈伸不利，甚至僵直，不能行动，需长期治疗。

(5) 痹症患者由于长期患病，情志易出现异常，要多关注患者的情绪变化，若发现存在不良情绪，需及时疏导，以利于疾病的治疗。

第二节　外科病证护理

一、痈

痈是指发生在皮肉之间的急性化脓性疾病。特征是局部光软无头，红肿热痛，结块范围在 6 ~ 9cm 左右，发病迅速，易肿、易脓、易溃、易敛，或伴有恶寒，发热，口渴等全身症状，一般不会损筋伤骨，亦不易造成内陷。

现代医学中的急性化脓性淋巴结炎、皮肤浅表脓肿、蜂窝组织炎等，均可参考本病进行辨证施护。

【辨证施护】

1. 初起期

临床表现：初起时患处突然肿胀，迅速结块，表皮灼热红肿，疼痛，继而肿势增大，边界清楚，按之发硬。轻者无全身症状，重者出现恶寒发热，头痛口干，尿赤便秘，舌苔黄腻，脉洪数。

调护措施：

(1) 药物护理　祛风清热，化瘀消肿。可口服连翘败毒丸。外敷金黄膏。

(2) 生活护理　注意皮肤卫生，防治皮肤损伤，避免搔抓及皮肤摩擦等刺激。

(3) 饮食护理　饮食宜清淡；忌食鱼腥发物、肥甘厚味及辛辣刺激食物。食疗方：银花绿豆粥，绿豆 50g，金银花 50g，粳米 100g，上述材料共同煮粥服食。

2. 成脓期

临床表现：在起病 7 天左右成脓，少数体弱患者可能后延，但不会超过 2 周。此时患处肿势高突，疼痛加剧，痛如鸡啄。可伴高热不退，便秘尿赤，舌红苔黄腻，脉滑数。

调护措施：

(1) 药物护理　清热解毒，托毒透脓。可口服透脓散。脓成则切开排脓，用九一丹或八二丹药线引流，外盖金黄膏或红油膏。

(2) 生活护理　注意个人卫生，时常更换内衣，不要汗湿衣襟。

(3) 饮食护理　饮食宜清淡，以进有清热化湿解毒作用的食品为宜，多饮开水；

忌食鱼腥发物、肥甘厚味及辛辣刺激食物，不宜饮酒。食疗方：茯苓白芷粥，金银花50g，茯苓20g，白芷10g，粳米100g，上述材料共同煮粥，早晚服食。

3. 溃后期

临床表现：脓肿溃破，脓出黄白稠厚，或夹有赤紫色血块。若排脓通畅，局部肿消痛止，全身症状亦随之消失，待脓净毒泄，逐渐长肉收口而愈。若溃后脓虽出，而肿块周围仍然坚硬，或脓水稀薄，疮面新肉不生，应考虑疮口过小，流脓不畅，或体质虚弱，不能托毒外出。

调护措施：

（1）药物护理　一般不需内治，但体质虚弱者，宜补益气血，可服八珍丸、十全大补丸等。脓尽可外用白玉膏掺生肌散。

（2）生活护理　患者出现破溃后需及时进行合理的治疗，防止感染扩散，而加重痈的症状。

（3）饮食护理　饮食宜清淡、易于消化，多食绿豆芽、西瓜皮、菊花等凉性食物。食疗方：疮口破溃后宜食蛋花汤、猪肝汤、藕粉、绿豆粥等，以增加营养；或香菇母鸡汤，老母鸡1只，香菇50g，共同煲汤服食。

【生活方式指导】

（1）积极治疗原发病，保持心情愉快。

（2）勤洗澡，保持皮肤清洁，饮食应清淡、松软、少吃辛辣油腻食物。

（3）外敷药应紧贴患处，肿疡敷药宜厚，溃疡敷药宜薄。换药后保持周围皮肤干净，预防局部湿疹。

（4）高热者卧床休息，多饮开水。

（5）患在上肢者，用三角巾悬吊；患在下肢者，抬高下肢，减少活动。

二、疖

疖是指肌肤浅表部位感受火毒，致局部红肿、热痛为主要表现的急性化脓性疾病。疖好发于头面、颈、背、臀部，其特征是色红、灼热、疼痛，突起根浅，肿势局限，范围在3cm左右，易脓、易溃、易敛，可反复发作。本病若治疗及时，一般预后良好。

现代医学中的皮肤脓肿可参考本病进行辨证施护。

【辨证施护】

1. 热毒蕴结

临床表现：患处凸起，轻者疖肿只有1～2个，重则可散发全身，或簇集一处，或此愈彼起。可有发热，口渴，尿赤，便秘，苔黄，脉数。

调护措施：

（1）药物护理　清热解毒。可口服穿心莲片、牛黄解毒片等。疖肿小者，外用千锤膏盖贴或三黄洗剂外擦；疖肿大者，用金黄散或玉露膏，以金银花露或菊花露调成糊状外敷；若遍体发疮，溃破流脓水成片者，用青黛散麻油调敷。

（2）生活护理　注意个人卫生，保持皮肤清洁、干燥。保持大便通畅。

（3）饮食护理　饮食宜清淡；少食辛辣炙煿及甜腻食物，忌食鱼腥发物。食疗方：

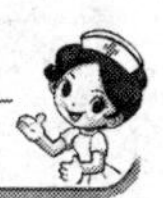

绿豆、薏苡仁各30g，煮汤代茶饮。

2. 暑湿浸淫

临床表现：发于夏秋季节，单个或多个成片，疖肿红、热、肿、痛，抓破流脓水。可伴心烦，胸闷，口苦咽干，便秘，小便短赤等；舌红，苔黄腻，脉滑数。

调护措施：

（1）药物护理　清暑利湿解毒。可口服牛黄解毒丸、六神丸等。初期时外治同热毒蕴结证；若脓成则切开排脓，用九一丹掺红油膏外敷，太乙膏盖贴。

（2）生活护理　夏秋炎热之季避免暴晒。注意个人卫生，保持皮肤清洁、干燥。保持大便通畅。

（3）饮食护理　暑天宜多饮水及清凉饮品，多吃新鲜蔬菜、水果；疖溃后，不可过食生冷之品，以防伤及脾胃。食疗方：绿豆100g，薏苡仁20g，红枣20枚，薄荷叶6g，冰糖适量，上述材料共同煮汤服食。

【生活方式指导】

（1）平时饮食宜清淡，富含营养；少食辛辣油炸及甜腻食物。

（2）注意个人卫生，勤洗澡，勤换衣，保持皮肤清洁。

（3）患疖后不宜自行挤压。

（4）疖病患者局部尽量少用油膏类药物敷贴，可在病灶周围经常用75%乙醇搽擦。

第三节　妇科病证护理

一、月经不调

月经不调是月经病中最常见的疾病，主要指月经的周期和经量的异常。以周期改变为主的有月经先期、月经后期和月经先后不定期；以经量改变为主的有月经过多和月经过少。

月经周期提前7天以上，甚至10余日一行，连续3个周期以上者，称为“月经先期”；月经周期延后7天以上，甚至40～50日一行者，连续出现3个周期以上，称为“月经后期”；月经周期时或提前时或延后7天以上，连续3个周期以上者，称为“月经先后无定期”。

现代医学中功能失调性子宫出血、盆腔炎及子宫肌瘤等出现月经不调，均可参考本病进行辨证施护。

【辨证施护】

1. 气虚

临床表现：月经先期而至，经血量多，色淡红，质清稀，面色萎黄，神疲乏力，气短懒言，小腹空坠，纳少便溏，舌淡苔薄，脉细弱。

调护措施：

（1）药物护理　补脾益气，摄血调经。内服归脾丸、补中益气丸等。月经过多者，可用人参3g煎服，加三七粉5g冲服。

（2）生活护理　经期应避免剧烈运动和劳累，勿受寒湿。

（3）饮食护理　饮食宜选温补而易消化的食品，如牛奶、鸡蛋、猪肝、豆浆、菠菜等；忌食生冷及辛辣香燥之物。食疗方：人参10g，乌骨鸡1只，大枣8枚，栗子8个，共同煲汤食用；或党参、黄芪各15g，大枣适量水煎取汁，加入粳米煮粥服食。

2. 阳盛血热

临床表现：月经先期而至，经血量多，色深红或紫红，质粘稠，心烦口渴，尿黄便结，舌红，苔黄，脉数或滑数。

调护措施：

（1）药物护理　清热凉血调经。内服清经散胶囊、固经丸等；亦可用荠菜花15g水煎服，每日1剂。

（2）生活护理　居室宜通风凉爽。小腹疼痛者禁用热敷，保持患者大便通畅。

（3）饮食护理　饮食宜清淡，忌食辛热香燥之品。食疗方：鲜藕与粳米煮粥服食；或选荸荠茅根汁，取荸荠、鲜茅根各500g洗净捣烂取汁，加蜂蜜调匀即可，每日1次，连服4～5次。

3. 血虚

临床表现：月经周期延后，量少，色淡，质清稀，或小腹绵绵作痛，面色无华，头晕眼花，心悸失眠，舌淡，脉细弱。

调护措施：

（1）药物护理　补血益气调经。内服人参养荣丸或八珍益母丸。

（2）生活护理　居室温度宜偏暖，患者须注意保暖，避免外邪侵袭。

（3）饮食护理　饮食要富有营养，多食蛋、奶、鱼、肉等补益之品；忌油腻之品。食疗方：当归粥，将当归15g水煎取汁，与粳米、大枣、红糖，煮粥服食；或阿胶15g，牛肉100g，生姜适量，将牛肉、生姜入砂锅煮30分钟，再入阿胶后煲2小时后服食。

4. 血寒

临床表现：月经周期延后，量少，色黯有块，小腹冷痛拒按，得热痛减，形寒肢冷，面色苍白，舌淡黯，苔薄白，脉沉紧。

调护措施：

（1）药物护理　温经散寒调经。内服温经丸或女金丹。

（2）生活护理　居室宜温暖向阳，经期避免受寒湿侵袭。疼痛严重者可用热水袋（30℃～50℃）热敷小腹。

（3）饮食护理　饮食宜选温经活血行滞之品，忌食生冷、苦寒、酸涩之品。食疗方：艾叶粥，将艾叶30g水煎去渣取汁，加入粳米、红糖熬粥服食；或羊肉250g，当归30g，生姜15g，共同煲汤服食。

（4）常用中医护理技术　艾灸关元、气海、天枢、归来等穴。

5. 肝郁

临床表现：经来先后不定，经量或多或少，色黯红或紫红，有血块，经行不畅，兼胸胁、乳房、少腹胀痛，脘闷不舒，嗳气食少，苔薄白或薄黄，脉弦。

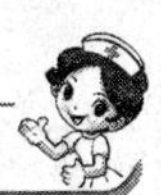

调护措施：

（1）药物护理　疏肝理气调经。内服逍遥丸。

（2）生活护理　居室需保持安静，无噪音等不良刺激。

（3）情志护理　劝导患者保持心情舒畅，避免郁怒刺激。

（4）饮食护理　饮食宜清淡，多食易消化之物；忌食油腻酸涩、产气多的食物。食疗方：佛手粥，佛手20g，粳米100g，冰糖少许，共同煮粥服食；或三花调红茶，将玫瑰花、月季花、红花少许，以沸水焖泡10分钟，代茶饮用。

（5）常用中医护理技术　胸胁、乳房、小腹胀痛严重者，可按揉气海、三阴交、期门等穴位，每次15分钟，每日1次。

【生活方式指导】

（1）经期避免受寒，注意随气候变化，及时增减衣被。

（2）保持心情舒畅，避免忧思郁怒等不良情志刺激。

（3）劳逸结合，经期不宜过度劳累和剧烈运动。

（4）注意节欲，避免经期或产后房事。

（5）做好计划生育，避免因多产、人工流产手术过多损伤胞宫。

二、痛经

妇女正值经期或经行前后出现周期性小腹疼痛或痛引腰骶，甚至剧痛晕厥者，称为痛经，好发于青年妇女。经前或经后1~2天，小腹轻微胀痛，不影响工作、生活者不属病态。

现代医学中的原发性痛经和继发性痛经，如子宫内膜异位症、盆腔炎等引起的痛经，均可参考本病进行辨证施护。

【辨证施护】

1. 气滞血瘀

临床表现：经前或经期小腹胀痛拒按，经血量少，经行不畅，血色紫黯有块，块下则痛减，伴胸胁乳房作胀，舌质紫黯或有瘀点，脉弦。

调护措施：

（1）药物护理　理气行滞，化瘀止痛。内服田七痛经胶囊、痛经丸等。痛时亦可服元胡粉1.5g，每日2次。中药汤剂要温服或热服。

（2）情志护理　避免精神紧张，解除心里负担，保持心情舒畅。

（3）饮食护理　多吃高纤维食物，在两餐之间吃一些富含维生素B族的食物；少吃甜食。食疗方：桃仁10g，生地30g，水煎取汁，加入粳米、红糖适量，煮粥服食。

（4）常用中医护理技术　睡前仰卧位，用手掌反复揉按小腹部约3~5分钟；用拇指点按气海穴约2分钟；用拇指揉按双侧三阴交穴约2分钟。

2. 寒凝血瘀

临床表现：经前或经期小腹冷痛拒按，得热痛减，月经量少，经色暗有血块，舌黯苔白，脉沉紧。

调护措施：

（1）药物护理　温经散寒，化瘀止痛。内服益母草膏、艾附暖宫丸等；或用艾叶10g，生姜2片，红糖适量，水煎服，每日2次。中药汤剂要热服。

（2）生活护理　行经期注意休息，避免剧烈运动，防寒保暖。痛经发作较剧时，采取平卧位，热敷小腹部。

（3）饮食护理　饮食以清淡、富有营养为宜；经前、经期忌食生冷、醋等食物，以免收敛、凝滞气血。食疗方：红糖、生姜各15g，葱白10g，加水500ml，煮沸后加红糖20g，趁热一次服下，盖被取微汗。

（4）常用中医护理技术　患者呈仰卧及屈膝屈髋位，在气海穴、关元穴施以拇指按揉法，约5分钟；在小腹部位施以全掌摩法，约20分钟，以小腹部位有透热感为度。需从经前2周开始治疗，隔日1次，每周3次，每次30分钟。连续3个月经周期治疗。

【生活方式指导】

（1）注意经期及产后个人卫生及外阴清洁，勤换卫生垫及内裤。

（2）经期保暖，特别注意下腹保暖，避免寒冷刺激；行经时少食生冷瓜果，勿涉冷水，忌坐卧潮湿之地；不可过用寒凉或滋腻的药物。

（3）注意调摄精神，保持心情愉快，气机畅达，经血流畅。

（4）劳逸结合，生活规律，睡眠充足，经期避免过度劳累及剧烈活动。

（5）行经期间绝对禁止房事。

（6）加强体育锻炼，增强体质和抗病能力。

第四节　儿科病证护理

一、厌食

厌食是小儿时期的一种常见疾病，临床以较长时期厌恶进食，食量减少为特征。患儿除食欲不振外，一般无其他明显不适，预后良好。但长期不愈者，可使气血生化乏源，抗病能力下降，容易罹患他病，甚或影响生长发育转化为疳证。

现代医学中的小儿厌食证可参考本病进行辨证施护。

【辨证施护】

1. 脾运失健

临床表现：厌恶进食，食量减少，食而无味，偶尔多食则脘腹饱胀，形体尚可，精神如常，舌质淡红，苔薄白或薄白腻，脉尚有力。

调护措施：

（1）药物护理　调和脾胃，运脾开胃。内服曲麦枳术丸、小儿香橘丸等。亦可用鸡内金粉，每次1g，每日2次，吞服。

（2）情志护理　对因精神因素所致者，要消除引起患儿情绪不宁的精神刺激，改变不正确的教育方法。

（3）饮食护理　当小儿拒食时，不必持续劝诱，更不可强迫进食，否则增加小儿反感，可使患儿与其他小儿共食，可产生良好作用，或暂不进食，以正常饥饿引起食

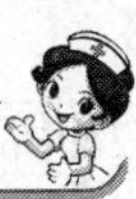

欲，更为有效。食疗方：山药苡仁扁豆粥，山药、薏苡仁、扁豆各10g，粳米50g，共同煮粥，加白糖调味服食。亦可用陈皮3g，大枣5枚，煎水代茶饮。

（4）常用中医护理技术　主要采用捏脊疗法。操作者两手握拳，两食指背部抵于患儿脊背之上，再以两拇指伸向食指前方，合力夹住肌肉提起，而后食指向前，拇指向后退，做翻卷动作，两手同时向前移动，自长强穴起，一直捏到大椎穴即可。如此反复5次，每捏3下将脊背的皮提1下。每天1次，连续6天为1个疗程。亦可辅以按揉足三里、内关、中脘、脾俞、胃俞等穴。

2. 脾胃气虚

临床表现：不思进食，食量减少，食而不化，大便溏薄夹有不消化食物，面色少华，形体偏瘦，精神较差，肢倦乏力，容易出汗，舌质淡，苔薄白，脉缓无力。

调护措施：

（1）药物护理　健脾益气，佐以助运。内服小儿健脾丸等。

（2）饮食护理　可采用每隔一段时间或进食高脂食物后，仅进食白粥数餐，以养胃气，有利于小儿的食欲恢复。食疗方：山药糯米粥，山药30g，糯米50g，共同煮粥长期服食；或牛乳花生粥，将花生100g，粳米50g加水煮粥，粥熟时兑入牛乳250g煮沸，以白糖调味服食。

（3）常用中医护理技术　主要采用捏脊疗法，辅以按揉足三里、内关、中脘、脾俞、胃俞等穴。

3. 胃阴不足

临床表现：不思进食，食量减少，食少饮多，皮肤干燥，大便秘结，小便短黄，甚或烦躁少寐，手足心热，舌红少津，苔少或剥脱，脉细数。

调护措施：

（1）药物护理　滋阴养胃，佐以助运。内服醒脾养胃颗粒或化积口服液。

（2）饮食护理　患儿应多用润燥生津及清补饮食，如梨、百合、白木耳，适当进食果品；忌食辛辣、煎炸等刺激性燥热食品及饮料。食疗方：藕梨粥，将藕、梨切碎，绞汁，以粳米共煮粥服食；或百合15g，淮山药15g，共同煮水服食。

（3）常用中医护理技术　主要采用捏脊疗法，辅以按揉足三里、内关、中脘、脾俞、胃俞等穴。

【生活方式指导】

（1）掌握正确的喂养方法，饮食起居按时、有度，饭前勿食糖果饮料，夏季勿贪凉饮冷。根据不同年龄给予富含营养，易于消化，品种多样的食品。母乳喂养的婴儿4个月后应逐步添加辅食。

（2）小儿出现食欲不振症状时，要及时查明原因，采取针对性治疗措施。对病后胃气刚恢复者，要逐渐增加饮食，切勿暴饮暴食而致脾胃复伤。

（3）注意精神调护，培养良好的性格，教育孩子要循循善诱，切勿训斥打骂，变换生活环境要逐步适应，防止忧思惊恐恼怒损伤。

（4）纠正小儿的不良饮食习惯，不偏食、挑食，不强迫进食，饮食定时适量，荤素搭配，少食肥甘厚味、生冷坚硬等不易消化食物，少吃零食，鼓励多食蔬菜及粗粮。

饭菜品种多样化，讲究色香味，以促进食欲。

（5）遵照“胃以喜为补”的原则，先从小儿喜欢的食物着手，来诱导开胃，暂时不要考虑营养价值，待其食欲增进后，再按营养的需要供给食物。

（6）就餐时保持患儿良好的情绪，营造良好的就餐环境。

二、积滞

小儿积滞是指以不思乳食，食而不化，脘腹胀满，嗳气酸腐，大便溏薄或秘结酸臭为主要症状的病证。常因内伤乳食，停聚中焦，积而不化，气滞不行所致。本病一年四季均可发生，尤以夏秋季节暑湿当令之时发病率较高。

现代医学中的小儿营养不良可参考本病进行辨证施护。

【辨证施护】

1. 乳食内积

临床表现：不思乳食，嗳腐酸馊或呕吐食物、乳片，脘腹胀满疼痛，大便酸臭，烦躁啼哭，夜眠不安，手足心热，舌质红，苔白厚或黄厚腻，脉弦滑，指纹紫滞。

调护措施：

（1）药物护理　消乳化食，和中导滞。内服消乳丸、化积口服液等。

（2）饮食护理　调节饮食，婴儿暂不哺乳，不能强迫哺喂。若出现呕吐酸馊的食物时暂不加辅食，应减少乳食量，可进食米汤、菜粥等。食疗方：曲末粥，将神曲10g打碎，水煎取汁，入粳米同煮粥服食；或麦芽15g，山楂5g，蜜枣1～2枚，上三味共同煮水服食。

（3）常用中医护理技术　主要采用捏脊疗法，辅以按揉足三里、内关、中脘、脾俞、胃俞等穴。

2. 脾虚夹积

临床表现：面色萎黄，形体消瘦，神疲肢倦，不思乳食，食则饱胀，腹满喜按，大便稀溏酸腥，夹有乳片或不消化食物残渣，舌质淡，苔白腻，脉细滑，指纹淡滞。

调护措施：

（1）药物护理　健脾助运，消食化滞。内服八珍糕或健脾丸。

（2）饮食护理　饮食宜松软、清淡，可经常变换花样以增进食欲，要循序渐进添加辅食，避免过多过杂，避免贪凉饮冷、过食油腻。婴幼儿不宜食用煎炸食品。食疗方：山药莲子大枣粥，将山药、莲子各10g，大枣5枚，粳米适量，加水共煮粥，分2次服食；或马蹄（荸荠）150g，大米30g，共同煮粥服食。

（3）常用中医护理技术　主要采用捏脊疗法，辅以按揉足三里、内关、中脘、脾俞、胃俞等穴。

【生活方式指导】

（1）提倡母乳喂养，不要过早断乳，断乳后给予易消化而营养丰富的食物。

（2）合理喂养，定时定量，注意饮食卫生，纠正不良的饮食习惯，建立规律性的生活制度。忌暴饮暴食、过食肥甘厚腻、生冷瓜果、偏食零食及妄加滋补。

（3）生活环境要舒适清洁，增加户外活动，保证充足的睡眠。

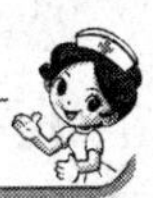

（4）应根据小儿生长发育需求，逐渐添加辅食，按由少到多，由稀到稠，由一种到多种，循序渐进的原则进行。

（5）伤食积滞的患儿应暂时控制饮食，给予药物调理，积滞消除后，逐渐恢复正常饮食。

目标检测

【单项选择题】

1．下列哪项为治感冒之忌

A．食热粥，热米汤　B．微汗出　C．饮食清淡

D．温被取汗　E．食生冷油腻

2．恶寒重，发热轻，无汗，头痛，口不渴，鼻塞，流清涕，咳嗽，痰清稀，证属

A．风寒感冒　B．风热感冒　C．风燥感冒

D．暑湿感冒　E．阳虚感冒

3．心血瘀阻型胸痹的主要临床表现是

A．心胸疼痛，如刺如绞，痛有定处　B．心胸满闷，遇情志不遂时易诱发

C．心胸隐痛，时作时休　D．胸闷重而心痛微，痰多气短

E．胸痛如绞，遇寒则发，或得冷加剧

4．下列哪项不属于阴虚火旺型心悸的临床表现

A．心悸不宁　B．头晕目眩　C．心烦少寐

D．下肢浮肿　E．腰酸耳鸣

5．痰浊中阻型眩晕的症状特点是

A．头痛如蒙，视物旋转　B．头晕目眩，心悸少寐

C．眩晕耳鸣，头痛且胀　D．头晕且痛，胸胁刺痛

E．眩晕且空，腰膝酸软

6．上消型消渴的药物护理方法是

A．活血化瘀　B．益气养阴　C．清热泻火

D．滋阴降火　E．清热生津

7．下列哪项是痛痹的主要症状

A．关节肌肉疼痛，游走不定，恶风寒

B．痛势较剧，部位固定，得热则痛缓，局部有寒冷感

C．周身皆痛，痛无休止，举动步履艰难

D．肢体关节重着疲痛，肌肤麻木不仁

E．关节剧痛，甚肿大，顽麻不除，屈伸受限

【案例分析】

案例1：陈某，女性，16岁。患者半年来因学习紧张，压力较大，晚上经常难以入睡，或眠中多梦，伴心悸健忘，肢倦神疲，气短乏力，饮食无味，面色少华，舌质淡，苔薄白，脉细数。

（1）依据临床表现，做出疾病和证候的诊断。

（2）简述对该病的调护方法。

案例2：高某，男性，43岁。患者2天前因过食生冷，进而发生胃痛，痛时喜按、喜热饮，不思饮食，乏力倦卧，舌淡苔薄白，脉弦细。

（1）依据临床表现，做出疾病和证候的诊断。

（2）简述对该病的调护方法。

案例3：许某，男性，16岁。患者2周前感冒，2天前突然出现眼睑浮肿，今日遍及周身，伴恶风发热，咽喉红肿疼痛，咳嗽，小便短少，舌质红，苔薄，脉浮滑数。经临床及实验室检查诊为急性肾小球肾炎。

（1）依据临床表现，做出疾病和证候的诊断。

（2）简述对该病的调护方法。

案例4：徐某，女性，37岁。尿频、尿急、尿痛3天。患者3天前突然小便频急，热涩刺痛，尿色深红，小腹胀满疼痛，心烦口苦，舌质红，苔黄，脉滑数。尿常规检查示尿路感染。

（1）依据临床表现，做出疾病和证候的诊断。

（2）简述对该病的调护方法。

案例5：肖某，女，19岁。患者近1年每次行经期间，小腹冷痛，痛势较剧，得热则舒。伴月经量少，色黯有血块，苔白腻，脉沉紧。

（1）依据临床表现，做出疾病和证候的诊断。

（2）简述对该病的调护方法。

（史　洁）

参考答案

绪论

单选题：1. B　2. A　3. B　4. C　5. A

填空题：1. 整体观念　辨证施护　2. 东汉末年　《伤寒杂病论》

第一章　阴阳五行

单选题：1. D　2. D　3. C　4. B　5. C　6. B　7. E　8. A　9. D　10. D　11. B　12. B

填空题：1. 阳　阴　2. 互根互用　3. 木　金　金　水

第二章　藏象

单选题：1. A　2. C　3. A　4. B　5. D　6. E　7. B　8. C　9. B　10. A　11. D　12. A　13. C　14. D　15. B　16. C　17. A　18. D　19. C　20. D　21. D　22. C

填空题：1. 脑　髓　骨　脉　胆　女子胞　2. 受纳腐熟水谷　主通降　贮存和排泄尿液　传导糟粕　3. 先天精气　水谷精气　自然界清气

第三章　病因病机

单选题：1. C　2. C　3. D　4. A　5. B　6. E　7. C　8. D　9. B　10. B　11. B　12. D　13. A

填空题：1. 心　肝　脾　2. 上　消　下　缓　乱　结　3. 寒　热　热　寒

第四章　诊法与辨证

单选题：1. B　2. A　3. C　4. C　5. D　6. D　7. B　8. A　9. A　10. B　11. C　12. A　13. C　14. E

填空题：1. 舌质　舌苔　2. 阴阳　表里　寒热　虚实　3. 寸口　寸　关　尺　4. 实证　虚证　5. 自汗　气虚　盗汗　阴虚

第五章　治则与治法

单选题：1. E　2. C　3. B　4. E　5. B　6. A　7. D　8. E　9. B

填空题：1. 损其有余　补其不足　2. 标　本　3. 寒者热之　热者寒之　虚则补之　虚则泻之　4. 下法　温法　消法　补法　5. 因时制宜　因地制宜　因人制宜

第六章　养生与预防

单选题：1. D　2. C　3. D　4. C　5. B　6. C

填空题：1. 未病先防　既病防变　2. 早期诊治　控止传变

第七章　经络与腧穴

单选题：1. B　2. A　3. E　4. D　5. D　6. A　7. C

填空题：1. 十二经脉　奇经八脉　2. 急救　保健　3. 经穴　奇穴　阿是穴

第八章　常用中医疗法及护理技术

单选题：1. A　2. B　3. D　4. D　5. D　6. E　7. D　8. B

填空题：1. 拿法 2. 头颈 背腰 胸腹 四肢 关节 3. 90°~45°

第九章 中药、方剂基本知识及用药护理

单选题：1. E 2. D 3. B 4. D 5. B 6. D 7. B 8. A 9. C 10. D 11. A 12. C 13. B 14. D 15. E

填空题：1. 寒 热 温 凉 2. 补 和 缓； 泄 燥； 散 行

第十章 饮食调护

单选题：1. B 2. C 3. A 4. C 5. E

填空题：1. 预防作用 滋养作用 益寿抗衰作用 治疗作用 2. 汗 下 温 清 消 补

第十一章 中医临床常见病证的护理

单选题：1. E 2. A 3. A 4. D 5. A 6. E 7. B

参考文献

[1] 刘革新．中医护理学．北京：人民卫生出版社，2011.

[2] 贾春华．中医护理学．北京：人民卫生出版社，2007.

[3] 孙广仁，郑洪新．中医基础理论（第3版）．北京：中国中医药出版社，2012.

[4] 孙秋华．中医护理学．北京：人民卫生出版社，2012.

[5] 高思华，王健．中医基础理论（第2版）．北京：人民卫生出版社，2012.

[6] 唐永忠．中医护理学基础．北京：中国中医药出版社，2006.

[7] 徐恒泽．针灸学．北京：人民卫生出版社，2002.

[8] 何晓晖．中医基础理论．北京：人民卫生出版社，2005.

[9] 张玫．中医护理学．北京：北京医科大学出版社，2002.

[10] 刘占文．中医养生学．北京：人民卫生出版社，2007.

[11] 陈文松．中医护理学．北京：人民卫生出版社，2011.

[12] 汪安宁．针灸学．北京：人民卫生出版社，2010.

[13] 那继文．推拿手法学．北京：人民卫生出版社，2005.

[14] 王永炎．中医内科学．北京：人民卫生出版社，2011.

[15] 李钟文．中药学．北京：中国中医药出版社，2002.

[16] 杨继军．刮痧疗法．北京：中国中医药出版社，2011.